看護師の実践力と課題解決力を実現する！

ポートフォリオ と プロジェクト学習

鈴木敏恵

シンクタンク未来教育ビジョン　代表

医学書院

【著者紹介】鈴木敏恵（すずき・としえ）
東京都出身．シンクタンク未来教育ビジョン代表，教育クリエータ，一級建築士（Architect／設計思想），日本赤十字秋田看護大学大学院非常勤講師，放送大学非常勤講師（専門：心理と教育）．
［公職歴］：千葉大学教育学部特命教授，千葉大学普遍教育非常勤講師，東北大学非常勤講師，内閣府中央防災会議専門委員（避難／人材育成），島根県立看護短期大学客員教授．教育界，医学界など高度専門領域におけるアドバイザーとしてプロジェクト手法やポートフォリオ評価，次世代教育構想コンサルタントも行う．大学 FD 構想，新人研修，指導者育成，キャリアデザインを目的とする人材育成などを全国で実施．

・　・　・

文部科学省「確かな学力の育成に係る実践的調査研究」事業採択『課題解決能力の獲得を可能とするプロジェクト学習とポートフォリオによる授業の実践事例の調査研究及び教員研修プログラムの開発／コンピテンシー育成（2011）』．文部科学省「ものづくり日本大賞文部科学大臣賞　選考委員（2015）」．文部科学省スーパープロフェッショナルハイスクール（SPH）事業「埼玉県立常盤高等学校看護教育における教育スーパーバイザー」（2014～2016 年現在に至る）他．

著作：『ポートフォリオ評価とコーチング手法　臨床研修・臨床実習の成功戦略！』（医学書院），『キャリアストーリーをポートフォリオで実現する』（日本看護協会出版会），『課題解決力と論理的思考力が身につく　プロジェクト学習の基本と手法』（教育出版）．

著者連絡先：s-toshie@ca2.so-net.ne.jp

◆本書の利用について
　本書の内容や図表の一部，およびシートを営利を目的としない教育および研究に利用（複製）する場合には，下記のように出典を明記いただければご自由にご利用いただけます．ただし複製は利用者ご本人が行ってください．
　© 鈴木敏恵．『看護師の実践力と課題解決力を実現する！ポートフォリオとプロジェクト学習』（医学書院，2010）より転載

看護師の実践力と課題解決力を実現する！
ポートフォリオとプロジェクト学習

発　行	2010 年 4 月 15 日　第 1 版第 1 刷Ⓒ
	2017 年 4 月 1 日　第 1 版第 5 刷
著　者	鈴木敏恵
発行者	株式会社　医学書院
	代表取締役　金原　優
	〒113-8719　東京都文京区本郷 1-28-23
	電話　03-3817-5600（社内案内）

印刷・製本　双文社印刷

本書の複製権・翻訳権・上映権・譲渡権・貸与権・公衆送信権（送信可能化権を含む）は（株）医学書院が保有します．

ISBN978-4-260-00730-6

本書を無断で複製する行為（複写，スキャン，デジタルデータ化など）は，「私的使用のための複製」など著作権法上の限られた例外を除き禁じられています．大学，病院，診療所，企業などにおいて，業務上使用する目的（診療，研究活動を含む）で上記の行為を行うことは，その使用範囲が内部的であっても，私的使用には該当せず，違法です．また私的使用に該当する場合であっても，代行業者等の第三者に依頼して上記の行為を行うことは違法となります．

JCOPY 〈出版者著作権管理機構　委託出版物〉
本書の無断複製は著作権法上での例外を除き禁じられています．複製される場合は，そのつど事前に，出版者著作権管理機構（電話 03-3513-6969，FAX 03-3513-6979，info@jcopy.or.jp）の許諾を得てください．

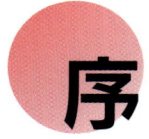

成長を願う人のために…

　ポートフォリオはもともと，クリエーターやデザイナーなどが持っている作品集のことです．プロジェクト学習の"プロジェクト"とは夢をかなえることです．私も建築家としてたくさんの夢をかなえてきました．心をこめた作品はみなポートフォリオに綴じてあります．ポートフォリオを見ればうれしさや誇りが湧きあがります．それは建物ができあがるまでの心血注いだ月日，苦労など，にがさとともにある誇りです．

　がんばってきた私がそこにいる．さあ明日は何を創りだそう！とポートフォリオを見るたびに未来へ心を馳せる力が湧きます．そしてそのために今日より明日成長したいと願います．私のポートフォリオがそうであるように，誰のポートフォリオも世界にひとつしかありません．だから夢を叶える力になるのです．

☆　　　☆　　　☆

　21世紀は変化の時代です．変化とは新しいシーンが次々に目の前に現れるということ．そこではこれまでのやり方ですむものはありません．先人がいない新しいシーンなのですから誰かに判断を仰ぐだけですむこともありません．1人ひとりが自分の目の前の現実を見て自分で考え判断し行動することが求められます．ここに意志ある学びを理念とする未来教育プロジェクト学習（以下，プロジェクト学習）やポートフォリオの存在が応えます．

　今，看護教育も変化を求められています．日々新しい知識が増えていき，社会状況も刻々と変化を遂げる中，必要なのは自ら学び成長し続ける看護師，何より新しい事態にひるむことなくチャレンジする前向きさと，正解のない課題に対しクリエイティブに解決する意志をもっている看護師を，未来は待っています．

知識や手法の前に

　この本は，ポートフォリオやプロジェクト学習が成果をもたらす方法を，看護師がひとりの人間として向上していくキャリアステージごとに書いたものです．今この本を手にしている「成長したい」と願うあなたのために，そして学校や看護の現場で患者さんとスタッフのために「成長しつづける仕組み」を創りたいと願う人のために書きました．知識や手法の修得ではなく，自らの成長を望み続ける生き方こそこの本の求めるものです．

1人ひとりを大切にする

　すでにポートフォリオやプロジェクト学習を実施しているところも多くあります．また，これからコンピテンシーや実践力，課題解決力などを高めたい人たちにさらに広がっていくでしょう．そのときポートフォリオやプロジェクト学習が1人ひとりの存在を大切に，意志ある学びを叶えるためにあるという理念とともに活かされることを願っています．意志とはその意味を知り，志をもって未来に向かう決意でもあります．第Ⅰ章，第Ⅱ章ではそれを忘れないようプロジェクト学習の理念と手法をあわせ意味や意図が伝わるイメージ図を添えました．

プロジェクト学習で意欲的になる学生

　第Ⅲ章では，学校や職場における活用を目的にお伝えしています．
　看護師としてのスタートには，まず自尊感情が大切だと思います．そして自分を信じてまっすぐ成長していく前向きな気持ちと1つひとつ経験することから学ぶ姿勢が大事です．ここにパーソナルポートフォリオが活きます．自ら目標を決め意欲的に向かえる授業や臨地実習にプロジェクト学習をどう活かすのかも具体的に説明しました．また学生を理解し伸ばすために，教員，指導看護師がどうポートフォリオを活かした評価をするのか，目的に応じたポートフォリオ活用を提案しています．学生が自らどんどん学ぶようになり，高い成果をあげた実践例も紹介しています．

新人看護師からポートフォリオ研修

　看護師1年目は社会人としてのスタートでもあります．オリエンテーションでプロジェクト学習，ポートフォリオについて伝えスタートすることで，新人看護師の自立と自ら学ぶ姿勢を叶えます．ポートフォリオがあることで，多忙ですれ違いがちなプリセプターや仲間とも理解し合えます．理解し合える人がいる職場では離職が減ります．そして成長できる職場には優秀な人が集まります．2010年1月には厚生労働省「新人看護師研修ガイドライン」において，ポートフォリオを活用することが有効と全国の病院に示されました．

序

中堅看護師の「知」を顕在化

　中堅看護師は職場の宝物です．価値ある臨床知をたくさんもっています．この人たちの経験をポートフォリオの活用で顕在化することで，職場に互いを尊敬する雰囲気や活気が生まれます．師長はスタッフに愛情や応援する気持ちをもっています．スタッフを伸ばしてあげたい，応援してあげたいと思っている看護師長たちへ向けて，目標管理にポートフォリオを活かすことでスタッフが元気になるコツや目標面接のコーチングをくわしくお伝えしました．リスクマネージメントや認定看護，そして成長し続けていくキャリアポートフォリオなどさまざまな領域における発展的な応用も書きました．

　看護師1人ひとりが自分のよさや可能性に気づき，さらに成長していくためにこの本が役立つこと，そして人を幸せにできる看護という仕事をより多くの社会の人たちが敬意をもって理解し，子どもたちが素晴しいこの仕事に一層あこがれる未来を願っています．

☆　　　　☆　　　　☆

　ここ数年，全国の看護師に出会ってきました．看護師は病んだ人のつらい気持ちを察し，そこにプロフェッショナルとして尽くす力をもっています．直感的に観る力，察する心，共感する気持ち，現実への解決力……それは職業を超え人間として高い能力です．これからITや人工知能がいくら進化しても叶わない普遍的な知性だと思います．

　看護師ほど成長しつづける自分を望んでいる人たちはいないと思います．日々多忙な仕事をしながら多くの研修，自己研鑽も欠かしません．他者のために自らの最善を尽くすその姿勢，強さを内在した謙虚さ，その1人ひとりとの出会いから多くの価値あることを気づかせてもらいました．この本はそのおかげで世に出すことができたものです．心から感謝しています．

　この本を，敬意をこめて看護師さんたちへ捧げます．

2010年4月

鈴木敏恵

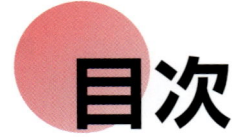

目次

第Ⅰ章　新しい教育と理念 ―― 1

1 学び続ける人になる ―― 2
知の創造のとき　2
求められるコンピテンシー　2
未来教育プロジェクト学習とポートフォリオ　3
それは意志ある看護教育に変える　3

2 「意志ある学び」を叶えるプロジェクト学習 ―― 4
意志ある学びの理論と方法　4
プロジェクト学習とは　8
プロジェクト学習の特徴とは　9
プロジェクト学習の基本フェーズ　10
プロジェクト学習とポートフォリオの関係　11

3 ポートフォリオの基本と理解 ―― 12
ポートフォリオとは何か　12
ポートフォリオの本質　14
ポートフォリオの効果と価値　15
ポートフォリオの作り方　20
ポートフォリオの種類と目的　23
パーソナルポートフォリオとは何か　24
ポートフォリオの再構築　26
ポートフォリオ評価　28
ポートフォリオ評価、4つの活用　32

第Ⅱ章　コンピテンシー教育手法―どう人を伸ばすか ―― 43

1 コンピテンシーを高めるプロジェクト学習の手法 ―― 44
プロジェクト学習のフェーズで力をつける　44

2 意欲と実践力がアップするプロジェクト手法による研修 ―― 73

3 今，看護師に求められる能力とポートフォリオ・プロジェクト学習 ―― 76

第Ⅲ章　実践と応用 ―― 79

A. 学生として
1 自ら学ぶ学生「パーソナルポートフォリオ」 ―― 80

ガイダンスでポートフォリオを伝える　80
　　　ポートフォリオを始める意義　81
　　　まずパーソナルポートフォリオを作る！　82
　　　未来の自分への伝言　84

2 看護基礎教育を「プロジェクト手法」で行う …………………………………… 86
　　　新しい看護教育―6つの視点　86

3 ポートフォリオの「再構築」とその評価 ………………………………………… 109
　　　ポートフォリオの「再構築」　109
　　　最初の講義で全体を俯瞰する　110
　　　「再構築」の伝え方　111
　　　「再構築」の手順　112
　　　「再構築」の条件　114
　　　「凝縮ポートフォリオ」の評価はどうするか　115
　　　「凝縮ポートフォリオ」を評価する手順　115

4 臨地実習の効果を生む「実習ポートフォリオ」導入手順 ……………………… 122
　　　実習中の学生を知りたい　122
　　　目標と評価　124
　　　ゴールやプロセスを意識できる臨地実習　125
　　　「実習ポートフォリオ」導入手順とコーチング　126
　　　臨地実習におけるビジョンの力　136
　　　実習用「インパクトシートA」の活用　137

B. プロフェッショナルをめざして

5 採用にポートフォリオを活かす …………………………………………………… 140
　　　面接に「パーソナルポートフォリオ」　140
　　　ポートフォリオ面接への体制づくり　140
　　　準備と配布プリント　142
　　　面接時―評価の観点　143
　　　希望する配属ができないときの対応　144

6 オリエンテーションからポートフォリオ開始 …………………………………… 145
　　　戦略的オリエンテーション　145
　　　モチベーションが湧く日にする　147
　　　まずプロジェクト手法とポートフォリオを伝える　148
　　　ポートフォリオスタートの仕方　150

7 「自立」を実現する新人研修 ……………………………………………………… 153
　　　研修モデル〔新人1年間プログラム〕　154

8 臨床研修の意義と課題 ……………………………………………………………… 171
　　　現状と意義　171
　　　プロジェクト手法やポートフォリオを臨床研修に活かす効果　171
　　　ポートフォリオで前向きな思考習慣　173

成長する臨床研修への体制づくり　174
臨床研修にポートフォリオを活かす流れとポイント　175

9 教育担当・プリセプターに役立つ「インパクトシート」 …………………… 180
プリセプターとプリセプティを繋ぐポートフォリオ　180
目標をもって成長する新人用「インパクトシートB」　181
プリセプターの指導力を上げる「インパクトシートC」　181
プリセプターの任命と教育の志　182
受動的研修から能動的研修へ　186

10 情報と課題解決力/情報リテラシー/コンピテンシー ………………………… 188
課題解決の手順とセオリー　188
情報リテラシーの獲得　192
コンピテンシー研修　193

11 スタッフが活き活き成長する「目標管理」 ……………………………………… 198
目標管理をプロジェクト手法で行う　198
スタッフが活き活きする目標管理　198
現状の目標管理の問題点　199
プロジェクトとは「目標」へ向かうもの　199
目標管理を魅力的にする7つの変化　200

12 気づく力のリスクマネージメント教育 ………………………………………… 219
リスクマネージメントに有効なポートフォリオ　219
リスクマネージメントの現状と課題　221

C. スペシャリストを目指して

13 認定看護 …………………………………………………………………………… 249
「認定看護の教育研修」の状況と課題　249
認定看護研修にポートフォリオ，プロジェクト学習を活かす効果　250
「認定看護」にポートフォリオを活かす手順とポイント　251

14 効果的な「患者指導」 …………………………………………………………… 253

15 訪問看護に役立つライフポートフォリオ ……………………………………… 256
訪問看護の課題　256
意志を支える「目標」の存在　257
患者さんが「健康目標」を作る手順　259
現状の「生活と健康」を可視化する　261
家族もチームという考え方　262

16 ライフポートフォリオとQOL ………………………………………………… 264
QOLはみな違う　264
ライフポートフォリオで自己管理と情報共有　266

17 キャリアポートフォリオ ………………………………………………………… 269
キャリアポートフォリオの有効性　271

キャリアポートフォリオが成功する秘訣　272
キャリアポートフォリオの「再構築」　273

第Ⅳ章　活用シート　275

- ゴールシート　276
- 目標達成シート　277
- 個人目標リスト　278
- アクションシート　279
- プロジェクトのフェーズ展開表【身につく力とコーチング例】　280
- インパクトシートA【実習用】　281
- インパクトシートB【新人用】　282
- インパクトシートC【指導者/プリセプター用】　283
- インパクトシートD【リスク用】　284
- 身体シート　285
- 生活シート　286
- 成長報告書1/3【価値ある成長と展望】　287
- 成長報告書2/3【成長エントリー】　288
- 成長報告書3/3【講義俯瞰】　289

索引　291

実践者の声

- Case 1：プロジェクト手法で管理職研修　「目標管理とプロジェクト学習，ポートフォリオの活用研修会」で得られたこと（高知医療センター看護局　吉村利津子）　75
- Case 2：授業改善と評価　ポートフォリオ活用で学生による授業評価が向上（島根県立大学短期大学部　山下一也/吾郷美奈恵/吾郷ゆかり/加藤真紀）　95
- Case 3：意欲ある実習，国家試験トライ　自ら考え自ら行動する学生（あじさい看護福祉専門学校　糸賀暢子）　96
- Case 4：新カリキュラムに対応するプロジェクト学習　看護実践の基礎：ナイチンゲールプロジェクト（兵庫県私立病院協会神戸看護専門学校　林美栄子）　107
- Case 5：凝縮ポートフォリオの効果　看護教育におけるポートフォリオ評価（島根県立大学短期大学部　吾郷美奈恵/山下一也/吾郷ゆかり/加藤真紀）　121
- Case 6：新人のスタートを大切にしたいから　笑顔でキャリアがスタートする日（木沢記念病院中部療護センター　遠山香織）　152
- Case 7：1人ひとりの心に届くフィードバック　キャリアを蓄積していくことを大切に！（順天堂大学練馬病院　岡田綾）　209
- Case 8：目標も成果も共有しよう　病院全体のコミュニケーションが活き活きと（市立函館病院　阿保春美）　217

看護師のすべてのステージに活きる
〈ポートフォリオ・プロジェクト学習〉

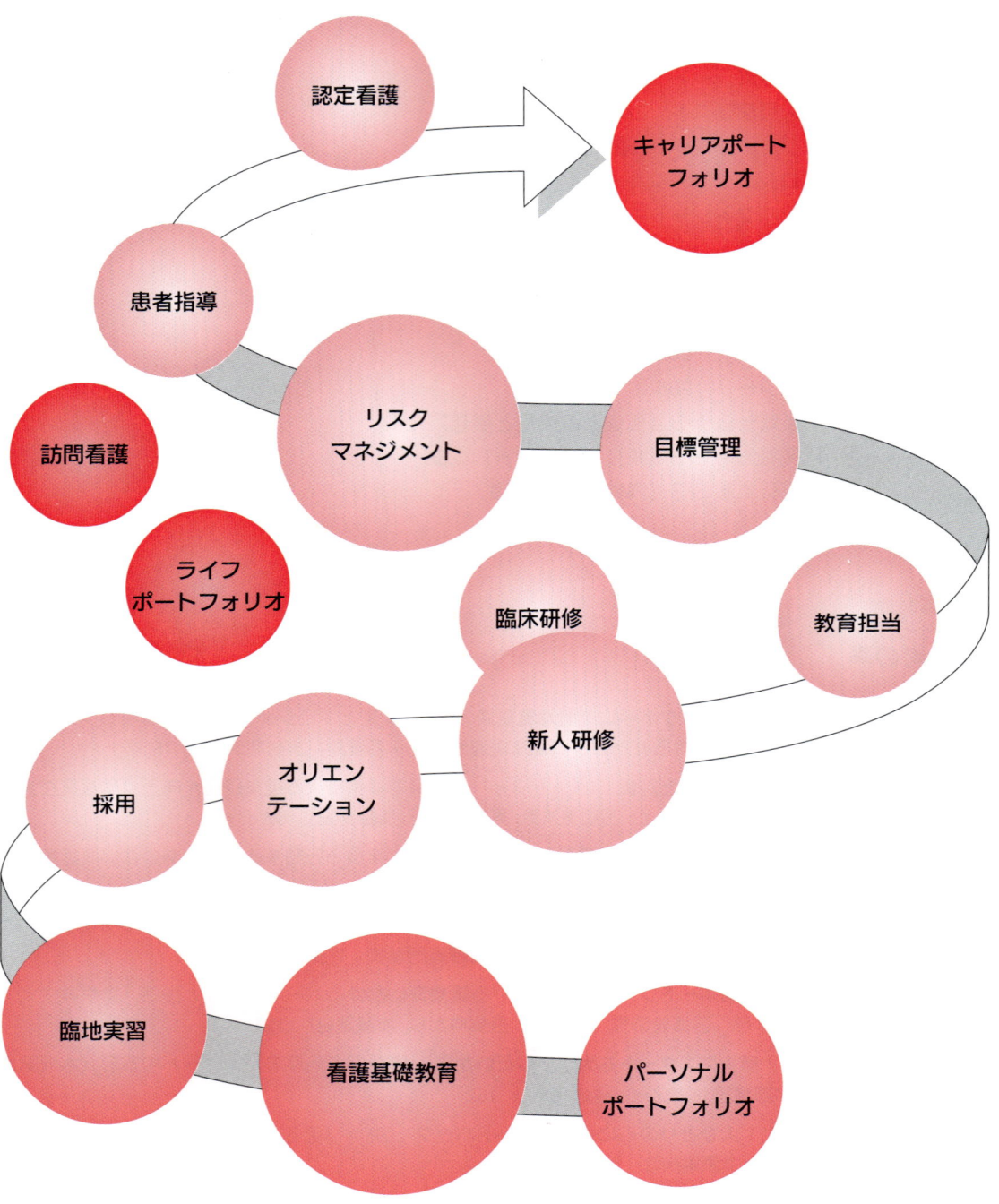

第 I 章

新しい教育と理念

知識からコンピテンシーへ．
今，教育や研修のあり方に大きな変化が求められています．
第 I 章では，新しい時代の教育・研修の理念や哲学をもとに，それらを叶える
プロジェクト学習やポートフォリオについてお伝えします．

1 学び続ける人になる　2
2 「意志ある学び」を叶えるプロジェクト学習　4
3 ポートフォリオの基本と理解　12

1 学び続ける人になる

知の創造のとき

　ここ数年，日本の医療，とりわけ医療現場の第一線で働く看護師に厳しい波が押し寄せています．慢性的な人手不足の現状に加え，新基準（7対1看護体制：入院受療者7名に対して1名の看護師が勤務する配置）のスタートによる新人確保の激化．仕事量の増大から起こりうる医療事故・過誤への不安や離職への懸念．多忙な業務に加え，追い打ちをかけているのが成果主義を基盤とする目標管理の導入です．それは本来ねらいとしていた組織の活性化どころか，今や1人ひとりの看護師にとって大きなストレスとさえなっています．

　医療機関に求められる社会ニーズも変化しています．本格的な高齢社会の到来，在宅医療への体制づくり，生活習慣病の増大，予防医療への対応．

　病院評価，患者への接遇向上，情報管理．効率を求めざるを得ない現状．患者さん自身が直接，情報を手にすることができるネット社会．世界がダイナミックに変革している動きは，医療の世界にも押し寄せています．

　新しい時代が始まっています．そこは既存の知識ややり方だけでは立ち向かうことができない，1人ひとりの発想，「知」を創造する力が求められるステージです．それはこれまでの教育や研修が目指していたこととは全く異なる新しい能力やひとりの人間としての精神の成長を求められる時代でもあります．

求められるコンピテンシー

　この時代に求められるのは，自ら気づき，自ら学び成長していける力です．"研修をきちんと受ける"だけでなく，患者さんに安心を与える先輩の振る舞いや毎日のカンファレンスなど1つひとつから自ら学ぼうとする前向きな意欲です．そして何より目の前の現実を俯瞰して捉える「視力」が必要です．俯瞰できるからこそ現状や課題が見えるのです．現状や課題が見えないと解決することができません．これら，課題発見力や自分で考える力は，看護師に最も必要な力です．

患者さんやその家族へ，きちんとエビデンスを示してわかりやすく説明する力が必要です．どうしたら気持ちよく退院して頂くことができるのか，コミュニケーション力も求められてくるでしょう．さらに生活習慣病患者への実効性ある教育プランニング力，地域の福祉なども総合的に視野に入れながら在宅看護へスムーズに移行するための力量，全体を俯瞰し戦略的なクリティカルパスをイメージする能力も重要となってくるでしょう．同時に地域や医師，コメディカルへのプレゼンテーションスキルももっと必要になるでしょう．

さらにスキルや知識を備えているだけでなく，自分で目標を設定できる力が求められます．

必要なのは，知識が沢山あるだけの看護師，言われたことができるだけの看護師ではなく，自ら目の前の事態を把握し，獲得した知識やスキルを現実に活かせる力，すなわち「コンピテンシー」を備えた看護師です．果たして現在の看護教育や卒後教育，OJT（on the job training），研修体制はここに対応しているでしょうか．

未来教育プロジェクト学習とポートフォリオ

自ら獲得した知識やスキルを活かせる能力をコンピテンシーと言います．コンピテンシーは，教師の話を聞き黒板に書かれた文字をノートに写し，ペーパーテストで正否を評価するという，正解ありきの「与えられた学び」では身につきません．ではどうしたらよいのか，これを実現するのが，筆者が提唱する「未来教育プロジェクト学習」（以下，プロジェクト学習）です．それはポートフォリオと両輪で「意志ある学び」を叶え，コンピテンシー育成を実現する21世紀の学習手法として，教育界や医療界などで広がっています．

それは意志ある看護教育に変える

このプロジェクト学習は，すでにFD（faculty development），臨地実習，医療現場における新人研修，目標管理など多彩な場面で導入され，自分で考え行動する力やモチベーションアップなどの効果が注目され成果をあげています．また先駆的な医療機関や学校では，リスクマネージメントや看護教育の全般において課題発見力，課題解決力，提案力などが飛躍的に高くなるという成果をもたらしています．その鍵はなんといっても，1人ひとりが意志ある学びとなるための知的戦略にあります．

意志ある学びを叶える，プロジェクト学習とポートフォリオは，卒前・卒後教育における成長を叶え，さらにプロフェショナルとして生涯学び続けるために，大きな役割を果たします．

2 「意志ある学び」を叶える プロジェクト学習

意志ある学びの理論と方法

　成長するためには，自らの意志が必要です．意志ある学びほど，大切で有効なことはありません．プロジェクト学習やポートフォリオの手法は，意志ある学びを叶える次の10の特徴を備えています．

1）ビジョンがはっきりしていること

　意志ある学びには，ビジョン（将来への願い）をもつことが必要です．「大切な何か」のために「これを叶えたい」という「願い」があれば，いかに大変でも自分自身で学び，必要な知識やスキルを自ら獲得しようとします．ビジョンはやる気のエネルギーなのです．

　「患者さんによくなって欲しい」「少しでも痛みをとってあげたい」「いい病院としてこの地域の人たちに愛されたい」……このような願いを看護師は皆もっています．看護師は，もともとビジョンをもっている存在なのです．だから忙しく働いて疲れていても夕方からの研修に参加し自らの意志で学ぶのでしょう．

> **感性とビジョン**
> 　感性を大切にしましょう．なぜなら感性がないとビジョンが描けないからです．危なげにお年寄りが病院内を移動しようとするのを見て，ハラハラしたり，心配したり……その感じる心，気づく力がないとビジョン（願い）も湧きません．ビジョンがなければ未来をよくすることはできません．

2）ゴールが明確であること

　意志ある学びには，見つめる先に，あそこに到達するぞ！というゴール（目標）が決まっていることが大切です．行き着くゴールがはっきりしていると，ぶれることなくフォーカスを絞ってそこに向かうことができます．到達点が明確なので，今どこまで自分が来ているのかも自分でわかります．向かっているときも充実しています．そして何よりゴールに到達することは達成感があり，とてもうれしい気持ち

になります．うれしいと，意志をもってやる気がまた湧いてきます．

　　ビジョンとゴールを明確にもちスタートする学びがプロジェクト学習です．

3）全体のイメージが見えること

　「どのように進むのか」という全体のイメージが見えれば，不安なくゴールに向かうことができます．プロジェクト学習はゴールに至る基本フェーズが存在しているので学び手は全体を見通すことができ，自己調整しながらゴールに向かうことができるのです．自分で自分をマネージメントしながら向かう，それは「自分で自分のすべきことを考え行動できる」＝「意志ある学びを叶える」ということです．授業でも実習でもスタートするときに，ビジョン（何のために）とゴール（何をやり遂げるのか）を学生自身が理解している．だから進め方や展開がイメージできる．このことにより自分の意志をもって，集中して学べることになるのです．

4）そこに「価値」を見いだせること

　これからはじめようとする題材や領域にこれは大切なことだと「価値」を感じると，おのずから意志ある学びとなります．ただ目標を明確にするだけでなく，その目標には価値があると学習者自身が納得し自分のものとしてスタートすることが大事です．

　自分自身にとって，あるいは自分が属する社会にとって価値があると感じればこそ，「大事だ」「必要だ」と納得してゴールに向かうことができます．例えば学校で「栄養」について学習をスタートする前に，いかに「栄養」ということが健康に大事か，病気の回復に有効か，あらためてその価値を理解し，納得してから取り組むのと，教科書に載っているからただ学ぶのとでは，まったく学習者の意欲が違ってきます．

5）やったことの「成果や成長」が見えること

　自分がやったことや獲得したもの＝「成果」が見えると，人はやりがいを感じ，意志をもってさらに進みたくなります．「成果」とは，そこに至るまでに，自分が努力や工夫をしたプロセスが存在するものです．それは目的をもって集めた情報であったり，懸命に考え出したことのメモなどです（先生が書いた黒板をただ丸写しにしたノートは「成果」とは言えません）．これらを1冊のファイルに時系列で一元化したものをポートフォリオといいます．ファイルに自分で獲得した成果（知）が，だんだん目に見える状態でたまっていくことが実感として見えてくると，人はやる気になり意欲が湧きます．

　また人は，自分が「成長」している実感があると，さらによりよい状態へ向かいたいと願い，自ら精進します．「成長」とは，変化・変容です．自己評価について

の記述や日々の活動の成果や進捗，自分の思考プロセスなどがみえるポートフォリオの存在が，ここで効果をもたらします．

6）自己評価のとき（静かに自分を見る時間）がもてること

■ 自己評価の必要性

体験したことや感じたことを振り返る間もなく，事態に翻弄され続けているだけでは，"こなす"ことに精一杯となってしまい，次から次へとやりっぱなしとなりがちで成長には繋がりません．自分が何のためにやっているのか，その大切なことさえ見失いがちになります．意志をもって学んでいくためには，自分で自分のふるまいや気持ちをふり返り考える自己評価の時間をもつことはとても大事です．

■ 評価とは「価値を見いだすこと」

意志ある学びに有効な自己評価を叶えるツール，それがポートフォリオです．自分で自分のやったことが見えるポートフォリオ，それはプロセスや成果を客観的に見ることができる機能をもちますので，意志をもち，ぶれることなく次へ進むことを果たします．それはさらによい成果を生むことに繋がります．プロジェクト学習における自己評価とは，採点や査定を指しません．それは自分のやったことから「価値」を見いだす行為です．

7）評価や反応が得られること

自分ひとりだけでは，自分のやっていることが正しいのか，良いのかどうかわかりません．他者の評価や反応が成長のために必要なのです．

自分のやってきたこと―プロセスにしても成果にしても―に対し，評価されればやりがいを感じます．

また，成長を求める人は謙虚に他者の声に耳を傾けるものです．プロや専門家からのポイントを突いた評価を得ることで，たとえそれが厳しいものであっても，いいえ厳しいほうがよりいっそう意欲や意志が湧くことになります．他者や現実社会からの反応や対応を得ることは非常に手ごたえのあることです．手ごたえは確信となり意志を強めます．

8）"創造的なとき"を組み込むこと

「意志をもつ」ということは，自分自身の深部から外へ鋭い光線を放つ＝「OUTする」ことに似ています．それはその人の根源的な思いや感性，情熱などから湧き上がるものです．

■ 創造することは喜びだから

意志をどのようにしたら"湧き上がらせる"ことができるのかと教育者は考えます．しかし「意志」は与えることはできないものです．むしろ教え込むことや命令することによって，かえって出てこなくなるものです．

人間はもともと自らの内から何かを自由に湧き上がらせ創造することや，生み出すことに強い喜びを感じるものです．ですから意志ある学びを望むなら，知の「IN」ばかりでなく，「OUT」，すなわち創造的な表現のときを織り込むことを教育者は考えるとよいのです．正解や枠があるのは学校の中だけです．真なる成長を願うなら，枠の中に正解を書かせるというような教育ばかりでなく，知の創造や自由に表現できる場面を大事にすることが必要です．

9）「知の共有」を大切にすること

創造したものを表現したい，それは人間の本能とも言えるでしょう．表現は他者に対してするものです．ですから学びに意義をもたせるためにも，学習に「知の共有」の場面，例えばプレゼンテーションの時間を設けるとよいのです．知を伝え合い共有することは，さらなる成長をもたらします．

プロジェクト学習には，プレゼンテーションやポートフォリオの再構築という知を共有することを目的にしたフェーズがあります．それは創造性や表現するシーンとして人間のもつ可能性を高めます．また他者の考えを知ることで自分の考えを客観的に冷静に見ることにも繋がります．それは思考のクオリティを研ぎ澄まします．

10）他者に役立つ成果を生むこと

人はどんなときに最も高い意志を立ち上げるのでしょう．テストでよい点をとりたい，教師や周囲からよい評価をもらいたい，人に負けたくないというような動機が考えられます．しかしこれ以外にも意欲や意志への強い動機となるものがあります．それは「自分のすることが他者の役に立つ」と感じられることです．

この本で提案しているプロジェクト学習の大きな特徴は，プロジェクトの最後に提案書やガイドブックのような「他者に役立つもの」を生み出すことにあります．人は，自分だけのためにはがんばれなくても，他者のためにはベストを尽くすことができるのです．それは精神の成長を叶えます．

プロジェクト学習とは

　プロジェクト学習とは，プロジェクトの考え方やセオリーを学習に取り入れた新しい教育手法です．プロジェクトとは「目標を達成する構想」を指します．一言で言えば，価値あるものをつかむことです．プロジェクトを成すためには，必要な知を手に入れ課題を解決する必要があります．ゴールを見据え全体を見通して向かうことも大事です．進行が途中でぶれないために，常に「何のために（目的），何をやり遂げたいのか（目標）」を確認しながら向かいます．

　プロジェクト学習は，意志ある学びを叶えるプラットフォームです．

プロジェクトは，目標を達成する構想	プロジェクトは，ゴールへの道
プロジェクトは，未来をよくする	プロジェクトは，2つと同じものがない
プロジェクトは，未知への挑戦	プロジェクトは，プロセスが命
プロジェクトは，願いの成就	プロジェクトは，立ち向かうもの
プロジェクトは，人を成長させる	プロジェクトは，ミッションを胸に進む
プロジェクトは，俯瞰力を要求する	プロジェクトは，夢を叶えること

◆未来教育―プロジェクト学習のイメージ　　　　　　　　　　　　　　　　【No. 1】

プロジェクト学習とは project based learning の意．プロジェクトベースで行う学習のこと．何のために（目的），何をやり遂げるのか（目標）を学習者が自分のものとしているのが特徴．

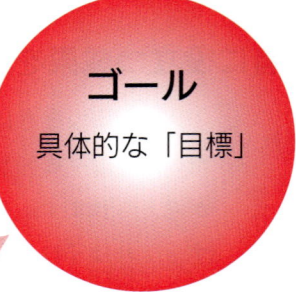

ゴール
具体的な「目標」

何のために，何をやり遂げたいのか！

ビジョン
願い
目的

詳しくは p.44 参照

プロジェクト学習の特徴とは

　プロジェクト学習の大きな特徴は，学習や活動の最後に「知」の成果物を生みだすことにあります．プロジェクト学習のゴールでは，具体的な考えが入っている「提案書」などを生み出します．

他者に役立つ「知」の成果物

　他者へ役立つアウトカムを生み出すということが，未来教育の大きな特徴であり理念です．ただ自分のためだけに，先生に提出して終わり，ということであれば，人は最善の力を尽くさないものです．しかし「他者に役立つ成果物」「社会の貢献度の高いアウトカム」を生むときには，これまでとは全く異なる高い知性や感性を自らの中に立ち上げます．

　そして生み出した「成果」をみると，達成感だけでなく愛おしい気持ちが湧き上がります．それは自分を肯定することに繋がる大切な感情です（自分を肯定できない人に，目の前の患者さんを大切にすることは難しいのです）．自分のやったこと＝成果が，他者の役に立つことで，うれしく誇りに感じ自尊感情，自己肯定感も高まります．

◆プロジェクト学習の成果　　　　　　　　　　　　　　　　　　　　　　【No. 2】

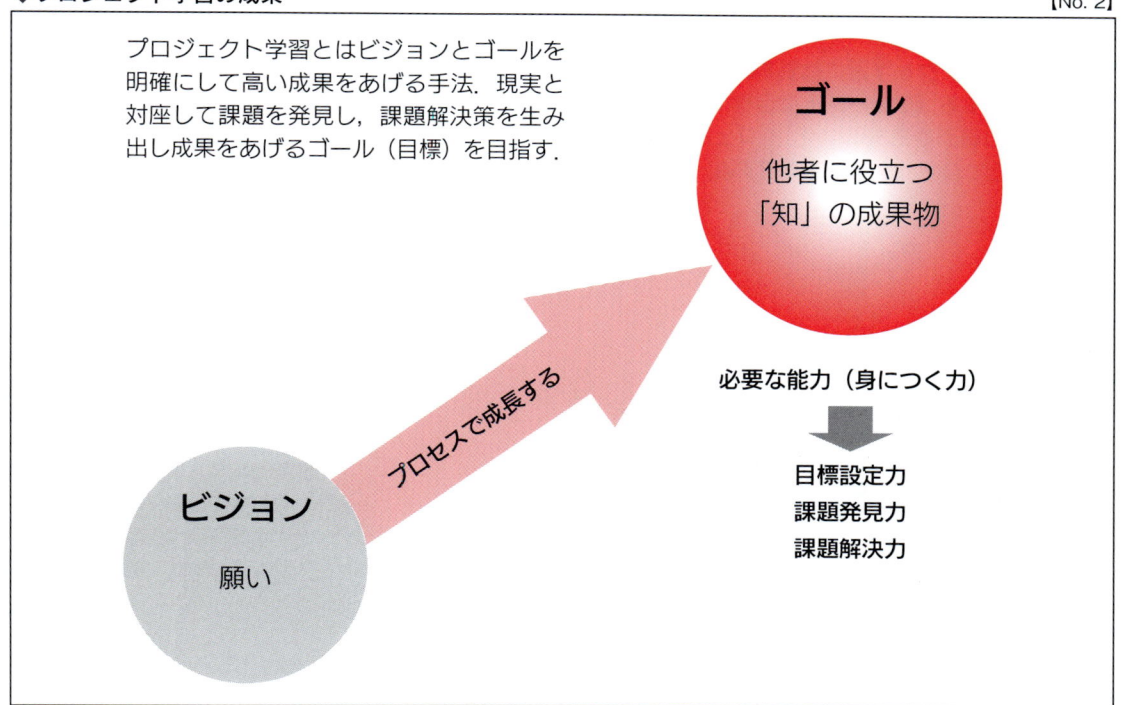

プロジェクト学習の基本フェーズ

■ 基本フェーズとは

　プロジェクト学習は，ゴール到達への明快なフェーズをもっています．教科学習，実習，目標管理などすべてに共通し，目標を達成し成長するためのプラットフォーム（共通基盤）であり，工程の区切りや他者との知の共有などの機能をもちます．

■ 個々のフェーズの役割

　「準備」のフェーズでは学習する対象を意識し問題や課題を見いだします．「ビジョン・ゴール」では課題を解決するビジョンを描き，その具体的なゴール（目標）を決めます．「計画」ではゴールへの戦略をたてます．次に問題や課題を明確にするための「情報リサーチ」を行い，必要な情報を獲得し現状分析をして解決策を生み出します．さらにそれを他者に伝える制作物をつくる「制作」のフェーズを経て「プレゼンテーション」します．全体を「再構築」し，凝縮ポートフォリオを生み出します．最後に自分の変容や「成長確認」を行って終えます．フェーズごとに目標を立て，評価をしつつ展開します．

　基本フェーズがあるので，学習者自身がこれからどう進めばいいのかの目処もつ

◆プロジェクトの基本フェーズ　　　　　　　　　　　　　　　　　　　　【No. 3】

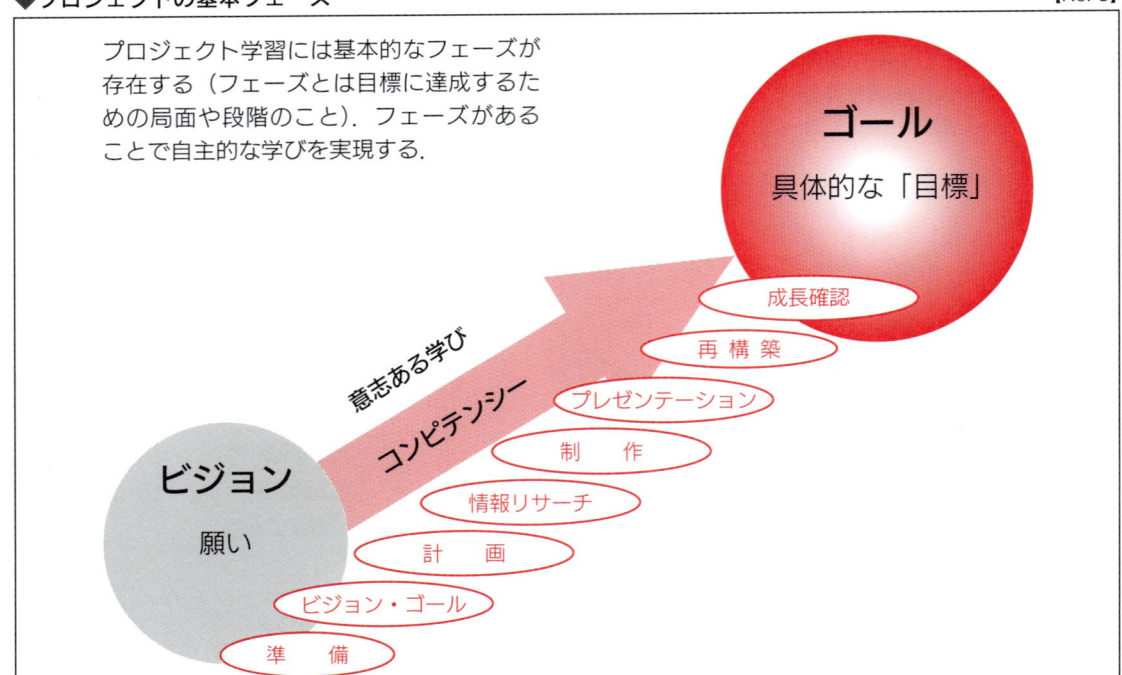

けられます.「来週から情報リサーチのフェーズに入るな」というように自分のいる地点もわかります. これは意志ある学びの基本です.

プロジェクト学習とポートフォリオの関係

　プロジェクト学習はポートフォリオ活用との両輪で,意志ある学びを果たします. ゴールへ向かうプロセスで生まれたものや手に入れたものなど, 学習の軌跡をファイルに一元化していきます. 例えば,「ゴールシート(目標を書いた紙)」や「目標到達への計画」「インターネットからプリントアウトした資料や文献のコピー」「インタビューやアンケート用紙, その集計用紙」など, さまざまなものです. それらを散逸することなくどんどん入れながらゴールへ向かうのです.このファイルを「元ポートフォリオ」といいます. 学習者は「元ポートフォリオ」に入ったプロセスを見ることで, 自分の成果や成長を客観視することができます. 教師や指導者にとってもポートフォリオは, 学習者を支援するときやフェアな評価をするときに役立ちます.

　「元ポートフォリオ」を再構築し最後にギュッと凝縮した物が「凝縮ポートフォリオ」です. 凝縮ポートフォリオは, プロジェクト学習の知的な「成果物」として他者に役立つ価値ある存在となるのです.

◆プロジェクト学習とポートフォリオの関係　　　　　　　　　　　　　　　【No. 4】

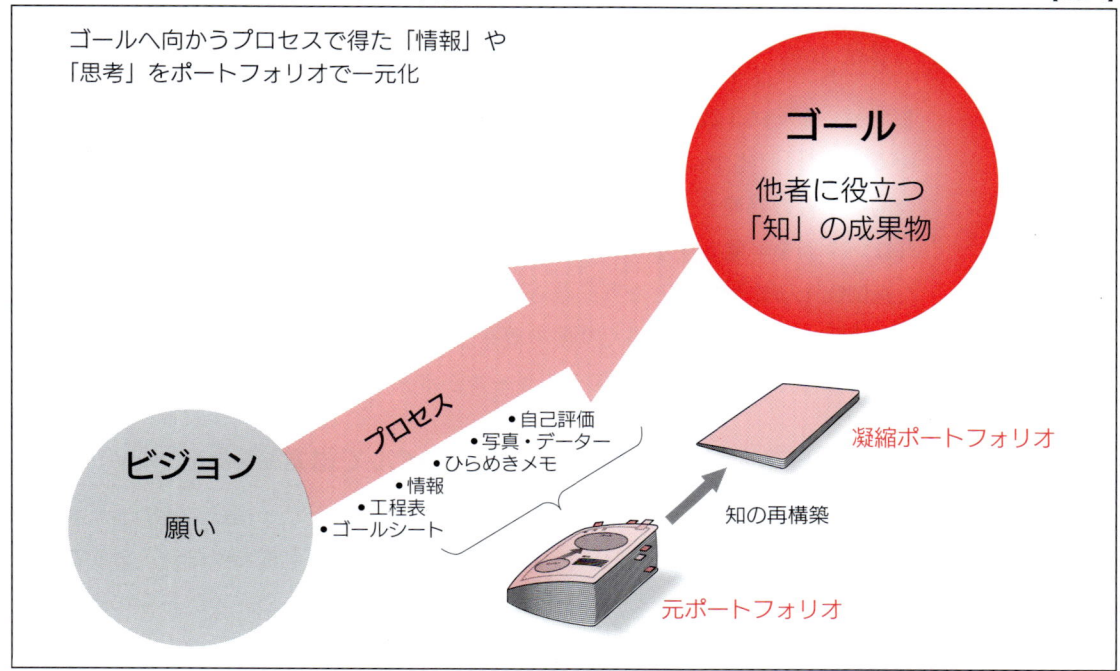

参考文献:特集 いまなぜポートフォリオなのか 学生評価・教育評価の新たな展開として. 看護教育 vol. 48, No. 1, 2007

3 ポートフォリオの基本と理解

ポートフォリオとは何か

■ ポートフォリオは「作品ファイル」

　ポートフォリオはもともと建築家，ジャーナリストやカメラマンなどがもっている「作品ファイル」を意味します．そこには，これまでの成果や実績，やってきたことがわかる写真や資料などが入っています．パラパラとその全体を見ることで，その人の能力やセンス，個性，考え方などを知ることができます．

　また，他者に伝えるばかりでなく自分自身が仕事や学習をしていく中で，日々考えたことや獲得した情報などをポートフォリオに入れ，俯瞰しながら目標へ向かうことで，よりクオリティの高いアウトカムを生むことができます．この機能は，教科や実習はもちろん，目標管理などにも大変役立ちます．

■ 教育界，医学界に広がるポートフォリオ

　ポートフォリオは，当初は自分の仕事や実績を伝えるツールとして使われていましたが，徐々に「数値化できない評価」を可能とするものとして教育現場で使われ始めました．日本では，生きる力の教育として2002年から小・中学校で始まった「総合的な学習の時間」で「1人ひとりの学習プロセスを見ることができ，テストで計れない評価を可能とするツール」として広がり，次いで2003年に新たに改正となった医師臨床研修で話題となり，さらに看護界，大学，一般市民などへも浸透しつつあります．起業や転職が当たり前の現在，また生涯学習の時代にあって，肩書きや所属ではなく，"その人"を伝えるツールがポートフォリオなのです．

■ ポートフォリオは単なる経歴ファイルではない

　ポートフォリオは経歴書ではありません．ポートフォリオは紙1枚の履歴書的な無味乾燥なものではなく，日々のプロセスや成果に至る多様な軌跡がそのまま見えるものです．自分が手がけた作品や成果，自分が生み出したもの，さらには下書きや習作など，さまざまなものが詰まったファイルだからこそ，その人の全体性や成長の変化・変容，思考プロセスなどが見えるのです．

◆ ポートフォリオ評価のよさ ◆

自分を伝える……未来にチャレンジ

米国の大学を出たジャーナリストの友人に「ポートフォリオってどんなイメージ？」と尋ねると，「ああ，私も自分のポートフォリオをもって，ずいぶん就職活動したわ！」と，未来へチャレンジしていた若き日の自分を懐かしむ表情で答えてくれました．学歴や取得資格ではなく，「これまでやってきたこと」がものを言う社会にポートフォリオはフィットします．

フィンランドにおける教員採用

数年前に視察に行ったフィンランド国立大学附属中学・高校（教員志望者の実習校）で，校長先生へインタビューする機会を得ました．教員採用の際にはポートフォリオを事前に送ってもらい面接に備えるとのことでした．その理由は，ポートフォリオを見ることでその人の教育への情熱や考え方やこれまで何をしてきたかがわかること，さらに面接の際に，より具体的な質問をすることができ効率的，効果的であるから，とのことでした．

1人ひとりの創造性を高める

教員養成の実習校の話です．以前は点数評価で行っていた実習生たちの評価を，数年前からポートフォリオによる評価に変えたとのことでした．その効果を尋ねると，かつては指導担当教授の評価の観点を気にして型にはまった行動になりがちで実習生1人ひとりの個性や考えが出にくかったけれど，ポートフォリオを活用するようになってからはその人の個性を活かした創造的で挑戦的な授業ができるようになった，とのことでした．

多面的な評価が叶う

教師の卵たちは実習校で授業を行います．実習生たちは，各自授業計画や生徒の反応や教材づくりに関するものなどを入れたポートフォリオを所持しています．それは自分自身が，さらによいものにするために見ることはもちろん，所属している大学の教授，実習先の指導教授などいろいろな人達が見ることで多面的な評価に繋がります．

自分の学びをマネージメントするポートフォリオ

自分で自分の学びをマネージメントするツールとして，北欧などではすでに生涯学習記録としてのポートフォリオの存在があります．私が訪問した小学校でも，子どもたちが自分のファイルをもち学習目標や自己評価を明確にしながら，自分で自分の学びをマネージメントしていました．それは与えられた学びではなく，自ら前向きな気持ちで学ぶことを叶えるツールでもあります．

意志ある学びを叶えるポートフォリオを用いた教育・評価は世界の潮流と言ってもよいと思います．

Ⅰ 新しい教育と理念

ポートフォリオの本質

■ 数値化できない評価を叶える

　ポートフォリオは学歴や取得した資格などでは表せない，現実のその人の実力を伝えます．1枚の「経歴書」に書かれた履歴一覧よりずっと雄弁にその人自身の考え方，才能，センスなどを伝えます．テストペーパーなどで数値化できない評価を可能とするツールとして教育界に広がっています．

> **人は数値化できない**
>
> 　正解ありきのペーパーテストを行い，数値で評価することを主としてきた状況をそもそも見直す必要があるでしょう．
> 　インターネットで無限に近い知識を誰もが得られるようになった今，知識の量の多さを問うことや，公式に当てはめて正解を出せるといった能力を目指すだけの教育は，終焉を意味しています．

■ ポートフォリオとは「情報の一元化」

　ポートフォリオをひとことで言えば実績や成果にいたるプロセスまるごとを綴じた1冊のファイルです．ポートフォリオ（portfolio）を辞書で引くと，「紙ばさみ，書類鞄，あるいは作品集」とあります．作品集や紙ばさみに共通しているのは，バラバラの情報を一元化するものであること（＝概念）です．この"一元化"というところがミソです．

■ それは，その人が見えるファイル

　情報を一元化すると「価値」を生じます．例えば私の建築家としてのポートフォリオには，これまでに描いた設計図，竣工写真や自分が取材を受けた新聞記事などが入っていますから，それをパラパラと俯瞰すれば，私がどんな考えで作品を作ってきたのか，どんな活動をしてきたのかが見えます．また，これからどんなものを生み出すことができそうか，という可能性も見えます．

ポートフォリオの効果と価値

ポートフォリオの効果は，資料の記録や保存にとどまるものではなく，これまでしてきたことを未来に活かす機能をもち，学習や仕事の成果を上げるとともに本人のより高い自覚的な成長に役立ちます．

【No. 6】

◆ **ポートフォリオが果たす効果** ◆

1. 目標
- 確実な目標達成を叶える
- クオリティの高い成果を生み出せる

2. 評価
- 自己評価，多面的評価が叶う
- プロセスが見え具体的な評価や支援ができる
- テストなどで数値化できないコンピテンシー評価が可能となる

3. 俯瞰
- 自分がしていることや学び全体を俯瞰できる
- 自分の成果や成長を客観的に見ることができる
- 全体を見る意識が身につき，目の前のことに翻弄されない姿勢がもてる

4. 可視化
- 課題発見から課題解決の思考プロセスが可視化できる
- 「思考特性」や「行動特性」を見いだすことができる
- ひとりの「知」を共有し「全体知」にすることができる

5. 再構築
- やりっ放しで終えず，確実にアウトカムを生み出せる
- 部分知を全体知にでき，「知」の体系化ができる

6. 自己認識
- 自己管理，自尊感情，自己肯定感に有効
- 自分のビジョンを相手に伝えることができる
- 明日へのモチベーションが湧く

1. 目標

ポートフォリオは「目標」達成機能をもつ

　「目標」が決定したらゴールシート（後出）に書きポートフォリオ用ファイルの冒頭に入れます．このように目標を常に目に入るようにしておくことで，何のために，何をやり遂げたいのか，ぶれることなく自らフィードバックしながら進むことができます．それはクオリティの高い成果を生み出すことに通じます．

　目標に至る軌跡（情報や考えたこと）をポートフォリオに一元化していきます．一元化することで全体を大きく見ながら戦略的に進めることができます．それはクオリティの高い目標を叶えたいときに欠かせない姿勢です．またポートフォリオを見ると，目標到達への進捗や状況が見えるので，今どこまで来たかがわかり，自己調整しながら進むことができます．そして，ポートフォリオがあるとやりっぱなしで終えることはなく，確実なアウトカム（凝縮ポートフォリオ）を生むことができます．

2. 評価

自己評価のツールとして有効

　ポートフォリオは自己評価を基本とします．教師や上司に評価されるところから始めるのではなく，まずは自分で自分のやったことを見て，自分自身でよりよくしていくという考え方がベースにあります．もちろん自己評価だけではなく，より成長するために，ときに複数の教師や上司がポートフォリオを見ることで，獲得した知識やスキルはもちろん，理解の度合い，学習の進捗などを把握することができ，具体的で有効な評価を可能とします．

　ポートフォリオは結果ではなくプロセスやコンピテンシーを評価することができること，また紙1枚のテストとは異なり，さまざまなものが入っているので一面的ではなく，その人の能力やセンスや人柄なども見いだすことができます．ポートフォリオを活用した評価については p.32 に詳しく説明します．

3. 俯瞰

全体を俯瞰する姿勢が身につく

　ポートフォリオはバラバラの「知（情報）」を一元化するという概念そのものです．「知」を一元化して俯瞰すると価値が生まれます．部分では見えなかったことが俯瞰することで見えてくるのです．自分を客観視することで，成果や成長をよりよくすることもできます．また，自分の仕事のやり方や考えや手順などを自分でよくすることもできます．ポートフォリオとはこのためにあると言っても過言ではないでしょう．

> **俯瞰とは**
>
> 俯瞰とは大きく離れて全体を見ること．俯瞰すると課題や価値あることが浮かび上がる．

4．可視化

課題発見から課題解決までのプロセスが見える

　目の前の現状から気づいたことのメモや写真，そこから見いだした課題，ゴールシート，課題解決へ向けてすべき計画，インターネットで得た資料，会いに行った専門家の名刺，そのときのインタビューメモ，作成したアンケートの下書き等々ポートフォリオには，一番はじめの課題発見から課題解決に必要な多くの情報やメモ，ありとあらゆるものが時系列で入っていますから，課題発見から課題解決の思考プロセスを可視化することができます．

「思考の可視化」ができる

　ポートフォリオは思考の可視化を叶えます．ポートフォリオには結果だけでなく下書きや案のたたき台，考えたことやひらめいたことのメモ，やったことなど，プロセスの1つひとつが見える種々雑多なものが入っているので，その人の「思考特性」や「行動特性」を見いだすことができるのです．

　ポートフォリオは1人ひとり見事に違います．同じテーマや状況にあっても，その人独自の考え方や経験，文化的背景などが反映されるからです．最後に「結果」だけを伝えるのではなく，「途中」こそ見せ合い伝え合うことが有効です．そのためにパワーポイントなどでわざわざ作らなくても，すでにあるポートフォリオをめくりながら互いに披露し合う「知の共有」の場面を潤沢に設けると，より効果的です．

「個人知」を「全体知」にする

　くり返しになりますが1人ひとりの視点や解決法などの結果だけでなく「プロセス」を共有することがとくに大事かつ有効です．ここに「プロセスが見える」というポートフォリオの特質が活きます．個人知を共有することで全体知となり，組織全体も向上します．

5. 再構築

「知の体系化」ができる

　ポートフォリオをパラパラと俯瞰することで，そこに入っている「部分」と「部分」の「関係知」が見えてきます．また全体をみることで，部分の知を構造化することができます．例えば「3回目の講義と9回目の講義のここのところが関連していたのか！」と自分自身で気づくことができます．つまり学生自身のなかで，知と知の関係に気づくわけです．

　さまざまな研修や自ら関心のある学びを積み上げていくときにも，ポートフォリオに一元化したものを，時に数冊俯瞰することで，集合した知を部分知に終えず，自分なりに「知の体系化」がしやすくなるのです．これは，例えば認定看護などで専門テーマに関する学びをしていく際に実感します（関連 p.250）．

「知の再構築」に活きる

　元ポートフォリオを凝縮ポートフォリオにするということは，学びのデザインの中に意図的に「知の再構築」の場面を組み込むということでもあります（関連 p.109）．
　知のINとoutcomeが大事です．学びは「知」を頭にどんどん入れる（IN）だけでは成立しません．その結果としてのアウトカム（outcome）が何より有効です．アウトカムとは，ほかの人に説明する，紙に書いて表現する，現実に応用してみる，などです．中でも「再構築」は価値あるアウトカムです．
　根拠ある情報や課題解決の過程が入っているポートフォリオの存在で，クオリティの高い再構築を実現することができます．

6. 自己認識

セルフマネージメントのツールとして

　自分の日々の行動や考えなどが入ったポートフォリオを見ることで，今やっていることを客観視できますし，これからどう行動すべきか，次にどういう手を打つかなど，自分自身のすべきことや戦略を考えることができます．それは他者や外部への行動というより，自分をどう活かすか（セルフマネージメントするか）に役立つことを意味します．学習や仕事のテーマポートフォリオばかりでなく，生活や健康情報などを一元化したライフポートフォリオであれば，なお一層セルフマネジメントツールとして自己管理に役立ちます．

達成感と成長心が湧く

　自分のポートフォリオを見ると「この仕事は大変だった，だから成長したんだよね」とうれしくなり，これまでの日々に意義や誇り，喜びを感じます．そして同時

に「もっといい仕事をしたい，そのためにもっと勉強したい，もっと成長したい！」という熱い気持ちが湧き上がります．何よりポートフォリオを見ると前向きな気持ちになります．それがポートフォリオの最大の魅力です．

自分を伝えるツールとして

　ポートフォリオは自己紹介ツールとして最適かつ有効です．

　これまでやってきたこと，自分がほんとうに関心をもち手に入れた情報，考えたこと，作ったものなどが入っているポートフォリオを見せることで，一部のスキルや能力に限定することなく，生きている人間としての「自分」を全体的に伝えることができます．これはどんな経歴書もかないません．

「願い」を実現する

　ポートフォリオは継続し続けるものです．仕事がひとつ終わったら価値ある成果をポートフォリオへ入れていきます．建築家のポートフォリオであれば，図面や竣工写真はもちろんのこと，新聞などで記事にとりあげられたらそれも入れます．ポートフォリオをクライアントに見せることで，自分のポリシーや実績を示すことができ，次の仕事を獲得するチャンスにも繋がります．ポートフォリオは未来に可能性を広げるファイルなのです．

自尊感情・自己肯定感

　ポートフォリオには自分自身（＝自分で集めたものや自分で考えたことなど）が入っています．つまりポートフォリオを見るという行為は自分を見るという行為です．

　それはそのまま，自分を大切にしようという気持ちと繋がります．

人は見るものを愛するから

　見慣れた自分の町が見えてきたとき，なぜか心があたたかくなります．人には度々見るものを愛するという本能があるのでしょう．ふるさとや家族などをイメージするときほっとする感情が湧いてくることはその証だと思います．ポートフォリオにも同じ効果があります．

I 3　ポートフォリオの基本と理解

I 新しい教育と理念

ポートフォリオの作り方

■ ポートフォリオの作り方

　作り方は簡単です．ひとり1冊のファイルをもち，手に入れた資料や自分で考えをメモした紙，インターネットから情報収集したもの，写真などをどんどんファイルに入れていきます．ルールは2つです．入れるものには必ず日付けや出典など，根拠を添えることと，前のページから時系列で入れていくことです（まずは均一サイズに一元化することと俯瞰すること，それは情報管理の極意でもあります）．

> **ポートフォリオは未来に活かすファイル**
>
> 　ポートフォリオは，自らの意志で，自分から生まれた成果や自分で獲得した情報を一元化したものです．ですから，中に入っている資料には，しばしば能動的な書き込みメモなどが添えられています．配布プリントやネットからプリントアウトしたものばかりであればポートフォリオとは呼べないでしょう．ポートフォリオは，公的な「記録ファイル」や個人的な「思い出アルバム」とは違います．それは未来へ活かすことを意図したファイルなのです．

■ ポートフォリオに入れるもの

　ポートフォリオに入れるものはいろいろあっていいのです．むしろ，いろいろなものが入っていることこそが大事です．

◆ポートフォリオの作成　　　　　　　　　　　　　　　　　　　　　　　　　【No. 7】

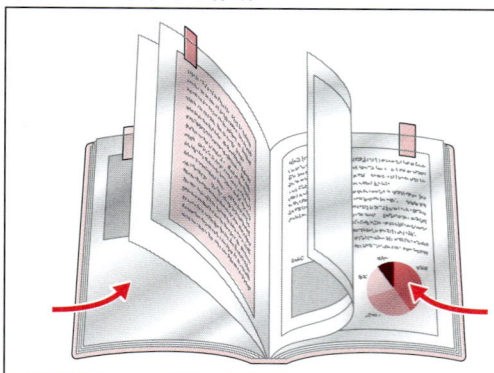

ルール
・入れるものには必ず日付けや出典を記入する
・前から順番に時系列に入れる

ファイルの選択
パラパラと俯瞰しやすいことが大事．何でも手軽に入るA4サイズのクリアポケットファイルがお勧めです．

◆ポートフォリオに入れるもの　　　　　　　　　　　　　　　　　【No. 8】

□ 「ビジョン」と「ゴール」を書いた紙
□ 「行動計画」を書いた紙
□ テーマに関係する情報，データ
□ 文献やインターネットからの資料やメモ
□ 現状から課題発見したメモ，写真
□ 気づきメモやひらめきメモ
□ 関係する新聞記事，雑誌の記事
□ 会った人の名刺，記録など
□ プレゼンテーションの習作
□ 改善すべきことを書き出したもの
□ 自己評価，他者評価

I 3　ポートフォリオの基本と理解

◆ ポートフォリオで「自分」と「世の中」を客観視する ◆

自己を知るためには，自分と自分が存在する世の中の両方を見ることが求められます．世の中とは，自分以外の他者も含めた世の中，社会に存在するあらゆる事象のすべてを指します．自分の中と世の中の価値ある情報（知）をポートフォリオへ入れ，それらを俯瞰する＝客観的に見る，すると事態に翻弄されることなく己の「立ち位置」が見えてくる．ポートフォリオはこの機能を果たします．

A 「自分」を知る→「自分」を見る（メタ認知）
　　→自分の関心や情報を集める→ポートフォリオへ

B 「世の中」を知る→「世の中」を見る
　　→世の中の関心ある情報を獲得する→ポートフォリオへ

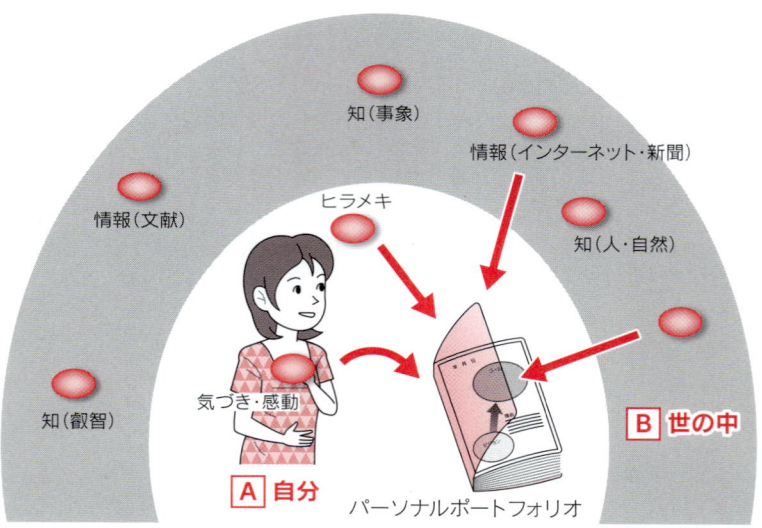

成長したい，その前向きな気持ち

パーソナルポートフォリオをつくる経験で，自分という人間を客観的に見ます．人と比べるのではなく，未来の望ましい自分と今の自分を比べます．そしてそこへ向けて成長したいと決意します．

ポートフォリオをめくれば，そこには必ず昨日よりささやかでも成長した自分が見えます．その実感が自己肯定，より成長したい気持ちに繋がります．

そして自分を認め，自分のこれまでを肯定する気持ちにさせ，さらによくしようという前向きな気持ちにさせます．

ポートフォリオの種類と目的

ポートフォリオは大きく「テーマポートフォリオ」「パーソナルポートフォリオ」「ライフポートフォリオ」の3種類に分けることができます．それぞれ何のために作るのかという目的によって中身が変わります．この本で，「ポートフォリオ」と示してあるものは，特記しない限り「テーマポートフォリオ」を指します．

プロジェクト学習に使うものはこのテーマポートフォリオです．その表紙となる1ページ目には，何のために何をやり遂げたいのかを書いたゴールシートを入れます．そこに到達するプロセスで手に入れたものなどをどんどん入れていきます．

ラーニングポートフォリオ，ティーチングポートフォリオという呼称もしばしば使われますが，いずれも「テーマポートフォリオ」の活用の一例と言えます．

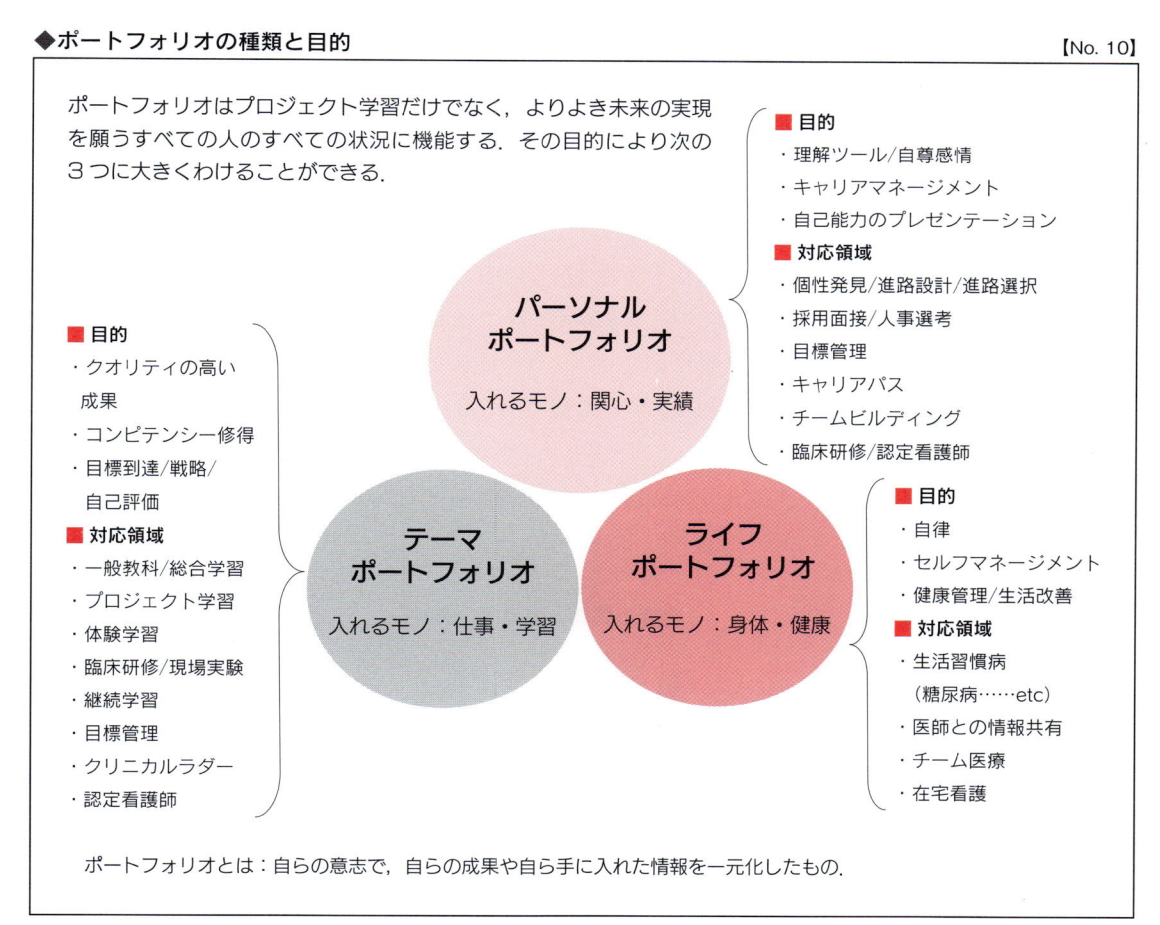

◆ポートフォリオの種類と目的　　　　　　　　　　　　　　　　　　　　　　　【No. 10】

ポートフォリオはプロジェクト学習だけでなく，よりよき未来の実現を願うすべての人のすべての状況に機能する．その目的により次の3つに大きくわけることができる．

パーソナルポートフォリオ
入れるモノ：関心・実績

■目的
・理解ツール/自尊感情
・キャリアマネージメント
・自己能力のプレゼンテーション

■対応領域
・個性発見/進路設計/進路選択
・採用面接/人事選考
・目標管理
・キャリアパス
・チームビルディング
・臨床研修/認定看護師

テーマポートフォリオ
入れるモノ：仕事・学習

■目的
・クオリティの高い成果
・コンピテンシー修得
・目標到達/戦略/自己評価

■対応領域
・一般教科/総合学習
・プロジェクト学習
・体験学習
・臨床研修/現場実験
・継続学習
・目標管理
・クリニカルラダー
・認定看護師

ライフポートフォリオ
入れるモノ：身体・健康

■目的
・自律
・セルフマネージメント
・健康管理/生活改善

■対応領域
・生活習慣病
　（糖尿病……etc）
・医師との情報共有
・チーム医療
・在宅看護

ポートフォリオとは：自らの意志で，自らの成果や自ら手に入れた情報を一元化したもの．

「パーソナルポートフォリオ」「ライフポートフォリオ」についてはそれぞれⅢ-1 (p.80)，Ⅲ-16 (p.264) でも記述しています．

Ⅰ 新しい教育と理念

パーソナルポートフォリオとは何か

パーソナルポートフォリオとは

　テーマで一元化するものがテーマポートフォリオであることに対し，パーソナルポートフォリオはまさしく，その人（パーソナル）自身に関する情報で一元化されたファイルです．上位概念としては，テーマポートフォリオもライフポートフォリオも，パーソナルポートフォリオに含まれます．パーソナルポートフォリオとは，その人がしてきた成果や関心のあることを一元化したファイル（実績歴ファイル，活動歴ファイル）です．自己紹介のときや面接，人事配置，チームづくりなどでも活きます．何より自分で自分の将来のさらなる発展や成長を描くときに活きます．

世界にひとりしかいないから

　現在求められるのは，学歴や資格の有無，センター試験での成績順位など，他人と自分を比べたり，既存のフレームに当てはめる評価ではなく，ひとりの人間として，その人自身が何を願い，どんなことを自ら学び，これまで何をしてきたかです．肩書きでも人脈でもなく，その人自身の今日までの日々で評価する時代です．ここに応えるのがパーソナルポートフォリオなのです．

　パーソナルポートフォリオは，生涯継続するものです．例えば小学校や中学校では，テーマポートフォリオが総合的な学習の時間や教科などで使えます．また，自分の進路を考えるのにパーソナルポートフォリオを作っておけば自分が何に向いているかを考えるときに役立つでしょう．そして社会人になってからは，自分をさらに磨き，仕事や経験や身につけた能力などを一元化していくキャリアポートフォリオへと発展します（詳しくは p.269）．

　ライフポートフォリオに関しては p.264 ページに詳しくあります．

生きる軌跡，生きている証

　人は生きていれば，日々必ず何かしらのアウトプットをします．幼い子が生まれてはじめて書いた1本の線，絵などもポートフォリオへ入れておきたくなる愛おしいものです．

　もしその人が動けないなら……ベッドから見える空の絵を毎日ポートフォリオに入れよう．

　もし描けない状況なら……紙にクレヨンで引いた1本の線をポートフォリオに入れよう．

　あるいは……毎日5カットと決めた写真を日々ポートフォリオに入れよう．

◆ ポートフォリオの機能と活用 ◆

ポートフォリオの機能		活用・用途
・目標達成を叶え，高い成果を出せる ・ゴールへの進捗状況が可視化できる	➡ 目標	◆ 目標管理 ◆ 看護教育（教科・実習） ◆ キャリアアップ
・自己評価，多面的な評価が叶う ・プロセス評価ができる ・具体的な評価や支援ができる ・コンピテンシー評価ができる ・数値化できない評価ができる	➡ 評価	◆ 目標管理 ◆ 臨床研修 ◆ 認定看護師 ◆ 訪問看護
・成果や成長を客観的に俯瞰できる ・全体を見る意識が身につく	➡ 俯瞰	◆ オリエンテーション ◆ 管理者研修 ◆ リスクマネージメント ◆ クリニカルラダー
・課題発見から課題解決プロセスが見える ・「思考特性」や「行動特性」を見いだせる ・「知」を共有し「全体知」にできる	➡ 可視化	◆ OJT ◆ 看護教育（問題解決型学習）
・確実にアウトカムを生み出せる ・知と知の関係が見える ・獲得した「知」の体系化ができる	➡ 体系化	◆ 認定看護師 ◆ 専門知識の体系化 ◆ クリニカルラダー ◆ 中堅看護師研修
・自分自身を伝えることができる ・セルフマネージメントができる ・自尊感情，自己肯定感が湧く ・明日へのモチベーションが湧く	➡ 自己認識	◆ カンファレンス ◆ 生活習慣病 ◆ 患者指導 ◆ 訪問看護 ◆ 採用面接・人事考査 ◆ 新人研修 ◆ キャリアアップ

I-3　ポートフォリオの基本と理解

I 新しい教育と理念

ポートフォリオの再構築

■ 再構築とは

　教育界をはじめさまざまな分野でポートフォリオは広がっていますが，その多くが"溜めるだけポートフォリオ"です．ただテーマに関係する資料や情報をファイルに入れているだけなのです．もちろんそれでも日々の仕事や学習のプロセスを客観的に見たり，情報の散逸を防ぐなどの役には立ちますが，ぜひそこで終えず，そのポートフォリオを再構築して「凝縮ポートフォリオ」を作ることを勧めます．なぜなら，"これまで"を再構築することで，今の時代に即した高い能力が身につくからです（詳しくは p.109）．

◆再構築とは　　　　　　　　　　　　　　　　　　　　　　　　　　【No. 12】

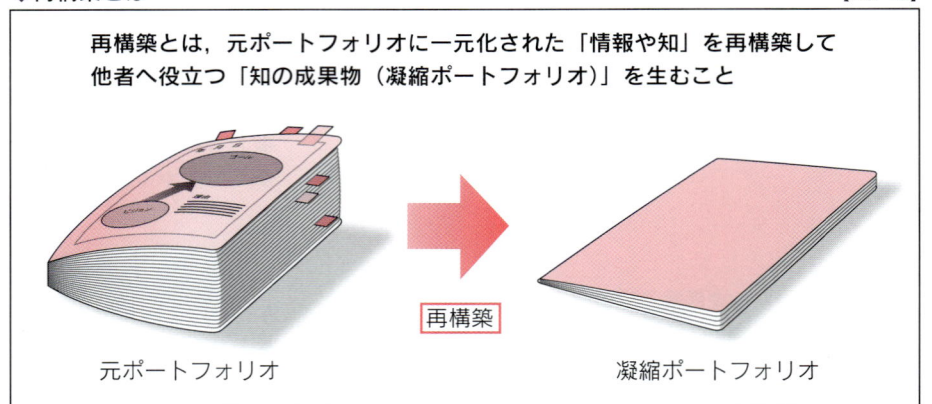

再構築とは，元ポートフォリオに一元化された「情報や知」を再構築して他者へ役立つ「知の成果物（凝縮ポートフォリオ）」を生むこと

元ポートフォリオ　→（再構築）→　凝縮ポートフォリオ

◆「再構築」で身につく力　　　　　　　　　　　　　　　　　　　　【No. 13】

再構築する際に次のような意識や能力を身につけることができます．

・自分の伝えたいことを俯瞰して見る力
・情報の取捨選択力，情報活用力
・考えを論理的にまとめる力
・「知」のビジュアル表現力
・「部分知」を「総合知」に変える力
・知識（部分知）を構築する力
・エビデンスへの意識向上

■「考える力」が身につく

「考える」とは，何かを求め，頭の中にある「知」と「知」を関係づけることです．言い換えるとパーツとしての「知識」を活用・応用し，求めるものにすることです．
ポートフォリオを活かし「部分知」を普遍化し「全体知」に統合する再構築という作業は，「考え」を普遍化し表現することに似ています．

ポートフォリオ全体を樹だと考えると，ポートフォリオの個々の中身は，葉にあたります．それが一度バラバラにされ，その中から再び構築される，それが再構築です．「部分知」を昇華させ他者に役立つ「全体知」へと構築するのです．

■「全体知」を捉える能力

今，教育現場では，「部分の知」を無機的に教えることが多くないでしょうか．「部分」を「部分」のままに終えてしまって，その相互の関連を俯瞰して見ようとさせる意識がないように感じます．「1枚の葉」の構造を分析をするばかりでなく，少し離れたところから俯瞰することにより，「大樹の姿」があらわれます．その時，1枚の葉が秘めている深遠なる知もまた見えてくるのではないでしょうか．

■ 俯瞰して見える普遍性

つまり再構築するためには，個のみに目を注がず，全体を見る，「俯瞰」することが必要です．これはものの本質をつかむときの絶対的セオリーです．その時の「状況」だけでなく「時間」の俯瞰もまた大事です．大切なことは時が経たないと見えないものですから．俯瞰は，この世に遍在する知，普遍的な知を自らのものにする鍵です．

■ 次へのモチベーション

再構築するという作業で"これまで"（＝ポートフォリオ）を俯瞰することにより，がんばったこと，失敗したことなどをリアルに思い出します．そしてそのすべてにおいて成長したこと，意味があったことがわかります．再構築するときはその経験をした時点から時が経っています．苦い失敗でさえも，そこから何かを学んだ自分が客観的に見えてきます．
そして，価値あることをしてきたという実感が，「知の成果物」を生み出したときに湧いてきます．それは新しい次へのモチベーションや向上心に繋がります．

Ⅰ 新しい教育と理念

ポートフォリオ評価

■ ポートフォリオ評価とは

　ポートフォリオを見れば，その人が目標へ向かってこれまでやってきた活動，獲得してきた知識やスキルが見えます．考えたり気づいたことも入っているので，課題発見の状況や情報獲得能力，ものごとの捉え方や思考プロセスなどもつかめます．学習や仕事の進捗状況や達成度もわかり，成長に繋がる適切な評価をすることができます．このような評価をポートフォリオ評価といいます．

未来への可能性が見える評価

　ポートフォリオには，結果や完成品ばかりでなく，そこに至る途中が見える習作や下図，スケッチなどが綴じられていますから，能力や才能，センスや，成果を生み出すときのスタイルなど，その人独自の何かが伝わります．そこからは，履歴書やペーパーテストからでは得ることのできない，その人が未来にどんなものを生み出すかという可能性までもが見えてきます．

期待されているコンピテンシーの評価

　ポートフォリオには，やってきたこと，していることなど，知識量ではなく行動化されたことが入っています．そこに注目する観点をもてば，コンピテンシーの評価が可能です．ポートフォリオはこのコンピテンシーの育成や評価を叶えるので，学校現場や目標管理，人材育成，大学FD（faculty development）の有効な手法として高い関心が高まっているのでしょう．

ポートフォリオは自己評価ツール

　ポートフォリオは自己評価が基本です．自己評価とは，自分の「成果や成長」を自分で見てその価値や変容を見いだし，よりよくしていくことです．自分のしたことや変化を俯瞰できるポートフォリオがここに役立ちます．

評価とは，価値を見いだすこと

　先にも述べたようにポートフォリオは成長のため，自分で自分を評価するために有効ですが，ここで大事になってくるのが「自己評価」の捉え方です．自己評価は自分に点数をつけることでも，反省して落ち込む行為でもありません．「今日の目的はこれだったから……」と学習の始めから終わりまで論理的に自分のやったことや得たことを追想する行為であり，これが自らの向上に繋がります．

評価とは，「価値を見いだすこと」です．ポートフォリオをめくりながら丁寧に俯瞰すると，自分の理解の状況や目標に対し到達しているか，足りないことは何かなどが見えます．このような自己評価＝俯瞰する姿勢や意識を習慣として身につけることもポートフォリオの果たす大きな機能なのです．

> **ポートフォリオは珠玉の作品集**
>
> 　「ポートフォリオは学習者の様子がつかめるカルテのようなものである」という言い方がされることがあります．カルテは病気の人を対象に作るものです．ポートフォリオは違います．
> 　デザイナーやカメラマンたちがもつ「作品集」がその本来の意味です．だから愛おしさや誇りを感じるうれしいものなのです．ページをめくるとこれまで一生懸命やってきたことが見えてきて，喜びや達成感などをおぼえます．人生に価値を感じます．さあ明日もいい仕事をしよう！　と前向きに生きる力が湧いてくるものなのです．
>
> 　人はみなかけがえのない自らの人生のデザイナーです．
> 　誰もがその人なりのポートフォリオに，かけがえのない日々のかけらを入れ，珠玉の作品集を生み出すことができます．ポートフォリオは世界にひとつしかないその人の多様なアウトカムがぎっしり入っているキラキラと光るファイルなのです．

ポートフォリオを評価に活かす前提

　ポートフォリオを評価に活かすために，改めて，建築家やジャーナリストたちが持つポートフォリオの本質を押さえておきたいと思います．

　それは次のような点です．ポートフォリオは，カルテのような紙1枚のものではない，ということ．これまでのプロセスが伝わる情報とともに，多種多様なものからなる，ということ．本来，それ自体に点数をつけたりするものではなく，その人をより理解して評価するための有効なツールである，ということ．そして，その人の未来の成長や発展のためにある，ということです．

　今後さらに教育界や医療界でポートフォリオを活かした評価法が広がることを予想すると，これは明確に認識しておく必要のある本質です．

◆ポートフォリオの捉え方　　　　　　　　　　　　　　　　　　　　　　　【No. 14】

ポートフォリオは，「記入するもの」でなく「入れるもの」と認識する
ポートフォリオは，単一の中身でなくいろいろなものが日付とともに入っている
ポートフォリオは，その人の能力や個性を見いだす補助的かつ有効なツールである
ポートフォリオは，過去の判定を目的とするのでなく未来のために存在するものである

Ⅰ 新しい教育と理念

■ ポートフォリオ評価の特徴

数値化できない評価ができる

　ポートフォリオを見れば，その人の課題発見力，解決力，情報収集力，考え方やセンス，才能，個性，また物事をどう捉えているのかなども見ることができます．これらはペーパーテストで計れるものでも数値化できるものでもありません．

　単一的なスキルや知識量などを評価する方法はこれまでもありましたが，ポートフォリオには，結果だけでなく時間の使い方，考えや行動のプロセス，他者との関係，また将来へのビジョンなども入っていますから，テストでは評価することができないその人の総合的な能力や人間性を見いだすことができるのです．

「思考特性」や「行動特性」の評価ができる

　つまりポートフォリオで「思考特性」や「行動特性」もわかります．例えば計算のプロセス，アルゴリズムの組み立てといった下書きなども入っています．それらを俯瞰すると，ここでいつもつまずくのだ，と自分で自分の思考過程を追いながら，苦手な箇所をつかめます．

　つまり，ポートフォリオによって客観的に見ることで，思考の流れ，回路を追うことができます．回路を辿れるということは，不適切なところを発見できるということですから，修正もきくということです．

◆ 成長するための評価とは ◆

プロセスからプラスを見いだす

　成長するためには,「結果」だけを見て間違いや失敗を指摘するより,「プロセス」を俯瞰し,その全体の意味や展開から学ぶ「プラス思考」が必要です.

具体的な評価

　評価は成長のためにあるものです.そのためには,対象が具体的に見えている必要があります.曖昧でなく具体的でリアルであることが求められます.ここに事実が入ったポートフォリオが活きます.

全体の流れを見る

　自己評価をするためには,返却されたテスト用紙のような結果や部分だけでなく,その手前の自分の学びの方法,その後に改善した学び方など,全体が見えている必要があります.

獲得したものを確認する

　獲得したものを前向きに確認すると自分のものになります.「○○ができなかった.でも,この経験から○○を学んだ!」というように明日に活きる評価をすればこそ成長するのです.

あいまいで終えない

　「できた」「できなかった」で終えず,何ができなかったのか,その原因は何かが,目に見えるまで,つきつめる必要があります.なんとなく不確かなままでは,次も同じ場面でミスをします.

思考回路を追って改善するポイントがつかめる

　どこを間違えたのか,どこをどう勉強すればいいのか,ここがわかることが大事です.しかしさらに価値があるのは,なぜ間違えたのか,自分の「思考特性,思考回路」をつかむことです.

変化・変容を見いだす

　自分の「成果や成長」を自分で見てその価値や変容を見いだす.「人間は日々変わる生き物なのだ」という確信を実感できることが大事です.ポートフォリオはこれを果たします.

I 新しい教育と理念

ポートフォリオ評価，4つの活用

　ここからは，これまでの評価と比較しながら，4つのポートフォリオ評価の考え方や方法をお伝えします．

　評価するために必要なのは，学習者に関わる多くの情報を評価者が得ることです．そのためには極端に言えば，学習者のそばに四六時中ピッタリいることができればいいのですが，そうはいきません．

　そこで学習者の知識やスキルばかりでなくその獲得のプロセスやコンピテンシー（活用力，応用力），学習や仕事の進歩などが，評価者にわかるように何らかの形で見える手段が必要です．その方法は，これまでは，テストやレポートなどの提出物，採用面接の場では経歴書，職場でいえばOSCE（objective structured clinical examination，客観的臨床能力試験）や目標管理シートなどでした．しかし，そのいずれも十分ではありません．ここにその人がどう行動するか，その人のdoesまで見えるポートフォリオ評価が有効になります．

【No. 16】

◆ これまでの評価 ◆

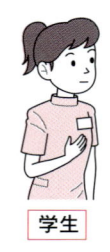

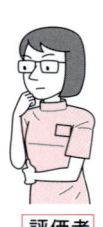

「ペーパーテスト」や「目標管理シート」あるいは採用面接の際の「履歴書」など1枚の紙による評価．一般的に教科や目標管理で使われている方法．評価者は教師あるいは上司．

特徴と課題

テストや目標管理シートなどは数値化や定型フォーマットによるため，他者との比較がしやすい，評価に時間や手間がかからない，コンピュータでも対応できる，など効率的．「ペーパーテスト」は，知識量や定型化したものを評価することはできるが，一方，課題発見力やコミュニケーション力など，コンピテンシーの評価にはそぐわない，数値化・定型化できない能力や人間性，その人固有の力やセンス，考え方などを見いだすことが困難，「結果」重視であり，プロセスが見えない，というデメリットがある．
また履歴書に記載されている内容の真偽がつかめない，その人の思考や目標到達への戦略が見えない．ゆえに学びや仕事の改善がしにくいという面をもつ．

【No. 17】

◆ ポートフォリオを活かすこれからの評価 ◆

1 ポートフォリオで自己評価する
p.34, 35

活用：教科, 実習, 自分の研究テーマ, リスクマネジメント, 認定看護など全般で行うと良い.

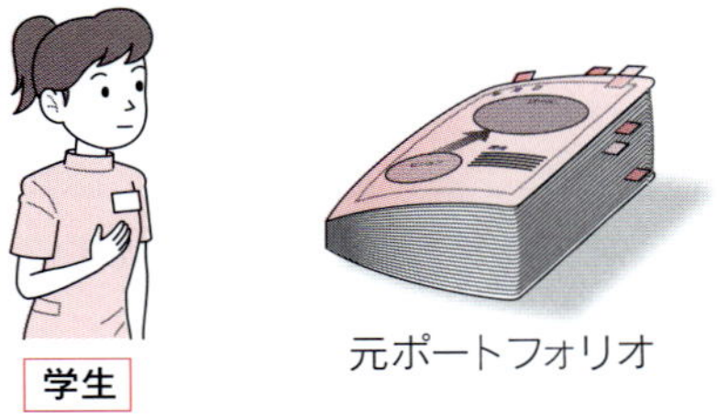

学生 ／ 元ポートフォリオ

2 主にポートフォリオで評価する
p.36, 37

活用：臨地実習, 採用面接, 臨床研修など多くの場面で使える.

評価者 ／ 学生 ／ 元ポートフォリオ ／ 評価者

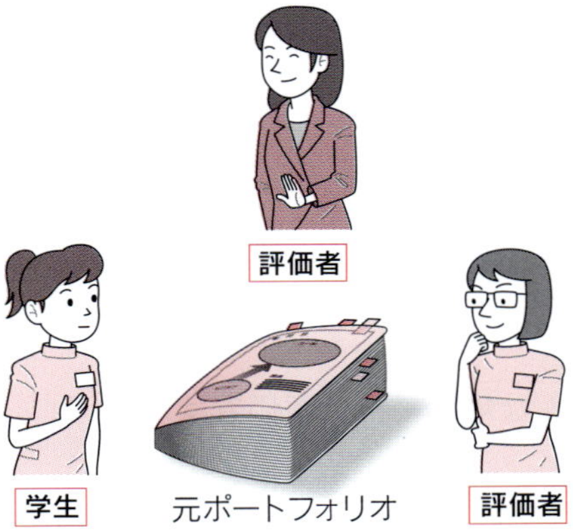

3 「一枚紙」と「ポートフォリオ」で評価する
p.38, 39

活用：目標面接, 人事考査など, 多くの場面で使える.

一枚紙
スタッフ ／ 元ポートフォリオ ／ 看護師長

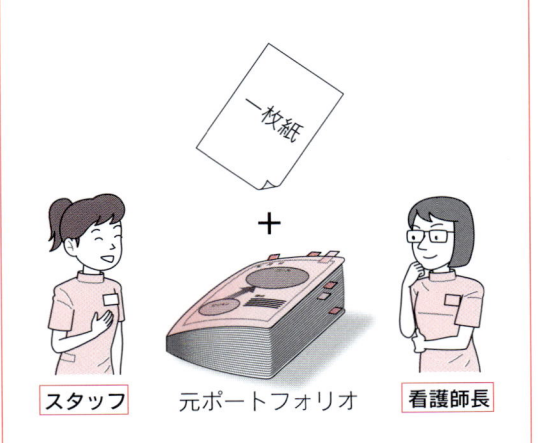

4 「凝縮ポートフォリオ」と「成長報告書」で評価する
p.40, 41

活用：連続講義, プロジェクト学習, 臨地実習など一定期間継続して遂行するものにで活きる.

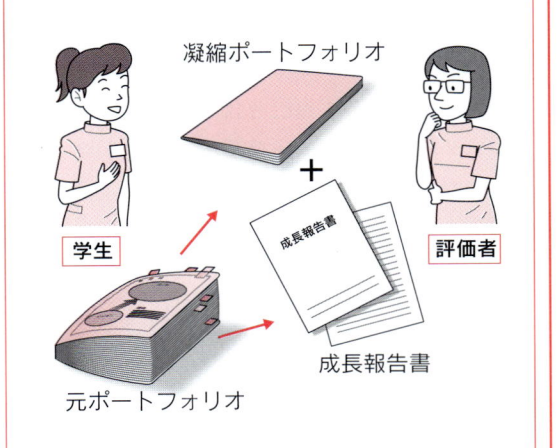

凝縮ポートフォリオ
学生 ／ 成長報告書 ／ 評価者
元ポートフォリオ ／ 成長報告書

次頁から ① ～ ④ について詳しく説明します

I-3 ポートフォリオの基本と理解

I 新しい教育と理念

1 ポートフォリオで自己評価する

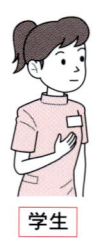

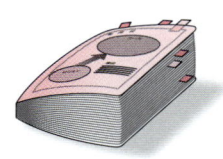

学生

元ポートフォリオ

効果・価値

やりっ放しでは成長しない．仕事や成果を俯瞰し自己評価することが必要です．ポートフォリオがあることで自分の成果や成長が実際に目に見えるので，さらなるモチベーションが湧きます．またプロセスが見えるため具体的な改善策などにも気が付き，さらに成果を高めることができます．

ポートフォリオによる自己評価はメタ認知（高次の自分が客観的に自分を見る）を育成することにも通じます．

どんな場面で？　評価者は？

◎学校でも仕事でも，キャリアポートフォリオとしても．
◎ポートフォリオは生涯において自己評価のために活用することが基本です．
◎評価者は自分自身です．「教科」「実習」「クリニカルラダー」や「自分の研究テーマ」「研修の積み上げ」「リスクマネージメント」「認定看護」などすべてに有効です．

いつ？　どう活かすの？

◎いつ：定型化した決まりはありませんが，アイデアとしては……自分の成長やモチベーションアップに使うときには，毎月1回，ポートフォリオを活かし「獲得した知（知識やスキルや価値ある気づき）」を確認し，それを書き出してみる．毎年12月にその総決算をしてもよいです．プロジェクト学習であればフェーズごとに行ってもよいですね．その際は最終のフェーズで必ず自己評価します．
◎メタ認知，客観的・俯瞰的な視力が高まる機能を活かし，例えば医療過誤を減らすことが可能です．
◎とくに「認定看護」など自主的に学ぶ必要のある場面では，モチベーション維持に有効なばかりでなく「知の体系化」にも活きてきます．自己評価しつつキャリアアップの軌跡にもなります．
◎また，学校では教科などにポートフォリオを使い自己評価することで，自ら自分の学びを改善することができます．

課題，その解決策

自己評価だけでは，ポートフォリオの見方に限界があります．上司，教師に見てもらったり，同じ学ぶ先輩や仲間で共有するシーンを作るとよいです．評価の観点（p.116）参照．

前向きな評価が伸びる

「振り返りが大事だから自己評価させています」と教師や上司は言います．しかしそれは，ともすれば「落ち込み反省」で終わってしまいがちです．もし「○○ができなかった」というふうに落ち込むばかりで気持ちが暗くなる振り返りなら，しないほうがいいのです．評価は，現状よりもよくなるためにあるのですから．

「○○ができなかった．でも，この経験から○○を学んだ！」というように，明日に活きる評価をすればこそ成長するのです．

他者でなく自分と比べる

他者との比較でなく「自分自身」の昨日と今日を見てその変化・変容に注目するのがポートフォリオ評価です．時系列で自分がやったことや考えたことが入っているポートフォリオを，前のページと比べながら見ると，明らかに変化や進化している自分を発見することができます．その発見は明日へのモチベーションとなります．

ポートフォリオを教科に使った事例

実際に，ある学生は 35 点だったテストをポートフォリオの左のページへ入れ，右のページにそのテストの間違えた箇所を分析し，課題を発見し，学習を積み重ねていきました．その後もポートフォリオに自分の計算過程やテスト，プリント，参考書の抜粋や改善案などを入れていき，自分自身でフィードバックすることで「ここでいつも間違えてしまう」といった気づきを自ら行えるようになり，その教科の成績も伸びました．しかし何より有効だったのは，現実をベースにした根拠ある自己評価の習慣が身についたことです．

プリント資料だけ入れるのではダメ

元ポートフォリオには，失敗や間違いや下書きなども含め，プロセスがごちゃごちゃに見えるようでも，いろいろなものが入っているものがよいのです．逆によくないポートフォリオとは，書き込みも印となる折れ目もなく同じようなプリントの資料ばかり入って，見た目にきれいなものです．元ポートフォリオには，迷わずどんどん入れましょう．人はプリントの資料からだけでなく，多くのものから学ぶことができるのですから．

I 新しい教育と理念

2 主にポートフォリオで評価する

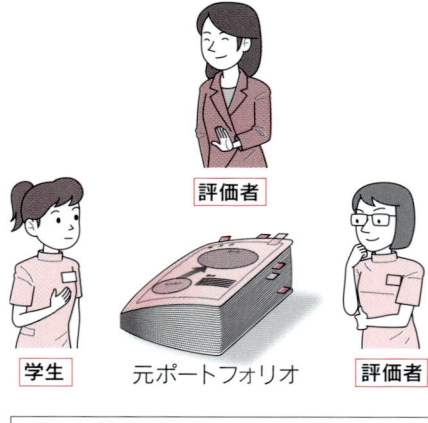

評価者

学生　元ポートフォリオ　評価者

効果・価値

　自己評価だけでは成長しません．教師（上司）がその人のやったことや成果，思考プロセスなどを知る必要があります．「その人のことを理解したい」，そのとき，一番望ましいのは，その人のそばにいて，その仕事ぶりや言動，所作，行動などをつかむことです．しかし現実はそうはいかない．ここに"その人"が伝わるポートフォリオがその機能を果たします．

どんな場面で？　評価者は？

◎「臨地実習」「採用面接」「臨床研修」などでポートフォリオが活きます．
◎評価者は，教師，スーパーバイザー，面接担当者，担当指導者，上司などです．ひとりではなく複数であることも想定できます．
◎ポートフォリオには「臨地実習」の間の行動や手に入れたもの，例えば受け持ちの患者さんから頂いた折り紙，感謝の小さい手紙，写真なども入れます（今日の経験や出来事を克明に書いたナラティブだけでなく，学生自身が手に入れたさまざまなものが入っているとよいです）．

いつ，どう活かすの？

◎「臨地実習」の間，教師と学生が離れている間の状況がつかめる．メモなどの細かなものも入っているポートフォリオであれば，その人がやっていることや考えていること，気づきのポイントなども知ることができるので，具体的で細やかな評価や助言をすることができます（p.122参照）．
◎例えば「臨床研修」の看護師のポートフォリオを見ると，今どんな知識やスキルを獲得していて，目指すもののためには，何が足りないかが見えてくるので，指導者としても具体的な支援やアドバイスもしやすくなります（p.171参照）．

課題，その解決策

　「臨地実習」では，その学生のポートフォリオを，本人と学校の教師と施設の指導者（特に受け入れ先の看護師長なども含め）がそれぞれの角度で見て役立てます．事前に基本的なポートフォリオ評価の観点や基準（ベンチマーク）を確認し合うことが必要です．「採用面接」など判定を伴うポートフォリオ評価の場合，単独でなく複数の評価者でポートフォリオを見ることを勧めます．その際も事前に基本的なポートフォリオ評価の観点や基準を確認し合うことが必要です（p.140参照）．

いろいろな人が評価できる

これまでの教育では，評価者が教師だけでしたが，ポートフォリオがあることで，自己評価はもちろん，相互評価，チームとしての評価，複数の先生からなどの多面的評価を受けることができ，成長に繋がります．

具体的なアドバイスや支援

本人はもちろん，教師（上司）もポートフォリオを見ることで，今どういう状態，状況かが伝わってくるので，その時々で必要なアドバイスを具体的にできます．また，先を読んだ支援もでき，さらなる成長へ繋がります．

対応する体制づくり

ポートフォリオは本人をより知るためのツールです．ですからポートフォリオ単体の評価になっても仕方がないのです．もし本格的にポートフォリオを導入し資格や単位，研修認定などの判定に使うときには，その組織（大学など）の中に新しい教育への体制づくりをするとともに，ポートフォリオ評価の認定機関を設け，教師やコーディネータたちが共通認識をもって審査することが求められます．

ポートフォリオを成功させる鍵

これから導入しようとする学校や職場において，どうしたらポートフォリオは成功するのでしょうか．

何より大事なことは，教師が評価するために，学生にポートフォリオ作りを「させる」のではなく，学習者が自らの意志でポートフォリオを作ることの実現です．鍵は，本人がうれしい気持や楽しさを感じながら前向きな意志で作ること．その上で初めてその効果が生じる，ということです．自分のポートフォリオを見て，考えたり，発展させたり，誇りや自信を得たり，という未来志向の活用が何より大切です．

価値を伝える

ポートフォリオの成功は，学生が自分からポートフォリオに価値を感じることが必要です．そのためにポートフォリオの作り方だけでなく，その「本質と魅力」をぜひ彼らに伝えてください．グンとやる気になります．

I 新しい教育と理念

3 「一枚紙」と「ポートフォリオ」で評価する

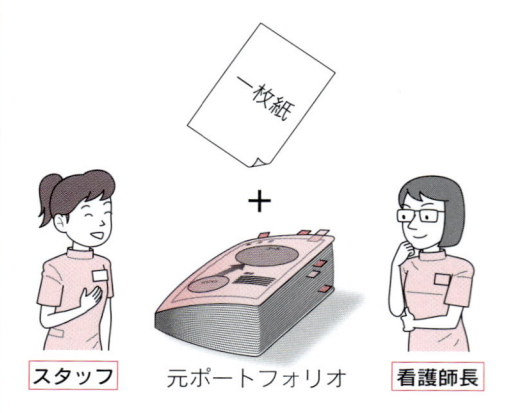

スタッフ ＋ 元ポートフォリオ ＋ **看護師長**

効果・価値

「目標」を書いた1枚の紙（例えば，目標管理シートなど）だけでは目標到達のための戦略や現実の進捗度を知ることはできません．またそこに書かれている自己評価の裏付けも見えません．ここにポートフォリオがあれば，豊かなコミュニケーションのもと事実やプロセスの確証を得ることができ，よりフェアな評価を可能とします．

どんな場面で？　評価者は？

◎「目標面接」「人事考査」などでポートフォリオ評価が活きます．
◎ 評価者は，まずは日々の自分自身であり，次に面接担当者，管理職（師長，副師長）です．

いつ？　どう活かすのか？

◎ いつ：例えば目標管理であれば目標面接のときにポートフォリオは活きますが，面接のときだけでなく，ポートフォリオをナースステーションに並べておけば，日頃から相互評価や「知の共有」が叶います．
◎ 元ポートフォリオの最初のページには，ゴール（到達目標）が入っていますから，本人はもちろん面接担当者（師長）も目標への到達状況がわかります．またこれまでのプロセスも見ることで，その人の考え方や進め方が見えます．ポートフォリオがあることでエピソードを語ります．エピソードを言えるということはそこに「再現性」があるということ，つまり状況が変わっても，その人はその働きができることを意味します．

課題，その解決策

判定に影響を与えるポートフォリオ評価の場合，評価者が評価力を身につけることはもちろん，本格的に活かすためには，施設内のほぼすべてのスタッフがポートフォリオを理解し，1人ひとりがポートフォリオを携えて「ゴールシート」とともに面接できることが望ましい．その実現には，なんと言ってもスタッフ自身にポートフォリオは価値あるものだという認識をもってもらうことに尽きます（p.198）．

エピソードで「再現できる能力」が見える

「判定」を伴う評価のとき，履歴書や目標管理シートの紙だけでなく，本人が自分がやったことに関するエピソードを語れることが重要です．ポートフォリオがあることで，具体的なエピソードをリアルに語ることができる状況になります．エピソードが言えるということは，ほぼ「再現性」があることに通じます．その能力を備えていて，恒常的にその力を発揮できることが想像できます．ポートフォリオには目標達成への軌跡がエビデンス（根拠）やエピソード（逸話）とともに入っているようにアドバイスしましょう．

「根拠ある評価」を可能とする

ポートフォリオはエビデンス重視です．ポートフォリオには，その人が自分の考えで入れたさまざまなもの，例えば，日付けの入ったプリントや資料，写真，メモなどの"現物"やそのコピーなど"多様な根拠ある情報やそのもの自体"が入っています．それらは，"本当にやった"という証拠的な機能を果たします．評価者はそれらを確認することで，根拠ある評価，よりフェアな評価を叶えられるということです．

見た目にこだわらない

よいポートフォリオとは，見た目がきれいなものではありません．ぜひ下書きや途中経過がわかるものを入れておくように言ってあげましょう．

ポートフォリオが愛される理由

ポートフォリオ評価はまず小学校の教師たちに受け入れられました．教師たちは，日々成長する目の前の子どもたちを慈しみの眼で見つめます．そして子どもたちの持っている能力や可能性は，紙のテストでは計れないというもどかしい思いをいつももっていたのです．つまりテストによる評価は，その人のほんの一部の評価にしか過ぎないと知っていたのです．また，結果でなく思考プロセスを知ることができれば，もっとよく成長を支援することができるだろうとも考えていました．ここにポートフォリオの存在がフィットしたのです．

I 新しい教育と理念

4 「凝縮ポートフォリオ」と「成長報告書」で評価する

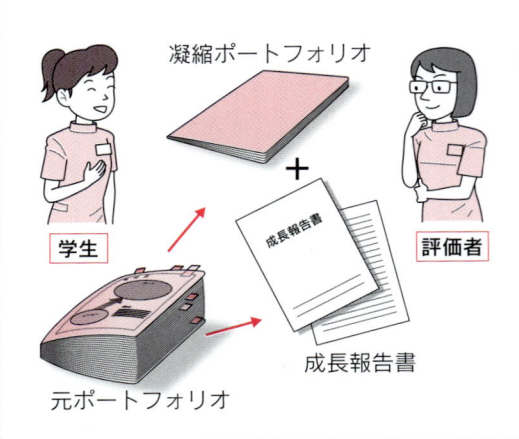

効果・価値

　学校における連続講座や臨床研修などで学びの成果をしっかり出すためには，元ポートフォリオを再構築して「凝縮ポートフォリオ」を作り「成長報告書」とともに提出してもらうことがベストです．それは評価手法として有効なばかりでなく，その経過で自分の考えを組み立て論理的かつわかりやすく表現する力や達成感を得ることができるからです．

どんな場面で？　評価者は？

◎学校でも，臨床現場でも有効な方法です．プロジェクト学習として成立し，ある程度の期間しっかり連続する講義や実習であれば，この「凝縮ポートフォリオ」と「成長報告書」による評価がもっともよいでしょう．「凝縮ポートフォリオ」を評価するのは主に教師です．学習者同士における相互評価も有効です．

◎「凝縮ポートフォリオ」の評価は単独でせず，題材に関係する専門家やそれに関する仕事をしているプロを意図的に交え4人前後で実施します（p.118参照）．

いつ？　どう活かすのか？

　実際に大学の講義で筆者自身が行っている方法です（p.115参照）．連続講座の冒頭で，最後に元ポートフォリオを再構築して「凝縮ポートフォリオ」を作り提出することを学生に伝えることから始めます．最終の講義の3回程手前に「凝縮ポートフォリオ」の提出してもらい学生同士における相互評価をします．その後，本人から望めば，より改善したものの再提出を歓迎します．最後に学生自らが自分の成長や変容を書き出した「成長報告書」とともに評価します．

課題，その解決策

　プロジェクト学習における「凝縮ポートフォリオ」は価値ある提案をする表現でもあります．それは明確なメッセージのあらわれともいえます．それを根拠ある情報を活かし，ロジカルに展開した説得力のあるものとするためには，意志やビジョンが必要なのです．しかし多くの学生はこれまで自ら立てたビジョンやゴールのもとに何かを「提案する」という経験がありません．ここにどう火をつけるかが教師の腕の見せ所です．基本的にはプロジェクト学習手法で教師がコーチングをはじめとする工夫を戦略的に展開していくことで，学生は意志あるテーマをもつことができます（p.86参照）．

「凝縮ポートフォリオ」づくりに関して

「成果物（凝縮ポートフォリオ）」は正直です．つまり元ポートフォリオが充実していないと，凝縮ポートフォリオもよいものが生み出せません．

凝縮ポートフォリオの提出を求めるとき，その前提として，凝縮ポートフォリオについての指導や説明を学生たちに丁寧に行い，連続講義を戦略的に展開させていく必要があります．

教師が中途半端に再構築について説明するだけでは，その提出物である凝縮ポートフォリオも，判定を伴う評価対象とするわけにはいかないということです．ポートフォリオを作りながら学ぶことの意義，具体的な作り方をわかりやすく説明できることが教師に求められます．

「元ポートフォリオ」は伸びやかさが大事

よほど周到な仕組みや体制がない限り「元ポートフォリオ」を採点することは，好ましくないと思います．

元ポートフォリオそのものを評価するとなったとき，学生たちのポートフォリオ作りへの意識が"評価を意識したつくり"になってしまうからです．

元ポートフォリオの作成に対しては，最低限のルール（入れるものに日付けを入れる，時系列で入れる）だけを伝え，あとは学生たちの自由に，自分の心に素直に伸びやかに作ってほしい，と伝えます．他者の評価を意識した体裁のよいものにさせたくありません．メモの端切れ，多少読みにくい字，その人だけにしかわからないものでもいいし，実習先の患者さんからいただいた手紙や，関係図書を購入した領収書などでもよいのです．

学習者が元ポートフォリオを見せたいと思い，それに対し教師（上司）が助言ややる気になるアドバイスを伝える場面はきっと心も通い合う素晴らしい時間になるでしょう．

教師に提出してもらうときや採用面接など，重要な場面でポートフォリオを披露するときには，その目的に添うよう価値あるものを自ら創造的に再構築することが必要です．再構築については p.109 からを参照して下さい．

第Ⅱ章

コンピテンシー教育手法
―どう人を伸ばすか―

コンピテンシーとは，知識やスキルを活用する力．それを育成するためにどんな知恵や工夫がいるのか．
第Ⅱ章では，プロジェクト学習の各フェーズにおける成長戦略，指導の「手順とポイント」，そしてそこに欠かせないコーチングを説明します．

1. コンピテンシーを高めるプロジェクト学習の手法　44
2. 意欲と実践力がアップするプロジェクト手法による研修　73
3. 今，看護師に求められる能力とポートフォリオ・プロジェクト学習　76

1 コンピテンシーを高める プロジェクト学習の手法

プロジェクト学習のフェーズで力をつける

プロジェクト学習は，フェーズごとに身につく力が明確であるため手応えのある成長を実現します．例えば「準備」のフェーズでは，「課題発見力」,「ビジョン・ゴール」のフェーズでは「目標設定力」,「計画」のフェーズでは「課題解決力」などを身につけることができます．

コンピテンシーが獲得できる

「コンピテンシー」は獲得（IN）した知識やスキルを活かせる（OUT）力です．
プロジェクト学習は，知識を IN, OUT するフェーズで構成されているので，コンピテンシーの育成が実現するのです．
次ページからどうしたらコンピテンシーが育成できるのか，フェーズごとにコーチングと共にお伝えします．

◆各フェーズで身につく力 【No. 18】

プロジェクト学習の各フェーズでは 1 つひとつ特徴的な活動を行うので，そこに必要な能力を身につけることができる

- 成長確認 …… 自尊感情
- 再構築 …… ロジカルな思考力
- プレゼンテーション …… 評価力，コミュニケーション力
- 制作 …… ビジュアル表現力，感性，創造性
- 情報リサーチ …… 情報を見極める力，エビデンスを獲得する力
- 計画 …… プランニング力，戦略力
- ビジョン・ゴール …… 目標設定力
- 準備 …… 気づく力，課題発見力

ビジョン「願い」 → 意志ある学び／コンピテンシー → ゴール「知の成果物」

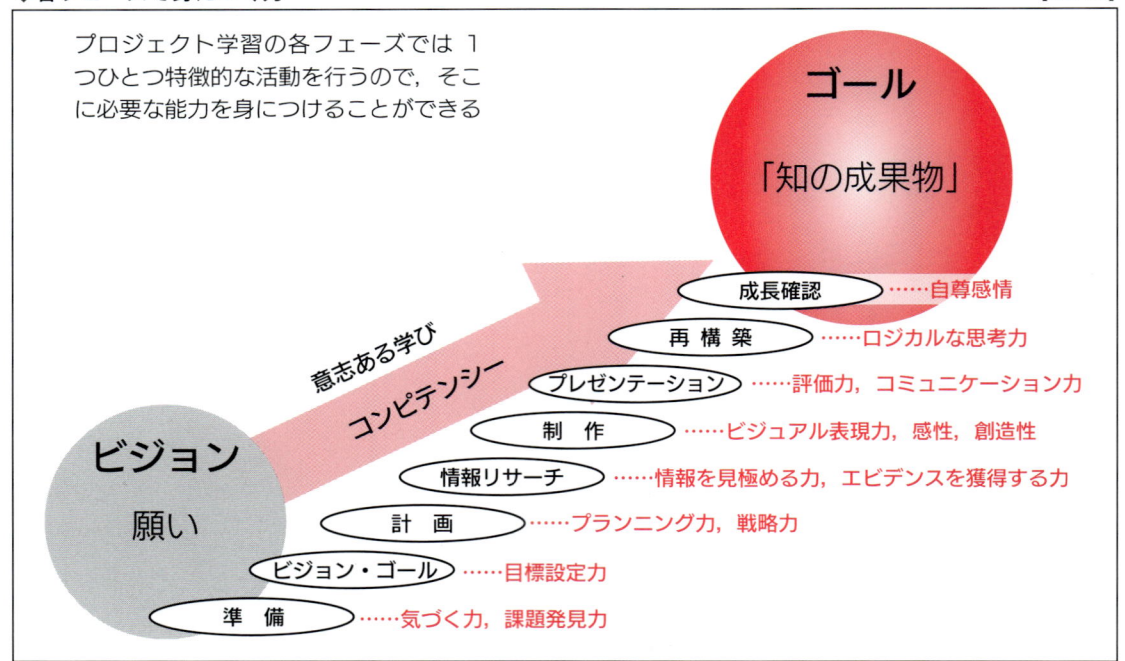

準　備

気づく力，課題発見力

成長戦略

「準備」とは，次のフェーズ「ビジョン・ゴール」において自分で「目標」を立てるための準備を意味します．課題を発見し，「これは問題だ，何とかしたい」と願う，これが「ビジョン」に昇華し，その現実化を目指し，具体的な目標（ゴール）を決められることに繋がるのです．

気づく力や，課題発見力を身につけるためには，学習者がこれからプロジェクトで進めていく「題材」を，まずは意識することが大事です．意識しないと，見えるものも見えません．意識すると，そこにあるさまざまなことに気づき，課題を発見することができます．

課題発見のコーチング

どんな人でも，気づく力や課題発見力を備えています．それがどれほど発揮されているか，顕在化されているかの違いだけでしょう．ですから教師は，その力を出したくなるような問いかけ（コーチング）やシーンを提供すればいいのです．

例えば，病院で目の前に，杖をつき足もとがおぼつかないご高齢の方が歩いていて，その杖が何かの拍子で転がってしまったら，どんな人でもその事態に気づきすぐに杖を拾って手渡してあげるでしょう．問題は，そうなる前にそのリスクに気づき予測できるかどうかです．

◆課題発見するためのコーチング―リスクの例　　【No.19】

```
教師「今はどうなの？」
学生「わかりません……」
教師「どうしたらわかると思う？」
学生「えーと，実際にそこに行って観察するとか……」
教師「いいね，何を？」
学生「○○を調べるとか……」
教師「ほかには？」
学生「○○だけでなく，患者さんの動きや移動している様子など……」
教師「いいですね！　どんな患者さん？」
学生「う〜ん……入院患者さんと外来の患者さん，付き添いの方などもいると思う」
教師「いい視点ですね！」
学生「いつごろ観察をするか，その時間もよく考える必要があると思います」
教師「なるほど！いいですね！　では，そこで観察したものをメモや写真でポートフォリオに入れておきましょう」
```

II 1　コンピテンシーを高めるプロジェクト学習の手法

II コンピテンシー教育手法―どう人を伸ばすか

準 備

　　教師がもしそこにいたら，気づく力を高めるために学生に何と言うでしょうか．
　「あそこに，杖をついたお年寄りがいますね．もし転倒されたらすぐに助けてあげなさい」と言うか．あるいは，「今，目の前の状況で，危なそうなことは何？」と問えるか，です．
　　前者は，お年寄りのことも転倒のことも教師が指示し教えていますから，ティーチングです．
　　後者は，教師は具体的なことは一切言わず，学生がもっている気づき力やイメージ力の促しをしている．これがコーチングです．学習者自身が自分の目で危なそうなシーンを探そうと能動的に頭や視線を働かせます．

課題発見の手順とポイント

　　わかりやすく看護教育のなかで行う例でお伝えしましょう．
①教師が題材の価値を問う
　　「これから病院内のリスクについて学習をスタートさせようと思っています．なぜリスクについて学ぶと思う？」と問うのです．そして手元に書くことを促します．

↓

②学習者は感じたことを紙に書く
　　すると学生は「必要だから」「病院内の安全は大切なことだからです」などと書きます．このようにその題材に対して価値を感じることが，スタートとなります．価値があると感じたら，やる気にスイッチが入ります．

↓

③気づいたことをポートフォリオに入れる
　　学習者が価値を感じたところで，教師は「病院内のリスクについて，今知っていることやわかっていることを箇条書きで書き出しましょう」と伝えます．学習者は1つひとつ頭に浮かんでくるものを白い紙の上に，1行ずつ書くことで「リスク」が無意識から意識化されます．意識化することは『気づく力』が発芽した瞬間です．普段は見えないさまざまなことに気づきます．気づいたら，関連する記事を切りとったり，メモや写真をとったりして，どんどんポートフォリオに入れます．

↓

気づく力，課題発見力

④多面的な視点で見る

また学習者はときに一面的にしかものを見ることができませんから，教師は，本人が気づいていない視点を問います．例えば，「もし，高齢の方だったらどうだろう？」と状況が異なる側からその題材を見るように促すのです．そのことにより気づかなかった角度からも事態を見ようとします．

⬇

⑤ポートフォリオを俯瞰する

気づいたことや集めた情報などは，「聞いた」だけで終えず，メモや写真に残し，日付けを添えてポートフォリオに入れていきます．授業がなくとも学習者は自分でいろいろなんことに気づき，その中身を増やしていきます．

この期間を2週間以上は確保するとよいでしょう．ポートフォリオを俯瞰すると，自分が取り組みたいと感じる課題が見えてきます．

II　コンピテンシー教育手法──どう人を伸ばすか

ビジョン・ゴール

成長戦略

　自分で，これからの展望や叶えたい願い（ビジョン）を描き，それを実現するための目標（＝ゴール）をたてる経験は看護教育でも臨床の現場でも大事な場面です．〈ビジョン・ゴール〉のフェーズではこの経験をします．

　ビジョンは，「何のために」という「願い」です．ゴールは，そのために具体的に何を目指すのかという「目標」を意味します（p.8【No.1】参照）．

　ではビジョンはどうしたら持てるのでしょうか．完全に満ち足りている人にはビジョンは描きにくいものです（実際にはそんな人はいないでしょうが）．むしろ現在，問題や課題があり，今よりよくしたいと願っている人のほうが，描きやすいのです．

　看護師が日々向き合うのは「患者さん」です．患者さんは健康や心身に何か「課題」をもっています（予防医療であっても）．ということは，患者さんに関わる看護師はすべからく，患者さんによくなって欲しいという「ビジョン」をとくに意識していなくても，もともともっているべきな存在なのです．そう考えると，ビジョンも目標もイメージしやすいのではないでしょうか．

目標設定へのコーチング

　ビジョンを描く力の鍵は「問題」への意識です．ビジョンや目標がうまくたてられない学習者（スタッフナース）に対しては，まず「問題意識」をかき立てる問いかけから始めましょう．

「目標設定」の手順とポイント

①プロジェクトのゴールを最初に説明する

　教師は，準備のフェーズで，リスクについて意識し問題意識をもった学習者たちへ次のように伝えます．

　「みなさんがリスクについて問題意識をもったものについて，現実をふまえ，解決策を生み出していきましょう．それは，最後に成果物，例えば提案書や工夫集などにします．他者に役立つものにするため，根拠ある情報をもとにしていることが大事ですね．これから手に入れた情報や考えたことなどは確実にメモにしてポートフォリオへどんどん入れていき，最後の提案書に仕上げましょう」

↓

ビジョン力，目標設定力

◆「問題」を「目標」にするコーチング―リスクの例　　【No. 20】

教師	「問題は何だと思う？」と，目の前の「問題」を問う
学生	「外来ロビーのお年寄りの転倒が心配だし，問題です」
教師	「じゃあ，どうなったらいいの？」と「願い（ビジョン）」を問う
学生	「お年寄りの転倒を防ぎ安心な病院にしたい」
教師	「いいですね，そのために具体的に何を提案します？」
学生	「外来ロビーにおける，お年寄りの転倒を防ぐ具体的なアイデアを提案します」

②プロジェクトの基本フェーズ全体を伝える

　プロジェクトの基本フェーズ（p.10）を大きく提示し，これからどのように進むのかその全体を教師は説明します．

　「先週までは，この準備のところでしたね，今日は「ビジョン・ゴールのフェーズ」です．計画，情報リサーチ，制作，プレゼンテーションと続きます．「プレゼンテーションは，○月○日です」と伝えながら黒板に大きく日付けを書くと同時に，学習者も手元のフェーズシート（p.201）に記入するよう促します．

↓

③「身につく力」を記入する（p.280 参照）

　身につく力はフェーズごとに異なります．フェーズが書かれたそのすぐ下にそれを記入します（次ページの図）．この力をもっと高めよう，もっとうまくなろう，などと意識することで，行動や経験をする際に気をつけ，工夫するようになります．それは机上ではなく現実の中で「行動化」して行われるので，コンピテンシーが身につくことに繋がります．

↓

④1人ひとり「目標」を決定する

　各自，ビジョンとゴール（目標）を明確に決める．目標を決めるときに大事なことは「焦点が絞れていること」そして「現実的で具体的なこと」です，現実的で「自分ごと」でもある目標は力をもちます．ゴールは「〜の方法を提案します」というように提案型にします（目標を明確に決めるやり方については p.203 に詳しく説明しました）．

　提案とは，案を出すということです．案とは「こうしたらいいよ」という方法や考えです．提案とはその"考え"を目の前の人に提供するものです．

　その内容はインターネットなどから単に「調べたもの」ではなく，根拠ある「自分の考え」です．まさしくこの力を身につけるためにプロジェクト学習をしているのですから，学習のゴールは「提案」がよいのです．

II コンピテンシー教育手法──どう人を伸ばすか

ビジョン・ゴール　　　　　　　　　　ビジョン力，目標設定力

⬇

⑤元ポートフォリオに「ゴールシート」を入れスタートする

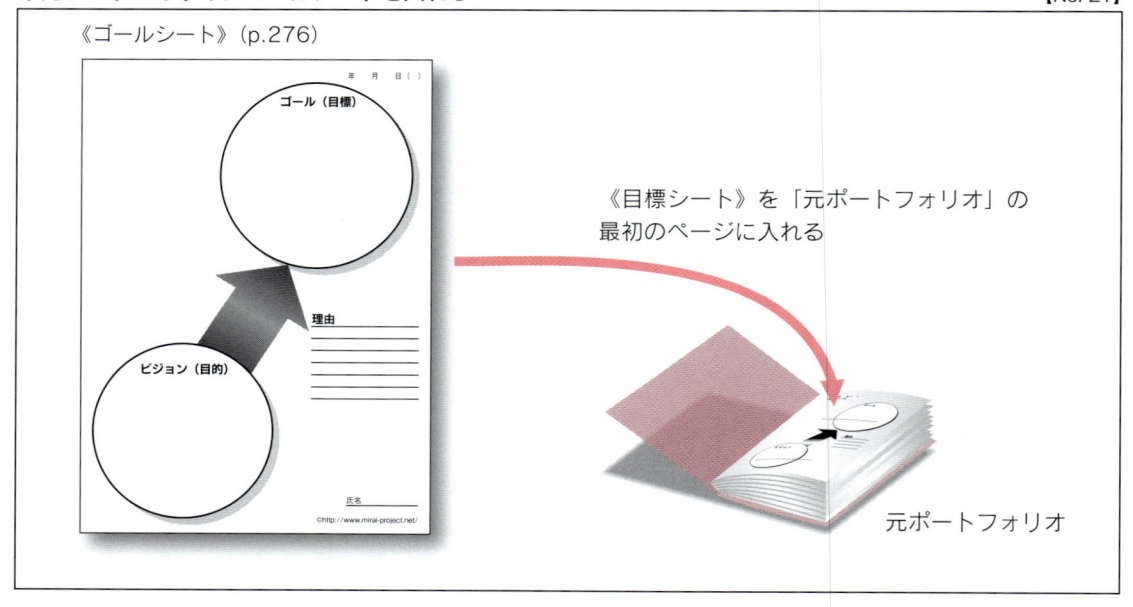

　目標はゴールシートに書き，可視化します．ゴールシートは，元ポートフォリオの最初のページに入れて日々目に入るようにしておきます．

　ポートフォリオを手にするたびに自分は何のために何をするのかを意識することができます．目標が明確であり，それが常に目に入るようポートフォリオで確認できるので，ぶれることなく意欲的にゴールに向かえます．

◆元ポートフォリオにゴールシートを入れる　　　　　　　　　　　　　　　【No. 21】

《ゴールシート》(p.276)

《目標シート》を「元ポートフォリオ」の最初のページに入れる

元ポートフォリオ

計　画

プランニング力，戦略力

成長戦略

　計画とは，ある目的を達成するための方法や手順などを考えることです．そこでは，「どうしたらよりクオリティの高い，よい成果を生み出せるのか」という戦略的思考をする必要があります．

なぜ「計画」が必要か

　「計画」のフェーズでは，目標達成するために必要な「戦略を考える力」，それを現実のなかに落とし込み立案できる「プランニング力」を身につけることができます．

　生活習慣病や高齢者の増加，1人ひとりの在宅医療者に対応した計画づくり，クリティカルパスや早期退院への対応，病院全体におけるリスクマネージメントへの備え，ここに対応できる「戦略力」や「プランニング力」は，これからますます看護師に求められる能力です．それは「自分のすべきことを生み出せる力」です．与えられた計画通りにできることよりもひとつ上の価値あるものです．

「手持ちのカード」を確認する

　計画をたてるにはその前に，今自分がもっている，あるいは使えるスキルや知識，人，インフラ，データなどを洗い出す必要があります．そして課題解決するのに（目標達成するために）足りないものがあるならば，それを獲得する必要があります．獲得すべきは「情報」ばかりではなく，自分自身のスキルかもしれません．

　いずれにしても手持ちのカードをまず見ることが大事です．それが確認できれば，何が足りないかがわかります．そしてその足りないものをどうやって手に入れるのか，今やるべきことに繋がります．

「使える時間」は，どれだけあるのか

　「計画」は時間の上で成り立つものです．ですからはじめに全体を見通し，すべきことを洗い出し優先順位を決め，細部をつめる必要があります．そのために使える時間をどのくらいもっているのか，まずここを考える必要があります．

　また，「これを先にしておかないと，次ができない」という作業がありますので，手順を考えておく必要があります．それは部分にとらわれず，全体を俯瞰しながら考えることが肝心です．

　学習者たちには，この「計画」を立てる経験で，戦略力やプランニング力が身に

II　コンピテンシー教育手法──どう人を伸ばすか

計　画

つくことを伝えることも忘れてはいけません．

　プランニングするときは，机上や頭のなかで考えるのではなく，年間カレンダーなどを見ながら他の仕事やイベント，プライベートな予定などを十分考慮して行います．忙しければ忙しいほど，調整が必要になります．余裕あるプランにすることが必要です．例えば，ここで調整できる，という「遊び」を組み込んでおくことが必要です．

計画／戦略力を高めるコーチング

　目標を達成するための「計画」ですから，まず「目標」を問うことから始めるのが鉄則です．そして，目標達成するために必要なことを本人が気づくようなコーチングをしていきます．

◆すべきことをイメージさせるコーチング　　【No. 22】

師長	「あなたの目標は何でしたっけ？」 上司はスタッフの目標を知っていてもスタッフの口から言ってもらうためにあえてたずねる
スタッフ	「○○のために○○の方法を提案します，です」
師長	「いいテーマですね．そのために何をする必要がありますか？」 あるいは 「そのために得ておく必要がある情報は？」
スタッフ	「○○と○○と○○と……いろいろです」
師長	「一番，優先してする必要があるのは？」 「その情報はどこにありますか？」 「ほかには？」 「それはいつから始めるの？」

◆その計画が万全かを自覚させるコーチング　　【No. 23】

教師	「あなたの目標は何でしたか？」
学生	「○○です」
教師	「いいですね．では，この計画通りすれば，目標へ達成することができるのですね？」

プランニング力，戦略力

計画を立てる手順とポイント

①まず「獲得すべき情報」を出し切る

目標が必ず視野の中にしっかり入るように，太ペンで，模造紙の上部に書いておきます．「何のために，何をやり遂げたいのか！」を忘れずに進めるために必須です．

ゴールは「○○を提案する」というものです．提案するためには，情報が必要です．それはネットで調べることだけでなく，体験することで得ることも含みます．

〔付箋でなく大きな紙を使う〕

まず「どんな情報を手に入れる必要があるのか」を"もれなく出し切り"ます．もう出ないというところまで，模造紙にすべてどんどん書き出します．付箋などを利用せず，大きな紙に自由にどんどん書くことが大事です．情報（知）の分類や整理ではなく知の創造ですから，むしろ模造紙がよいのです．

⬇

②「すべきこと」を絞り込む

"すべきこと"が見えてきます．状況は刻々と動いていますので，数か月先のあまり細かいことは決める必要はありませんが，「その目標を実現するためには絶対に必要」なものを選び出し，絞り込みます．

⬇

③「すべきこと」を具体的にする

選んだ1つひとつの仕事のボリュームや内容を考え書き出します．誰がどうするなど，5W1Hの観点で明らかにしていき，そばに書き込みます．どうすればより的確により早く，より正確によい形で必要な情報が手に入るかの案を出します．

⬇

④「優先順位」を考え工程表に記入，ポートフォリオへ

すべきことを俯瞰して，何を一番先にする必要があるか―例えば，準備に時間がかかるアンケートの下案を何より先に作成する必要がある，だから何より先に優先してすすめるなど―長期的かつ全体的に先を見通し，工程表を作成します．そしてそれをポートフォリオへ入れます．

Ⅱ-1 コンピテンシーを高めるプロジェクト学習の手法

II コンピテンシー教育手法―どう人を伸ばすか

情報リサーチ

成長戦略

　　学習者に「知識を与える」ことは簡単です．しかし，与えられることに慣れてしまうと，自ら「知識（＝情報）」を手に入れる意欲もスキルも身につきません．
　このフェーズでは根拠ある情報を自ら手に入れる力を身につけます．
　情報リサーチのフェーズでは，これまでのフェーズと異なり，教師（上司）がそばにいない状況で進むシーンが多いはずです．しかし放っておいて何もしないのではダメです．その瞬間・瞬間に，あるいはプロセスのなかで，彼らが力を高めることを促したり，戦略的に言葉や事物を入れることが求められます．

　プロジェクトとは，何かを成すことです．それは明確でリアルなゴールへ向かうものです．だからこそエビデンス（＝根拠）が重要視されます．
　「起因しているもの」にもエビデンスは必要ですし，その「解決策」にもエビデンスが必要です．それがしっかり提案のなか（凝縮ポートフォリオ）に盛り込まれている必要があります．エビデンスを得るためには「情報を見極める力」や「情報を獲得する力」が必要なのです．

〔先入観を捨てる〕
　現場から情報を得ようとするときに，気をつけなければいけないことがあります．無意識のうちに人は，ある種の"決めつけ"や先入観をもって見がちです．
　それではいくら見ても目が曇っていますから真に求めていることが見えてきません．またもうひとつ気をつけなければいけないことは"当てはめる"意識でみてしまうことです．モノサシをすでにもっていると，そこに当てはまらないものは一切見えないということになりがちです．
　では，どういう観点で学習者の活動や仕事を見つめ，どう行動に出たらいいのか（あるいは出ないほうがいいのか），教師（上司）に必要な工夫についてコーチングとともに説明していきます．

「情報を見極める力」のコーチング

　　「情報を見極める力」を身につけて欲しいなら，学生たちに「インターネットの公的サイトをまず見ましょう」と単発的に"行動を教えたり指示したりする"だけではだめです．彼ら自身が"自分はどう行動したらいいか考える"ことが大事なのです．

課題解決力，エビデンス重視力，情報力

◆「情報を見極める力」のコーチング　　　　　　　　　　　　　　　　【No. 24】

学生に「情報を見極めなさい」と言うだけでは，その力はつきません．
学生が「情報を見極める力」を身につける方法のひとつを以下に紹介します．

・コマンドの例　　　：「ここを見なさい」と指示する
・ティーチングの例：「こういう見方をするといい」と教える．
・コーチングの例　：
　「どういう見方をしたらいいと思う？」と問う．
　そしてゆったりと学生が自ら考えて言うのを待つ．
　学生が何かを言ったら，きちんと聞き取り
　「なぜその情報が正しいと思うの？」あるいは
　「ほかにはの考え方はないの」と問う．
　曖昧だったら「具体的には？」と問う．
　「ここを見なさい」「こういう見方をするといい」と教えたときには，「なぜだと思う？」と続けて問うことも有効です．

「情報を獲得する力」のコーチング

　確かな情報を獲得したいからこそ，「情報を見極めよう」とします．
　目の前の学生たちに，しばしば教師たちは「"根拠ある情報"であることが大事です」と教えますが，ただそう伝えるだけでなく，「根拠ある情報」や「確かな情報」とは何なのか，1人ひとりが考えた後に学生同士で話し合う時間を確保することも非常に有効です．その基本的な視点を以下に示します．

◆確かな情報を手に入れる3つの視点　　　　　　　　　　　　　　　【No. 25】

・直接，見たり，聞いたり，「現場や人」から生の情報を得ること
・情報源がはっきりしていること，公的サイトなど
・ひとつのメディアだけでなく複数の最新のメディアで確認すること

「メディアの限界」を認識する

　しかし，基本的には，どんなメディアも真実を100パーセント伝えられるものではないという認識をもつこと，多様な見方や，表層のひとつ奥を考えてみること，世の中全体を俯瞰する姿勢をもつ大切さを学習者が理解することも大切でしょう．確かな情報でないとどんなことが起こるか，「自分のこと」として1つひとつ想定し，その結果を話し合うことも意義があります．

II コンピテンシー教育手法—どう人を伸ばすか

情報リサーチ

一般情報より固有情報を重視する

学習者たちが目的や目標に合った情報を手に入れようとしているかを見ます．ポートフォリオの中身を見ればわかります．ネットやパンフレット集めなど一般的な情報収集だけで終えていないでしょうか．また自分の目標からぶれた情報を探し始めていないでしょうか？

「調べる」から「情報を獲得する！」へ

誰でも手に入に入れられる《一般情報》(p.188 参照) だけでなく，むしろ圧倒的な比重で"その人"にしか手に入れられない≪固有情報≫を獲得することに時間も知恵も使うべきです．それは学校における学習でも目標管理でも同様です．そこには，何かを「調べる」というより「この目的のために情報を獲得する！」という意志が立ち上がることが大事です．

「課題解決力」を身につけるコーチング

「問題や課題」がある．その「原因は何なのか？」，ここを究明することなしに課題解決はあり得ません．プロジェクト学習は「課題を見いだし，それに対し課題解決の方法を生み出す」もの，それを現実に提案するものです．「どうして，そういうことが起きるのか？」「その原因は何なのか？」 その情報を机上で検索して得るのでなく，その課題が発生している場所や人が内包している問題を洞察力をもって浮き上がらせる必要があるのです．

課題解決へのコーチングは，p.189 に詳しくあります．

「事態への対応力」を身につけるコーチング

確かな情報を得るためには直接人や現場と対座することが有効です．そこにおけるインタビューや現地調査などは「事態への対応力」や「イメージする力」を身につけることができる機会となります．

教師は，「気をつけて行きなさい」とか「失礼のないようにしなさい」と教えるだけでなく，そこで一工夫することで，学習者たちはグンと力をつけることができます．例えばインタビューやアンケートをとりに行く前に，学習者が，そこで起こりうる事態を事前にイメージするように促します．

「インタビューのとき，起こりうる最悪の事態は何？」と問うのです．その言葉を投げかけられた学習者は，イメージを具体的にすることができます．「起こりうる事態は？」ではなく，「そこで起こりうる"最悪の事態"は？」と問うことが緊

課題解決力，エビデンス重視力，情報力

迫感を促しリアルなイメージ力を湧かせるのです．次に「そうならないためにどうしたらいいか解決策を考えましょう」と言うのです．

◆情報リサーチ時における対応力を引き出すコーチング 【No. 26】

```
□ そこで起こりうる最悪の事態は何？
□ そうならないためにどうしたらいい？
□ 事前にチェックしておく必要のある情報は何？
□ 必ず持参したほうがよい資料は何？
□ そこにはどんな人がいる？
□ その人はどんな状況にあるだろう？
□ そこで一番得たいことは何？
□ もし 15 分到着が遅れることになったらすべきことは何？
□ 挨拶の次には何を言いますか？
□ そのとき相手の人は，どう感じるだろう？
□ 何のために行くの？
```

◆情報リサーチをスタートするときのコーチング 【No. 27】

```
□ 何のために情報がいるの？
□ 正しい情報って何だろう？
□ その情報はどこにあるだろう？
□ よい情報って何？
```

II　コンピテンシー教育手法―どう人を伸ばすか

情報リサーチ　　　課題解決力，エビデンス重視力，情報力

【No. 28】

◆ アンケートの与える影響 ◆

　情報リサーチの際，しばしばアンケートをとるという活動をします．アンケートをとるということは，事前にアンケート用の文章を作るということです．

　よい情報を獲得したいなら，よいアンケートを作る能力が必要です．それには例えば，短い時間で相手が答えやすく，かつ自分たちが必要な情報を手に入れることができるといった"作り方"の工夫が求められますし，回収後には考察や分析も必要でしょう．

　いずれにしてもネット検索でなく対象が「人」である限り，そこにはスキルだけでなく人間的な配慮や気遣い，また一種の社会性も身につけておく必要があります．直接，顔と顔を合わせていないときでも，実際に「対応」しているつもりで，あらゆることを想定すべきです．

　特に患者さんや地域の人からの情報獲得には慎重さが必要です．アンケートにはメッセージ性もあります．学習者が患者さんや地域の人へアンケート用紙を配るとき，それは学校（その病院や看護部）の意向として周知されることもあります．

　また，健康や疾病に関するものは，アンケートやインタビュー項目そのものにエビデンスがあるか，誤解は生じないか，慎重さが要求されます．またアンケートやインタビューをとること自体が，相手への情報提供になってしまうことがあるのです．これは注意が必要です．

　「何のためにアンケートをとるの？」「このことを聞く根拠は？」「それで傷つく人はいませんか？」などの問いを事前にし，その答えを確認してもよいでしょう．

制作

ビジュアル表現力，感性，創造性

成長戦略

　プロジェクト学習におけるプレゼンテーションの目的は，「知の共有」であることはもちろんですが，それ以上に，自分の考えを感性豊かに表現する楽しさを体感して欲しいという意図があります．

　これからの看護師は自分自身のビジョンや考えをはっきりと他のスタッフや患者，家族へ伝えられるプレゼンテーション力が必要です．しかもその大多数のシーンは「笑顔でプレゼンテーションできること」が効果をもたらすものです．そこでは「感性」が大事になります．創造性豊かに，かつ自由に表現できる大きな模造紙による制作を勧めます．制作するときから楽しい気持ちになります．

　この制作のフェーズは，基本的に部署や同じ病院の仲間たちに役立つ提案であるので，よい雰囲気で展開されます．そこで自分の考えを伸びやかに表現する機会は楽しいものです．

　プロジェクト学習の提案を他者へ披露する活動としては，「プレゼンテーション」のほかに「再構築」というフェーズがあります．どちらもこれまでやってきたことをふりかえり，まとめるという作業は似ていますが，「身につく力」が違います．

◆「プレゼンテーション」と「再構築」　　　　　　　　　　　　　　　　【No. 29】

	特徴	身につく力
プレゼンテーションのための「制作物」	視覚的なつくり	「一目で伝わる」表現力 感性，創造性，色彩表現
再構築でつくる「凝縮ポートフォリオ」	論理的なつくり	「読んでわかる」表現力 構成力，ロジカル性

わかりやすい視覚への情報伝達

　プレゼンテーションは限られた時間で考えを簡潔に伝えることができることが求められますから，必然的に文字による伝達ではなく，図や矢印，囲み表現，写真などを用いて容易に伝わるよう視覚に訴える表現が主となります．それはパッとみて直感的にわかりやすいものであることが大切です．

「表現力」へのコーチング

　プレゼンテーションは直接，目の前の人へするものです．その人たちがプレゼンを聴いて「なるほど！」とか「そうか！私もそうしてみよう！」と思ってくれることがねらいです．

II コンピテンシー教育手法──どう人を伸ばすか

制　作

◆模造紙の機能と効果　　　　　　　　　　　　　　　　　　　　　　【No. 30】

- ◆**制限があることのメリット**
  模造紙で2枚以内と制限があるから，内容を凝縮して本質的表現に近づく．
- ◆**自由，創造性，個性**
  模造紙は自由，創造性も発揮することができる．個人個人，均一でなく，変化があり楽しい．できれば手書きがよい，個性が出てそれが魅力となる．
- ◆**1枚のなかにすべてが表現される**
  1枚の中にすべてを網羅してつくるので「全体知」をつかめ理解しやすい．
- ◆**俯瞰性（ずらりと一堂に並べて掲示したとき）**
  1人ひとりの模造紙を壁にずらりと並べて掲示することで，全員の知が一元化され俯瞰して見ることができる．役立つものは，ポスター感覚で恒常的に貼ることもできる．
- ◆**リターンの紙が貼れる**
  プレゼンテーションを聴く人は，ただ聴くのでなく，「ここがよかった」，あるいは「こうしたらもっとよくなる」ということが書かれた「リターン評価」を書く．模造紙であればその箇所に貼ることができ，さらによくするときにも役立つ．

◆制作のコーチング　　　　　　　　　　　　　　　　　　　　　　　【No. 31】

- □ 何のためにプレゼンテーションするの？
- □ 対象は？
- □ それを見て傷つく人はいませんか？

「制作」手順とポイント

①まずは，プレゼンテーションの基本情報を掴む

　　どんな人たちに，いつ，どのような場所でプレゼンテーションするのか，学校であれば，教室か，体育館のような広い所か，病院であれば会議室か，などを知っておく必要があります．

　　どういう状況でプレゼンテーションするのかがわからないと「制作」はできないのです．例えば，だれが見るのかにより，字の大きさなどばかりでなく，内容の表現方法も考える必要があります．また，仲間内にする場合，地域の方にする場合，あるいは高齢の患者さんにする場合などでも，表現が変わってきます．

↓

②模造紙の上に「テーマ」をしっかり書く

　　まずは，模造紙の上に太マジックで，「テーマ」を書きます．わかっていてもそれを見ながら，「このテーマを最も効果的に伝える表現はどんなものか」と思案し，全体のイメージを描きます．

ビジュアル表現力，感性，創造性

◆プレゼンテーションの前に確認したいこと 【No. 32】

・プレゼンテーションの持ち時間
・誰にプレゼンテーションするのか
・どこでプレゼンテーションするのか
・聞いてくれる人数
・環境・機器設備

◆模造紙での表現の例 【No. 33】

目標 ← A テーマ
      ↓ なぜならば
データ，根拠，課題 ← B 現状・課題
どう解決するか ← C 課題解決 → D 具体的な提案

こうしたらうまくできるという「具体的な提案」「だから，こうしたらいいよ！」といったアイデア，方法，工夫，手順やセリフ，コツ（実行可能なこと）

Ⅱ-1 コンピテンシーを高めるプロジェクト学習の手法

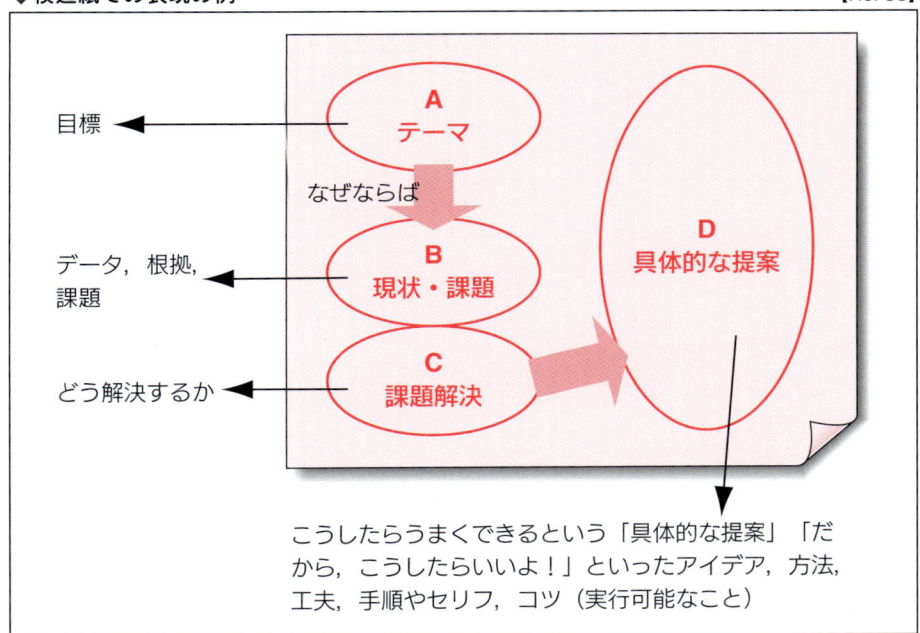

↓
③ポートフォリオを俯瞰し情報を選択する

　ポートフォリオの中の，これまで集めた情報（考え出した解決策なども含む）をすべて見えるように床の上などに広げます．文字通り「俯瞰する（上空から全体を見渡す）」ためです．そしてテーマと照らし合わせて情報を取捨選択します．

↓
④情報（知）を4つのパラグラフに振り分ける

　「A：テーマ（願い）」「B：現状と課題」「C：解決策」「D：具体的な提案」4つのパラグラフ（かたまり）に大きく振り分けます．

↓

> 制 作　　　　　　　　　　　　　　ビジュアル表現力，感性，創造性

⑤ 1つひとつのパラグラフを収斂，洗練させる

　無駄なものは思い切って捨てます（選択と集中）．1つひとつのかたまりごとに，収斂させます．必要な文章，図，データなどだけにして1つひとつの完成度を高めるのです．その要素としてエビデンスは欠かせません．

⬇

⑥ レイアウトを整え仕上げる

　パラグラフを模造紙の上に仮置きしてバランスを整え，全体を整えて仕上げていきます．一番伝えたいことをはっきりさせ，全体のイメージを押さえるとよいでしょう．色や罫線，強調文字を使いすぎないこともポイントです．

プレゼンテーション

評価力，コミュニケーション力

成長戦略

　例えば，学生なら実習を終えて獲得したことを，看護師であれば目標管理の成果を，各クラス，各部署で披露し合うイメージです．ステージの上でのプレゼンテーションでなく，仲間でもある聴衆を目の前にして行うポスタープレゼンテーションのイメージに近いものです．一言でいえば「知の共有」です．それは相手から何かを得るだけではなく，「役に立つことを，互いに伝え合う」ものです．

　学習者（看護師）たちは自分たちが発見した課題とその具体的な解決策などを伝えます．聴衆は，仲間や同僚，ときにコメディカルスタッフや患者さんや地域の人たちです．互いにこのフェーズで学び合い，成長することがねらいです．

　このフェーズでは単にプレゼンテーションスキルの獲得だけでなく，評価力や達成感など，さまざまなものを得ます．「知の共有」のシーンをどう工夫したら，最大限成長できるのかを説明していきます．

どんな力を身につけたいのか？

　プレゼンテーションは楽しいものです．そして同時に互いに学び合い最も成長する時間にもなります．まずプレゼンテーションは「何のためにするのか」「どんな力を身につけたいのか」「どのような効果をもたらしたいのか」をはっきりさせましょう．

ポートフォリオで日常的な「知の共有」を

　模造紙やパワーポイントを用意しなくとも，ポートフォリオさえあれば，簡単に「知の共有」を果たせます．ポートフォリオは共に学び合う者同士で，日常のなかで見せ合うなど，「知の共有」のツールとすることで，お互いに成長する効果ももたらします．

> **「発表」と「プレゼンテーション」との違い**
>
> 　「発表」とは，「一般に知らせること」，周知というニュアンスがあります．プレゼンテーションには「意志」や「おもい」があります．プレゼンテーションは，ターゲットとなる人へ案（考え）を提示，説明すること．その人の心や行動を動かすことを目的にしています．

II-1 コンピテンシーを高めるプロジェクト学習の手法

II コンピテンシー教育手法—どう人を伸ばすか

プレゼンテーション

【No. 34】

◆ プレゼンテーションの効果 ◆

プレゼンテーションスキルが身につく

明瞭な声でわかりやすくエビデンスを示しながら身体全体で伝えるプレゼンテーション，パフォーマンスを駆使し伝える経験で，机上では決して得られない表現力が身につく．これは患者さんへ説明するときにも役立つ．

コミュニケーション力を身につける

目の前の聴衆の表情や首の傾け方など，状況を見ながら話すことで，状況判断力やコミュニケーション力を高める．またリターンカード（後述）もコミュニケーション力を高める（ここでのコミュニケーションとは，互いの思いや考えを交換したり共有したり，次のシーンをそこから生み出したりすること）．

評価力が高まる

プレゼンテーションを聴く側も手元にリターンカード（付箋）をもつ．そこに具体的にどこがどうよかったかを記入して，その場でプレゼンテーションした相手に渡す．この行為は，具体的に見極めたり考えたりできる評価力を自分自身で身につけることとなる．

モチベーションアップ・達成感

自分たちの考えたことを他の人々に伝えることができ，評価や共感，認知されることでモチベーションがアップする．ひとつのことをやり遂げた達成感も得る．大勢の前で提案を伝えることができ，やりがいを感じる，これはさらなる学習意欲の向上や離職を防ぐ動機ともなる．

個人知を全体知にできる

知の共有が叶う．個人の知を全体のものにできる．互いにプレゼンテーションを聴き合うことで，個人知が共有されることになり，その全体や部署を総合的に高めることを果たし，成長する組織になる．互いに尊敬する雰囲気も生まれる．職場の雰囲気がよくなる．

「プレゼンテーション」の手順とコーチング

①自分たちの手で「スキルチェック表」をつくる

プレゼンター（学習者）は，納得してもらえるよいプレゼンテーションにするために，できることは何か考え，箇条書き的にメモします．そのうちもっとも有

評価力，コミュニケーション力

効と考えるものを選択しリスト化（6項目程度）します．つまり自分たちの手で「スキルチェック表」をつくるのです．

既成のスキルチェック表などを配布するより，自分たちで，どうしてそのスキルが必要なのか考えることに大きな意味があります．

②「スキルチェック表」を手にプレゼンテーションの練習をする

自らが作成した「スキルチェック表」と照らし合わせながら練習します．仲間同士で互いにチェックし合うことも有効です．

できるようになったものから「スキルチェック表」に印をつけていくと，モチベーションが上がります．それと照らし合わせビデオを撮り客観的にみることも非常に効果的です．

③簡単なプログラムほか準備すべき物を作成する

教師は，当日のプログラム「チームテーマ」「メンバー（アドレス込み）」「順序」「進行時間」などを1枚の紙にまとめたものを事前配布します．特にテーマの一覧表はそれ自体が知の共有として役に立ちます．「ああ，こういうテーマもあるのか，今度そのポートフォリオを見せてもらおう」という具合に．

④当日開始直前：ビジョンとゴールを確認する

わかっていても，ここであらためて自分たちのビジョンを確認し，「何のために」プレゼンテーションするのかを胸におき，ここは絶対ぶれないようにしましょう．

教師は「何のためにプレゼンするの？」とコーチングしてもよいです．そのときすぐに目的や目標の言葉が返ってきたら安心ですね．

よい雰囲気でできるためには司会や進行役の人が要です．全体のムードメーカーでもあるからです．ここは笑顔でハキハキ進められることが肝心．学生やスタッフに任せる際はプレゼンテーションの狙いをしっかり伝えることが必要です．

◆プレゼンテーション前のコーチング　　　　　　　　　　　　　　　　【No. 35】

☐ 何のためにプレゼンテーションするの？
☐ どんな人のためにプレゼンテーションするの？
☐ 伝えたいことをひとことでいうと？

II-1 コンピテンシーを高めるプロジェクト学習の手法

II　コンピテンシー教育手法──どう人を伸ばすか

プレゼンテーション

↓

⑤当日開始の時：趣旨と進行説明

進行役の教師は，当日のプログラムとともにチーム数分の2色のリターンカード（付箋）を全員に手渡し説明します．

教師「今日の目的は，互いの知共有です．プレゼンの時間は1チーム◯分です．その後，リターンカードに記入します．質問タイムや，アイデアの提供は◯分で，その後，次のチームに交代となります」

↓

⑥当日開始の時：「リターンカード」を配布し説明

相互評価し合うことによってさらに伸びます．

教師「プレゼンテーションを聴くだけでなく，評価することを経験します．ピンクとブルーの付箋が手元にありますね．プレゼンテーションを聴き終わったらピンクの付箋には，『ここがよかった』ということを，ブルーの付箋には，『こうしたらもっとよくなる』ということを，具体的に書きます．そして模造紙のその該当する箇所にリターンカードとして貼って差し上げましょう」

ここで大事なこと．評価とは点数やランク付けをすることではありません．価値を見いだすからこそ評価と言うのです．「うん，そこ価値あるよね」「価値を高めるために，こうしたらいいんじゃないの？」ということを，頭をフルに回転させて，真剣に前傾姿勢になり，メモしながら聴くことが大切です．

↓

⑦当日開始：メリハリ・惜しみない拍手・楽しい展開

ムードメーカでもある教師（上司）は，全体の進行がだらけないように気を配ります．「いいね！」「役に立ったよ」など惜しみなく声に出して雰囲気づくりに貢献すべきです．自らが活気を醸し出すモデルとなり，何か不足などがあればすぐに手助けすること（模造紙の張り替えなど）も重要です．

↓

⑧当日終了：プレゼンテーション自己評価，記録

プレゼンテーションの終了後，自己評価タイムを設けます．

◆プレゼンテーション後のコーチング　　【No. 36】
- ☐ 自分たちのプレゼンテーションはどうでしたか？
- ☐ 出だしはどうでしたか？
- ☐ もう一度するとしたら具体的にどこをよくしますか？

評価力，コミュニケーション力

⑨**プレゼンテーションで終わらない**
　今日の経験やリターンカードを活かし「再構築」作成の予告をします．静かに全体をフィードバックして，「知の再構築」をすることを学習者へ改めて伝えます．

II　コンピテンシー教育手法──どう人を伸ばすか

再構築

成長戦略

「再構築」のフェーズでは知の成果として，これまで手に入れた情報や考えたアイデアが詰まった「元ポートフォリオ」をロジカルに再構築して，「凝縮ポートフォリオ」を作ります．その具体的な手法や完成した凝縮ポートフォリオの評価については，p.109で詳しくお伝えします．

「凝縮ポートフォリオ」には，いろいろなスタイルがありますが，例えば学年や病院の部署全体で行うプロジェクトであれば1人ひとりが見開きの2ページを受け持ち，全員分を1冊に綴じ，冊子のようにしたものです．「高齢者の生活習慣病を予防する提案書」「病院のリスクを減らす具体的なアイデア集」というようなイメージです．

それは目の前の現実と対座し，課題を発見し，解決策を生み出した自分たちの考えで展開された，世界でひとつしかない成果物です．「本当に使える内容．やったね！」「具体的で現実的だわ」と充実感や達成感を確実に持てます．それが他の人の役に立つものだからこそのやりがいも感じます．

「プレゼンテーションの制作」と「凝縮ポートフォリオ」の違い

「凝縮ポートフォリオ」とプレゼンテーションの模造紙との一番の違いは，プレゼンテーションのときには，提案者が制作物のそばに必ずいることです．主役は提案者の言葉やパフォーマンスです．しかし，凝縮ポートフォリオは提案者がそばにいるわけではありません．凝縮ポートフォリオはひとり歩きするものなのです．ですから，誰が見ても正確に内容が伝わるわかりやすさや根拠ある情報が盛りこまれていることが求められます．

またプレゼンテーションの制作物はビジュアル重視ですが，再構築した凝縮ポートフォリオは，しっかり文章を添えて内容を伝える必要があります．その上で図やデータなどを含め，ロジカルに表現されている必要があるのです．

情報の取捨選択力，ロジカルな思考力，文書表現力

【No. 37】

◆ 「再構築」のフェーズで獲得できる力 ◆

俯瞰してものを見る姿勢

再構築するときには，個々のパラグラフをどんな「関係知」で，どう繋げ，どう間を空けながらレイアウトしていくか，全体を構想するために高い所から見下ろす姿勢となります．文字通り「俯瞰」です．俯瞰という"ものの見方"を身につけます．

コンピテンシー

再構築は，「他者の役にたつ貢献性」ある成果を前提としていますから，モチベーションをもってこれまでに獲得した知識を活かします．だからコンピテンシーが高まるのです．

情報の取捨選択力

凝縮ポートフォリオは，例えばA3サイズに内容を伝えるという制限あるなかでの表現です．しかし元ポートフォリオはぎっしり分厚くなっています．溢れる情報をどう選択するか，この経験をすることで，情報の取捨選択の思考スキルがつかめます．

「部分知」を「総合知」に変える力

再構築とは，これまでに獲得した，パーツとしての知識（部分知）を関係づけ，全体を構築する知的作業です．いわば「思考の構造化」です．そのあらわれが凝縮ポートフォリオの紙面なのです．

ロジカルな思考力

元ポートフォリオを俯瞰し，自分の提案を伝えるために，必要なものだけを厳選し「凝縮ポートフォリオ」を構成するパラグラフに分けます．その1つひとつを収斂させ「知の部材」とします．この「知の部材」を理路整然と組み立て直す知的な思考訓練が，この再構築のときにできます．

知のビジュアル表現力

1枚の紙という宇宙にどう知を配置するのか，ということです．
「伝えたい」という気持ちがあるなら，デザインもコンテンツのうちです．レイアウトも再構築の能力のひとつです．鍵はそれを見る人を意識できるか，そこから逆に見て仕上げていくことができるかということです．

II　コンピテンシー教育手法―どう人を伸ばすか

成長確認

成長戦略

「成長」とは，変化・変容です．その変化はポートフォリオで見ることができます．プロジェクト学習の最後のフェーズ「成長確認」では，これまでに身につけたことなどを「元ポートフォリオ」から自分自身で改めて見いだします．それを紙に書き出し可視化します．それが「成長報告書」です．

「自己評価」のコーチング

◆自己評価を促すコーチング　　　　　　　　　　　　　　　【No. 38】

- □ その経験から得たことは何？
- □ この時間で成長したことは何だと思う？
- □ その経験で何を学びましたか？
- □ それをしてうまくいったことは何？
- □ なんでうまくいったんだろう？
- □ もう1回するとしたらどうする？
- □ 前と変わったところは？
- □ 前よりうまくなったことは？
- □ その力は何に使えますか？

成長確認の手順とポイント

①「成長」とは何かを考える時間を設ける

これまでのプロジェクト学習をふりかえり自分の成長を考えることをします．

ここで大事なことは成長とは何か，どういうことか，その意味を1人ひとり考えてみることです．『「成長」とは，○○』と各自手元の紙に書き，それを黒板で共有する時間を設けましょう．スキルのように目に見える成長と，考え方や意識の変化など目に見えない成長があることに気がつく価値ある時間となります．

> **プロフェッショナルとは成長を望む人**
>
> 言葉として「成長」という表現を使いますが，日常の中ではあまり実感することはないかも知れません．それは「単位が欲しい」「合格したい」「○点だった」と学校やテストを意識した学習が定着しているためかも知れません．しかし学校やテストから学ぶのは人生のほんの一時です．プロフェッショナルは自分の信じるもののために，常に自らの成長を望みます．そのために一生学び続けます．

自己評価力，成長力

↓
②「成長報告書」の3種類のシートを説明する

「成長報告書」とは，自分で自分の成長を見いだし自覚すると共にそれを書き出し教師や指導者へ報告するものです．3種類のシートを使います（次ページ）．

教師「これから『成長報告書』の書き方を説明します．3枚綴りです，来週までに提出してください．まず『講義俯瞰シート』を見てください．元ポートフォリオを確認しながら，毎回の講義の内容とその日に獲得したものを記入してください．講義では毎回，今日の目標を伝えてから始めていました．主にそれを内容の箇所に書けばよいですね」

「次に『成長エントリー』のシートを見てください．ポートフォリオを見ながら自分がこの講義に参加しプロジェクト学習で進めてきたなかで成長したこと，気づいたこと，視点が変わったこと，身につけたこと，変化・変容を見いだし，このシートに1つひとつどんどん箇条書きします．先にポートフォリオに付箋を付けておいてもよいでしょう．ポートフォリオの一番最初のほう（実習へはじめて行った日など）と比較し，自分の変化を見てもよいですね」

「すべて書き出したら，それを俯瞰します．そして自分にとって価値ある成長ベスト3を選びます．それを『成長報告書』の1の箇所に記入します．2の箇所には，元ポートフォリオを俯瞰して，自分にとって価値ある知を考えて選び，書きます．その日付けも添えます．3の箇所には，このプロジェクト学習で獲得した力をどう現実に活かすか，イメージして具体的に書いてください」

自己評価で「成長実感」する効果

教師は，学生に"成長報告書を書かせて，提出させる"ことをねらうのではなく，学生が"成長報告書を書くことで，自分の成長を実感する"ことがねらいであることを胸に刻みましょう．自分の成長を実感した人はさらに意欲的に学び続ける人になります．

提出の仕方

『成長報告書』を最初のページに，次に『成長エントリー』，最後に『講義俯瞰シート』の順で左上にホチキスをして提出する．

II コンピテンシー教育手法──どう人を伸ばすか

成長確認　　　　　　　　　　　　　　　　　　自己評価力，成長力

● 「成長報告書」のシート（p.287〜289）　　　　　　　　　　　　【No. 39】

| 成長報告書 | 成長エントリー | 講義俯瞰シート |

提出時の注意

「凝縮ポートフォリオ」「成長報告書」も同様に，必ずコピーをとり提出することを促します．

> **提出物は自分のもの！　という意識**
>
> 学生たちには，「提出物は自分のもの」という意識をもつよう強く伝えます．ゆえに完全なコピーをとることを促します．それは学生自身のポートフォリオの中身となり，いつかその学生の新たな道を開くものになるかも知れません．例えば就職の面接にもっていき，審査官に見せるなど．

2 意欲と実践力がアップする プロジェクト手法による研修

■ プロジェクト手法でワークショップを行う

ここまでコンピテンシーを高めるプロジェクト学習の進め方を，フェーズを追ってお伝えしてきました．このような進め方を学校や現場で導入するためには，事前に研修が必要です．それは，講演を聞くだけの座学でなく，ワークショップで，実際のプロジェクト学習の進め方を体験してみることが何より有効です．

■ 「基本フェーズ」で継続的に進める

プロジェクト学習の基本フェーズごとに3～5回程度に分け，連続的な研修にすることで効果を発揮します．以下，3回の場合の例を紹介します．

研修1回目は，＜準備＞のフェーズで「プロジェクト学習とポートフォリオの基本」を行い，続けて＜ビジョン・ゴール＞のフェーズで目標設定のコーチングを会得し，チームを結成しテーマも決めます．さらに＜計画＞＜情報リサーチ＞のフェーズの考え方やコーチングを行います．ここまでの資料などをポートフォリオへ入れて終えます．

研修2回目は，数週間後に行います．その間，チームテーマに即して各自，各チームで必要な情報を獲得してポートフォリオへ入れておき，この日に持参します．＜制作＞＜プレゼンテーション＞を行い，その成果を相互評価で高め合います．

研修3回目は，＜再構築＞＜成長確認＞などのやり方や価値を理解します．

後日，編集作業を経て，知の成果物である「提案書」的なもの（凝縮ポートフォリオ）が完成します．

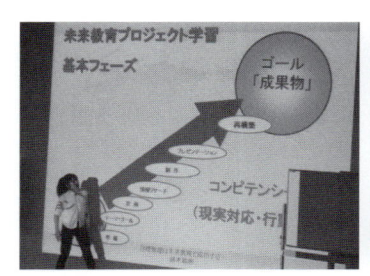

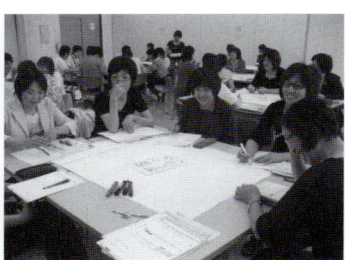

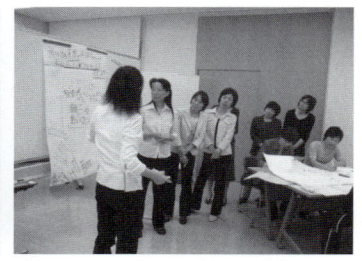

基本講義　　　　　チームで話し合い　　　　プレゼンテーション（知の共有）

Ⅱ コンピテンシー教育手法 どう人を伸ばすか

■ うれしい「知の成果物」を生み出す

　プロジェクト手法の研修では，このプロジェクトの「題材」を決め，ビジョンとゴール「何のために，何をやり遂げたいのか」を明確にして展開することが要となります．それは例えば，「患者さんの安心や安全を守るために，リスクが減る提案集をつくる！」であったり，「こうすれば学生が自ら意欲的に学ぶアイデア集をつくる！」というように現実に役に立ち実際に使える成果物を生み出すのが，意欲が湧く秘訣です．

```
＜接遇アッププロジェクト＞概要
題　　材：『接遇』
ビジョン：患者さんに不安なく心地よくなって欲しい
ゴ ー ル：新人からベテランまですぐできる『接遇アイデア集』
　　　　　をつくる！
実施期間：約6か月間で4回連続研修
参 加 者：中間管理職(科長，副科長)41名
講　　師：鈴木敏恵
```

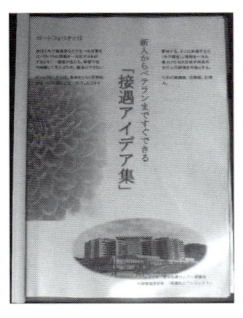

研修の成果「接遇アイデア集」
の表紙

Case 1 実践者の声：プロジェクト手法で管理職研修

「目標管理とプロジェクト学習，ポートフォリオの活用研修会」で得られたこと

　高知医療センター看護局では，自己の目標を立案し自律的に仕事に取り組むことを管理するシステムとして目標管理を実施していました．しかし，個人目標が抽象的であったり，面接のための目標であったり，本来何をやりたいのか，何に取り組まなければならないかが不明確な職員もいました．2月と9月に実施する責任者との面接も負担を感じているという声もあり，一方では，時間を惜しまず自己研鑽に取り組むスタッフも大勢いて，勉強好きな集団であることも事実でした．このような現実から，「目標が絞れる」「個人が見える」「スタッフのやる気を引き出す」ための支援方法はどうすればよいか模索していたのです．そこで，2008年度の院内教育では，4回シリーズで「プロジェクト学習とポートフォリオ」の研修会を企画しました．第1回は，基本を学ぶ研修会とし，医師や看護師，事務局職員など135名が聴講しました．2回目以降は，5・8・12月と看護副科長以上の中間管理職を対象として「2008年高知医療センター接遇アッププロジェクト学習」と題して9グループが実践しながら取り組みました．

　プロジェクト学習の基本的なフェーズに沿って，1つひとつ丁寧な講義と実践，課題に向けた演習を行いました．結果を導くことも重要な目標ですが，いくつもの管理手法を学んだことがとても有意義であったと思います．ビジョンとゴールを決定する際のコーチング，自分の意志で課題を決めるチームビルディング，課題解決のための計画立案，現状や根拠となるデータをポケットファイルに入れるポイント，プレゼンテーションのポイント，模造紙の使い方，2色の付箋の使い方などです．これらは，目標管理を遂行していく中で個人や集団に対して活用できると思いました．

　何よりも，スタッフのやる気を引き出すコーチングスキルは，鈴木先生の魅力的なパフォーマンスと共に私たちに浸透しています．特に先生の会話の中でよく聞かれた「何のために？どうしたいの？」「うーん，ここいいねェ！」「もっと聞かせて！」「それでどうなの？」など，スタッフのいいところ探しができる声かけは，座学とは違ってとても楽しくわくわくするような演習時間でした．ポートフォリオを活用して目標管理をスムーズに実践していくためには，個人が考えるビジョンとゴールの設定に配慮し，各自が意図的に実践の記録を残すことで，ふだんは気づきにくい緩やかな成長や変化を実感することができると思います．また，上司との面接の場でポケットファイルを共有することによって，日常の行動とは違った個人の一面が発見できると思います．上司に聞いてもらえた．「すごいね！」って言ってもらえた．これはスタッフの自信とやる気になると思います．このように，部下のモチベーションを高めるコーチング手法，個人のプラスのストロークを見いだし引き出せる手法が理解できたと思います．このことが院内で拡大感染することによって，目標管理システムが人材育成の方法として活きてくることを期待しています．

　また，今年度のプロジェクト学習の研修は，やりっぱなしではなく最後に病院全体で役に立つ「接遇アイデア集」を生み出したことが，すごく良かったです．みんなの知の結集です．

高知医療センター看護局（教育担当部長）　吉村　利津子

3 今，看護師に求められる能力とポートフォリオ・プロジェクト学習

　看護師の資質とポートフォリオやプロジェクト学習のもつ特性はとても近いものがあります．それは次のような視点から捉えるとはっきりします．

■ 学び続ける姿勢

　看護師は目の前の患者さんをよくしてあげたいというビジョン，願いをもっています．そしてそのために知識やスキルを身につけ自分が成長する努力を惜しみません．また，患者さんを中心にチームでする仕事なので，仲間や新人たちへ知識や方法を伝え合い，組織全体で知を分ち合い他者とともに成長します．これは，プロジェクト学習の精神そのものです．

■ ポートフォリオは人間を大切にする

　ポートフォリオは経歴や数値に価値をおくものではありません．また誰かとの比較をするためのものでもありません．その人のもともとの個性や特徴や可能性をあらわし尊ぶものです．これは看護の精神「患者の社会的地位や信条に関わらず，その人間の状態のありのままを受け入れ，個々の生活や生き方を認めつつ，人が本来もっている力を引き出すこと，その人間そのものに敬意をはらうこと」に非常に近い考え方です．どちらもひとりの人間としての独自性を認め，尊重するものです．

■ 結果でなくプロセスを大切にする

　看護には「健康状態は最良の状態から極めて悪い状態までの連続したものであり，個々の人間はその水準のどこかに位置している」という捉え方があります．
　これは結果ではなく，プロセスを大切にし，そこから丁寧に価値を見いだすポートフォリオと同じ考え方です．

■ 看護師の育成とプロジェクト学習

　看護師には問題解決力，看護計画を作成する力，根拠ある情報（エビデンス）に基づく看護実践力はもちろんのこと，1つひとつ細やかに気づき，ケアや介助などを行うこと，部分のみにとらわれず大局的に事態を捉えることが求められます．また，他者にわかりやすく知識や方法を説明できる能力なども必要です．これらの1つひとつにポートフォリオとプロジェクト学習が対応します（右図参照）．

◆ 実践能力に応えるプロジェクト学習とポートフォリオの機能 ◆

求められるもの	プロジェクト学習やポートフォリオの機能
主体性	・主体的に考え実行できる力が身につく ・事態に翻弄されない状況把握ができる ・自分で考え判断し，現実に行動できるようになる
学び続ける心	・「意志ある学び」で能動的に学ぶようになる ・スキルや手法を獲得できるだけでなく，自ら人間的な成長を望むようになる ・他者に役立つ成果を生み出すことで人格的成長を遂げる
人間性	・多様な他者と関わりながら展開するので良好な関係を築き，社会性やコミュニケーション力が身につく．自己表現機能がもてる
目的と目標を立てる力	・目標を立てる力，ビジョン（目的）とゴール（目標）を自ら明確してスタートする力が身につく
課題発見力・解決力	・気づく力，課題発見力が身につく ・現実の課題に対し具体的に解決できる力が身につく ・現実と対座して行うので状況把握力・状況判断力が身につく
計画力	・戦略的に計画をたて工程表に落とし込む力が身につく
全体を統合的に見る力	・結果ではなくプロセスを大切に見つめる姿勢が身につく
リスクマネージメント	・気づく力を伸ばし現実的な対応力が身につく
情報・エビデンス重視	・根拠ある情報を見極め，獲得する力が身につく
創造力・イメージ力・推察力・洞察力	・ロジカル性と自由な創造性が発揮される ・イメージする力が身につく ・創造性のある自由な学びなのでしなやかな人をつくる
チームワーク・意見発言・情報共有	・チームワーク力を育てる ・同じビジョンをもち，互いを尊重しつつ違う考えを出し合い，情報共有しつつ協力してゴールを目指す
プロセス評価力・メタ認知：自己評価，フィードバック	・数値化できない変化，変容を見いだせる ・客観的に自分を見ることを果たす ・やったことの成果や成長を自己評価しつつ展開できる
教育力	・コーチング力が向上する ・わかりやすく伝えることができるプレゼンテーション力が身につく
説明・助言力	・他者を動かすマネージメント力が身につく ・チームワーク力が身につく
患者指導	・行動変容を叶える説明力が身につく ・退院後の生活指導・教育入院ができる
訪問看護	・ライフポートフォリオでセルフマネージメント力，連携医療が実現する
自己管理力	・キャリアポートフォリオでセルフマネージメント力が実現する
ストレスコントロール力	・自己有用感，自尊感情，自己肯定感が高まる
キャリアデザイン	・自分の研修やキャリアを一元化できる ・「知」を体系的に把握することができる ・部分知でなく全体を大きく俯瞰する力を獲得できる

第Ⅲ章

実践と応用

ポートフォリオやプロジェクト学習は，看護師の卒前，卒後のあらゆるシーンでキャリアを高めるために役に立ちます．
ここでは学校の授業，実習職場における目標管理，リスクマネージメントなどへポートフォリオやプロジェクト学習の手法をどうやって導入したらいいのかを解説します．また，やる気がわく工夫と合わせ，実践への応用のしかたをお伝えします．

A. 学生として
1 自ら学ぶ学生「パーソナルポートフォリオ」　80
2 看護基礎教育を「プロジェクト手法」で行う　86
3 ポートフォリオの「再構築」とその評価　109
4 臨地実習の効果を生む「実習ポートフォリオ」導入手順　122

B. プロフェッショナルをめざして
5 採用にポートフォリオを活かす　140
6 オリエンテーションからポートフォリオ開始　145
7 「自立」を実現する新人研修　153
8 臨床研修の意義と課題　171
9 教育担当・プリセプターに役立つ「インパクトシート」　180
10 情報と課題解決力/情報リテラシー/コンピテンシー　188
11 スタッフが活き活き成長する「目標管理」　198
12 気づく力のリスクマネージメント教育　219

C. スペシャリストをめざして
13 認定看護　249
14 効果的な「患者指導」　253
15 訪問看護に役立つライフポートフォリオ　256
16 ライフポートフォリオとQOL　264
17 キャリアポートフォリオ　269

1 A. 学生として
自ら学ぶ学生「パーソナルポートフォリオ」

■ ガイダンスでポートフォリオを伝える

　ガイダンスのときに,「意志ある学び─プロジェクト学習」の考え方とポートフォリオの基本を伝えます.

　次のような表現で伝えるとよいでしょう.

　「ポートフォリオは"価値ある何か"を一元化するファイルです．何を一元化するかでその名称が変わります（p.23）．パーソナルポートフォリオは，その人のこれまでやってきた成果や関心あることを一元化したファイルです．自分の健康や身体に関するものを一元化したものがライフポートフォリオ．テーマで一元化するものがテーマポートフォリオであることに対し，パーソナルポートフォリオはまさしく，その人（パーソナル）自身に関する情報で一元化されたファイルです．テーマポートフォリオもライフポートフォリオも，大きな概念ではパーソナルポートフォリオに含まれます．いずれも本人が作り，本人が所持し，よき未来のためにさまざまなスタイルで活用するものです」

■ 成長のためのポートフォリオとなる条件

　プロジェクトやポートフォリオを活かすことで学生は確実に成長します．ただし，そこには条件とも言うべきコツがあります．それは「教師のためのポートフォリオにしない」ということです．ポートフォリオは自分の未来のためにあるのだ，という意識を本人がもつことが何より大事なのです．方法は簡単です．教師が学生へ「ポートフォリオはあなたのものです」と言えばよいのです．

> **説明の仕方**
>
> 　ガイダンスでははっきりと「ポートフォリオは，教師に提出するためにあるのではありません．あなたのものです．またこの教科（実習）のためだけに使えるものではなく，あなたが何かを叶えたいとき，あらゆる目的に使えるものです．あなたなりに活かすとよいでしょう」と伝えれば，学生は，自分なりに工夫していろいろな場面で活かし始めます．このとき，さまざまな活用例を紹介すると非常に効果的です．

ポートフォリオを始める意義

学生が授業や実習を始める前に，ポートフォリオの手法を身につける意義は次のようなものです．

1人ひとりを知ることができる

その人を知ることなしに，その人を伸ばすことはできません．ここにパーソナルポートフォリオは大変有効です．近年，入学者の多様化が目立ってます．年齢も社会的背景もさまざまです．学校側としては学生1人ひとりに即した教育をめざしたいところですが，その多様性にどう対応したらよいか戸惑うところでもあります．パーソナルポートフォリオがあると，1人ひとりが見えて大変効果的です．

自立

意志ある学びを叶えるプロジェクト学習の考え方を伝えると，これからしっかりやっていこう，と自立心が湧き，決意あらたにスタートできます．人を護る仕事をする人には，他の職業にも増して「大人であること」が求められます．「大人」の定義にはいろいろありますが，まず自分をもっている，自立しているということでしょう．ポートフォリオはセルフマネージメントできる人に成長させます．

プロジェクト手法とポートフォリオ活用は，意志ある学びの手法です．ひとつの科目や目的に限らず，さまざまなことに活きるのです．

学生の目的意識が高まる

中には漠然としたまま入学する人もいるかもしれません．ポートフォリオを作成してみることであらためて「何のために看護の道を選択したのか」をはっきりさせることができます．1人ひとりが将来の夢や目的を明確にもつスタートになります．ここには「未来の自分への伝言シート」を活かすとよいでしょう（p.85）．

III 実践と応用

まずパーソナルポートフォリオを作る！

　自ら学ぶということは「自らを知り自ら求める」ということです．そのためにまず，「パーソナルポートフォリオ」づくりからスタートするとよいでしょう．学生には以下の価値をまず伝えます．

> **パーソナルポートフォリオは理解のためのツール**
> パーソナルポートフォリオは「自分を伝えること」ができます．見る側からすれば，「その人を知ること」ができます．

◆ポートフォリオの価値　　　　　　　　　　　　　　　　　　【No. 41】

ポートフォリオに入れるもの	ポートフォリオから伝わるもの
◇興味，関心 ◇活動プロセス ◇経歴，経験，体験 ◇作品，成果 ◇これまでの実績 ◇公的評価 ◇これまでに経験したこと	◇能力 ◇コンピテンシー ◇センス ◇思考，考え方，ポリシー ◇願い，ビジョン ◇価値観 ◇生き方，方向性

■ パーソナルポートフォリオ導入の手順

① ポートフォリオの意味や価値を伝える

　入学ガイダンスの一環としてポートフォリオの意味や価値を学生たちへ伝えます．ポートフォリオへの親しみとそのよさを学生に体験してもらうことにもなります．

　教師「自分を伝えることができるパーソナルポートフォリオを作っていきましょう」「自分のやってきたこと，これが好き，というもの，これまでの人生で特筆すべきこと，ずっと続けていること，得意，持ち味などがわかるもの，できれば写真など，目で見てもわかるようなものが入るといいですね」

⬇

② パーソナルポートフォリオを作成する

　時間をおき，学生各自が自分のパーソナルポートフォリオを作ります．

⬇

③ パーソナルポートフォリオで自分を伝える

　パーソナルポートフォリオを使い，各教室などで自己紹介タイムを設けます．

自己紹介タイムは1人3分程度とします．朝の時間を活かし，3人ずつ行っても10分程度です．手に何ももたず口頭だけで行うよりもずっと効果的な展開となります．

教師は教室の後方に立ち笑顔で聞いている，という状況がよいでしょう．いろいろなことを伝えるのに役立つという経験をしてもらうことですから，学生たちに任せてもいいかもしれません．伸び伸びとしたシーンとなることが何より大切です．

↓

④ 1人ひとりを理解する

ポートフォリオを披露しながらの自己紹介は多様な入学者の1人ひとりの個性やもっているよさや今のおもいなどをつかむことができます．「なぜ看護師の道を目指そうとしたのか」，その動機や気持ちも発表のなかに入っていることでしょう．それはとりもなおさず，これからここでしっかり成長していくぞ！という自他とも への宣言ともなり，目的意識や自立心を明確にもつ，価値あるシーンとなります．

◆パーソナルポートフォリオの中身例　【No. 42】

- ☐ 自分のポリシーやビジョン
- ☐ 自分の活動や実績がわかるもの
- ☐ 自分が関心のあること，新聞，冊子の切り抜き
- ☐ インターネットで入手した情報
- ☐ 研修会参加など自己研鑽歴，読書歴
- ☐ 論文，寄稿した新聞，雑誌のコピー
- ☐ 研究歴，研究記録・発表論文
- ☐ これから学ぶ必要のあること
- ☐ 取得資格歴，社会貢献歴・公的評価
- ☐ これまでに経験した特筆すべきこと

入れるものには日付けや出典などを必ず添え，時系列で入れていきます

■ パーソナルポートフォリオが果たすこと

コミュニケーション力が身につく

目の前の人へパーソナルポートフォリオを見せながら自己紹介することで，学歴や成績と関係のない，自分自身の好きなこと，興味をもっていることなどを伝えることができ，今の自分を知ってもらうことで人間性あふれるコミュニケーションが叶います．話すことが不得意な人でもポートフォリオがあることで，リラックスして話すことができます．そこには世界にひとつだけの自分の物語やエピソードが存在しますので，話す側にとって楽しいばかりでなく，聞いている人も身を乗り出したり，質問したり，関心の共通するもの同士で繋がっていったりと，その後の興味深

いやり取りのきっかけになります．

　ポートフォリオを披露し合うシーンをもつことは「自分の思いや考え」を表現する力を向上させる機会となるばかりでなく，目の前の仲間たちとコミュニケーションアップとなるトレーニングの役割も果たすのです．

自尊感情に有効

　パーソナルポートフォリオは，作るとき，見るとき，使うとき，の３つの場面で効果があります．つまりパーソナルポートフォリオを使うときだけでなく，作ること自体が価値をもちます．作るために押し入れや机の引き出しの奥から，心に残る写真や物，賞状などを探すこと，自分の関心のあることをふりかえること，これがなかなか楽しい作業なのです．授業や実習をやりっ放しで終えず「ふりかえる」ことが有効であるように，人生にも"前向きな"「ふりかえり」が価値をもちます．基本的にポートフォリオはこれらの自分が関心のあることや大切に思うものを探し，ファイルに入れるものです．それはこれまでやってきたことの１つひとつを肯定する行為なのです．それは自尊感情に繋がります．

失敗を活かし再びやる気になる

　これまでしてきたことや集めたもの，それらをバラバラにせず，一元化する．そしてそれをパラパラと俯瞰して見る．そこに客観視が生まれます．言い換えると，客観的に自分の学びや成長を見ることが叶います．個々の科目の勉強や実習をしているときにはわからなかったことが見えることもあるでしょう．またそのときは失敗と感じたことが，ときが経ってみれば，成長のプロセスだったと思えるかもしれません．苦い過去の一場面に謙虚に学び，再びがんばろう！という気持ちが湧くかもしれません．

未来の自分への伝言

　入学後のガイダンスは看護の学びをスタートする日です．この日は同時に看護師としてのポートフォリオスタートの日ともなります．そこでこの日，そして，「未来の自分への伝言シート」に，どんな看護師になりたいかを書きます．それを忘れないように，ポートフォリオへ入れます．

　看護師になる「願い」を書いた「未来の自分への伝言カード」は，ガイダンスのときに互いに見せ合い，共有してもよいでしょう．そして学校で預かり卒業の日に教師がメッセージをつけてその学生へ卒業証書とともに渡します．看護師になった日に，勉強をスタートした時に願ったこの思いを再びポートフォリオへ入れます．

A. 学生として

【No. 43】

◆ やる気が湧く開始プログラム ◆

自ら学ぶモチベーション！―未来の自分への伝言―

手順

① **どんな看護師になりたいか，ビジョンをひとことで書く**

学生に「どんな看護師になりたいか」，その場で書いてもらいます．看護師としてのキャリアの1歩目です．太いペンで大きな字で．このひとことは，看護師への第1歩をスタートするこの日にしか書けません（日付けも自筆で）．

〔未来の自分への伝言シート〕

```
どんな看護師になりたい？
ひとこと，大きく書いてください．




                        年  月  日  氏名
```

② **オリエンテーション―夢の共有**

オリエンテーションのときに，1人ひとりが書いた「未来の自分への伝言シート」を模造紙に貼り，みんなで見ます．夢の共有のときです．

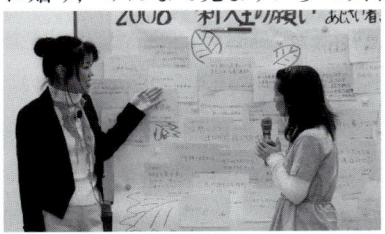

教師は笑顔でいくつかを読み上げ，どんな気持ちでビジョンを書いたかインタビューしてもいいでしょう．
「今日は，看護師という道のスタートのときね！ 今の気持ちを忘れずに，大切に」と伝えながら．

③ **卒業式―各自に戻す**

卒業の時に，先生のメッセージを添え学生へ返してあげましょう．
言わば「未来への1枚のタイムカプセル」です．

④ **社会人スタート―夢の実現日にポートフォリオへ入れる**

新人看護師として働きはじめた初日にキャリアポートフォリオの「未来の自分への伝言シート」を最初のページに入れ未来へ歩みはじめるのです．この道を選んだときの自分からのメッセージです．このメッセージは「未来への応援」になり，その人を励まし続けるでしょう．

Ⅲ-1 自ら学ぶ学生「パーソナルポートフォリオ」

2 A. 学生として
看護基礎教育を「プロジェクト手法」で行う

新しい看護教育—6つの視点

　コンピテンシーは指導や命令で身につくものではありません．その人自身の湧き上がる意欲がなくては始まらないのです．ここに目標を明確にして向かうプロジェクト手法が高い効果をもたらします．また，目標へまっしぐらに向かうばかりではなく，1つひとつのプロセスにおける成果や成長を自分で評価しながら向かうことが欠かせません．

　これからの看護教育にはこれまでに増して問題発見できる"気づく"感性と，エビデンスをもとに課題解決していく力が必要です．また予防医療や生活習慣病の増大などに対応するためにも，新しい看護教育には，「人々の健康と生活」を総合的に捉える力や看護実践能力をもっと現実的に育成する必要があります．

　それをどう学校の中で実現していったらよいのかを，以下のA〜Fの6つの視点に分け，具体的に説明していきます．

【No. 44】

◆ **看護教育に求められる新しい6つの視点** ◆

- **A** 知識からコンピテンシーへ
- **B** 意志ある学びを実現する授業手法
- **C** 成果と成長を「自己評価」する
- **D** 気づく心と課題発見力
- **E** 情報リテラシーとエビデンス
- **F** 「人々の健康と生活」への看護実践能力

A 知識からコンピテンシーへ

■ 教育者の教育能力向上（FD）の視点

　教師は，教える人ではなく，考えさせる人であるべきです．教育能力を開発，創造する（＝ FD：Faculty Development）ことは，知的で挑戦的な仕事です．教師は，目の前の学生の心の動きやその時直面している事態について読むことができ，1人ひとりに内在する気づきや可能性を信じ，学生の考えや思考を促すことができる，そんな戦略的な能力が必要なのです．

■ 知識からコンピテンシーへ

　情報と変化の時代です．新しい時代の教育はインターネットの登場で，大きく変わりました．知識やスキルは獲得してもすぐに陳腐化してしまいます．今，必要なのは自ら必要な知識やスキルを獲得しそれを活用，応用できる力です．

◆知識からコンピテンシーへ　　　　　　　　　　　　　　　　　　　　　　　　【No. 45】

これまでの教育は教師が学生へ黒板や教科書で知識を与えテストで評価するものでした．

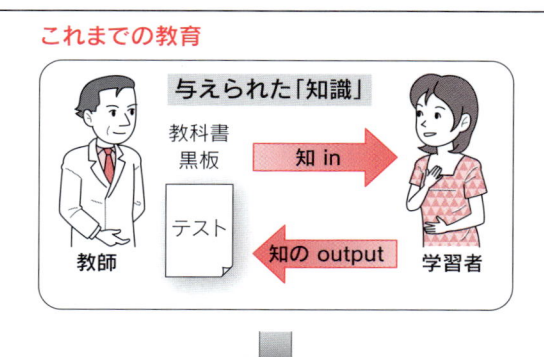

これまでの教育
与えられた「知識」
教師 → 教科書・黒板・テスト　知 in → 学習者
知の output ←

これからの教育では，自らの意志で考え情報を見極める力，情報を獲得する力，知識を現実に活かせる力を育む教育（コンピテンシー）が求められるのです．それは，プロジェクト学習とポートフォリオ活用の両輪で叶います．

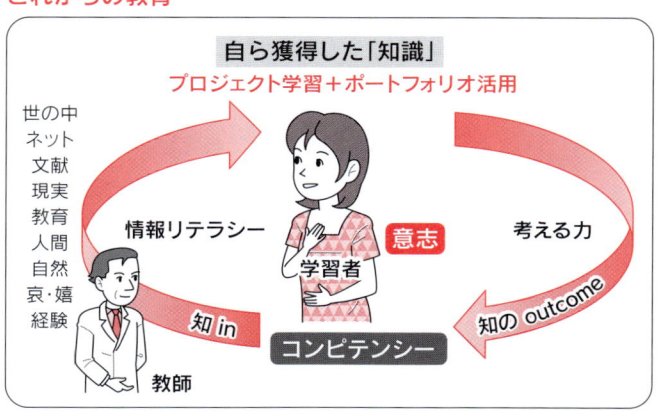

これからの教育
自ら獲得した「知識」
プロジェクト学習＋ポートフォリオ活用
世の中／ネット／文献／現実／教育／人間／自然／哀・嬉／経験
情報リテラシー　学習者（意志）　考える力
知 in　コンピテンシー　知の outcome
教師

III 実践と応用

A 知識からコンピテンシーへ

■「知」を活かす力 / コンピテンシー

　教育の成果は，意識や行動の変容です．「わかった，理解した」を目的とするのでなく，わかったこと・理解した知識を現実に活用したり，応用したりできること，つまり意識や行動の変容が必要なのです．「○○を理解した，だからテストも100点でした」という教育や授業から，「○○を理解し△△を行うことができる」というところまで，教師は責任をもって担う必要があるのです．

◆コンピテンシーとは　　　　　　　　　　　　　　　　　　　　　　　　【No. 46】

■ これまでの教育	■ 21世紀の新しい教育：コンピテンシー	
「知識がある」	「知識を活用できる力」	
「わかった」	「わかったことを応用して使える力」	考える力
「スキルがある」	「手に入れた情報やスキルを現実に使える力」	

■ 鍵は，「メタ認知」

　指導や教えることが続くとき，それを受ける相手は自分の頭を使っていそうで実はあまり使っていません．教師の言うことを従順に聴いても，それは本人の「考える力」には直結しないのです．しかし，教師が「あなたは，どうしたらいいと思う？」とコーチングすることで，学生は「私は，どう行動したらいいのか」と自分で自分自身を見ます．そしてどうするのが最もよいのか高次の自分が自分自身の思考や行動，ふるまい等を俯瞰しつつ思考します．この「メタ認知」（自分のうちに高次の自分をもつこと）こそ，意味ある学びや考える力の鍵なのです．

■ コンピテンシーを高めるプロジェクト学習

　自分で自分を見るために，ポートフォリオの存在は不可欠です．またプロジェクト学習は，理解や知識で終えず，目標達成へのプロセスで現実と対座し，活きた情報を獲得し，それを活かして学習の最後に「知の成果」を現実社会へ提供するものです．自ら獲得した知識やスキルを現実に活かす能力＝コンピテンシーを得るには，プロジェクト学習が高い効果をあげます．

◆ 問題基盤型学習と未来教育プロジェクト学習との違い ◆

　問題基盤型学習（PBL：Problem Based Learning）と，筆者が提案する未来教育プロジェクト学習（以下プロジェクト学習）との違いについて説明します．問題基盤型学習は学生が問題を解決することがねらいです．プロジェクト学習も問題を解決する要素は盛り込まれています．しかし学習者にとっては問題を解決することが最終ゴールではなく，ビジョンを実現することがゴールなのです．

　問題は解決すれば平常（本来あるべきライン）になります．一方，ビジョンを実現するためには，平常にとどまらず，さらに夢や希望へ向かい上昇する高いゴールを目指すことが必要です．
　「願いを叶えるゴールを目指す」，このことは「問題を解決する」よりも前向きな状態であり，何より学習者の心理を前向きなものに変えます．
　「願い」はポジティブなエネルギーとなり，その人がもっている潜在的な能力やパフォーマンスをも発揮しやすくするのです．意志をもち自らの可能性の扉を開き挑戦してほしいと思うなら，プロジェクト学習は大変に効果を発揮する手法です．

問題基盤型学習
（**Problem** Based Learning）

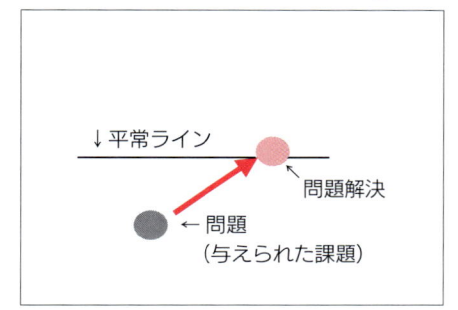

↓平常ライン
問題解決
←問題
（与えられた課題）

未来教育プロジェクト学習
（**Project** Based Learning）

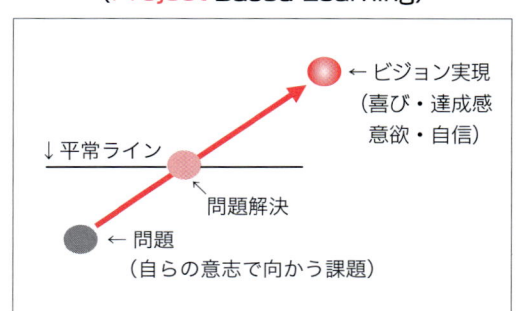

←ビジョン実現
（喜び・達成感
意欲・自信）
↓平常ライン
問題解決
←問題
（自らの意志で向かう課題）

PBL（problem based learning）とは：学生は与えられた課題を動機付けとして学習する．問題状況を利用して知る必要がある学習活動を行う．〔Dinald R. Woods：「PBL —判断力を高める主体的学習」（医学書院，2001年）より〕

未来教育プロジェクト学習（project based learning）とは：「意志ある学び」を理念とするプロジェクト手法による学習手法．ビジョンとゴールを明確にして自ら目標へ向かう学習．自分で考える力，情報を見きわめる力などが身につく．筆者が設計，実践提唱している．現在全国の学校や医療分野などのプロフェッショナル教育に広がりつつある．コンピテンシー育成を実現する新しい学習手法．
〔鈴木敏恵：「ポートフォリオ評価とコーチング手法」（医学書院，2006年）より〕

III 実践と応用

B 意志ある学びを実現する授業手法

■ 学習者主体の授業実現

　看護師としての実践能力，コンピテンシーを育てたいなら，教師はポートフォリオよりむしろプロジェクト学習の手法を先に理解し，日々の授業や演習にポートフォリオと両輪で活かすことが効果的です．

　学生が主体的に先を読みながら学習するようになる．目的や目標を明確にして向かう学習，プロジェクト学習の手法は，日々のどんな講義や演習や実習にも活かせます．それは次のような展開で行います．

■ プロジェクト手法の授業方法：「アクションシート」の活用

授業の「始まり」と「終わり」が大事

　「教科書の○○ページを開いてください．今日は○○についてです」というように始める．これは教師主体です．学生にとっては，"与えられた学び"となり受け身の授業となります．「学生が主役の時間」にするためには，授業の始まりと終わりを学生のものにする必要があります．

授業の到達地点を示す

　意欲的な授業のためにはその日の「授業の到達目標」を学生と共有し，確認してから始めます．授業のはじめに「今日の目標」を伝えてからスタートします．

　目標だけでなく，目的（何のために）も伝えます．そのことで学生は「何のために，何をやり遂げるのか」をしかと自覚します．教師は「今日の目標は○○をつかむ！です」と伝えながら黒板に大きく書きます．学生も自分の手元のアクションシート（右図）の最上部にその目標を書いてスタートします．

【自分でゴールを書く意義】

　学生たちは，アクションシートに，例えば"今日の目標：呼吸器系の機能障害の原因をつかむ！"とはっきり大きく書きます．目標を書くことで，"呼吸器系の機能障害の原因がつかめている！"と今日の目標である到達地点に向かう方向性が明確になり，気持ちも集中します．

A．学生として

◆意志ある授業を実現する「アクションシート」（p.279）　　　　【No. 48】

＜アクションシート＞

今日の目標

ここに書かれたことは、自分の意志で、今日の授業で獲得した知（成果）です．

自己評価 ○

- 学生は，黒板を写すだけでなく，教師の話の大事な箇所や自分の気づきをどんどんメモする．自由度の高い記入が秘訣です．
- 今日の目標を書く．太い字で「○○する！」と明確に書く．ポートフォリオへ入れた時，インデックスになります．
- 目標と照らし合わせて具体的に一言記述する．（自己評価は点数で表現してはいけない！）
- ○のなかには今の気持ちをビジュアルで表現する．
- ポートフォリオの中は……
- メモ，記事や論文の切り抜き，パンフレット，プリント，写真など，世の中から自ら獲得した情報を入れる．多メディアであることが必須！

◆意志ある学び――チェックポイント　　　　【No. 49】

☐ 教師のためのポートフォリオになっていませんか
☐ それが学生のモチベーションアップになっていますか
☐ 学生がポートフォリオに価値を感じていますか

ポートフォリオは"作らせる"ものではない

「すでにポートフォリオを導入している」というところもあるでしょう．そのポートフォリオは活きていますか？

「学生にポートフォリオを作らせています」というだけでは導入しただけに過ぎません．大事なのは導入することではなく活かすことです．活きたポートフォリオになるかどうかは，学生自身が「やらされる」ではなく，「自分から価値を感じそのポートフォリオをつくる」になっていることが大切です．

Ⅲ-2　看護基礎教育を「プロジェクト手法」で行う

III 実践と応用

C 成果と成長を「自己評価」する

■ 授業に自己評価タイムを設ける

　授業の終わりには，自己評価の時間をもちます．教師は「自己評価の時間です，どうぞ」と学生に伝え，学生へ時間を提供して終えるのです．すると学生は，この時間に獲得した「知」を俯瞰して，その成果を確認します．教師に見てもらうのではなく，自分で自分のやったことを客観的に見て終えるのです．

■「自己評価」の思考手順

　自己評価は頭を使います．教師は授業の終了5～10分の時間になったら「さあ自己評価の時間です」と伝えます．学生は静かな気持ちになり，集中します．そしてアクションシートに書いた「今日の目標」と獲得した「成果」を照らし合わせて評価します．例えば「私は，"メタ認知"の意味をつかめたのか」と意識しながら，アクションシートと自分の頭の中を確認するのです．自己評価を記入したアクションシートをポートフォリオに入れます．

自己評価と感想は違う

　自己評価は感想ではありません「楽しかった，がんばった」という表現は感情の表現に過ぎません．学生がそう書いたら，「どうしてがんばれたの？」と理由や重要な所を問いましょう．

■「自己評価」の意義と効果

　自己評価は，自分に点数をつけることでも他者と比較して落ち込むような反省することでもありません．それは明日もっとよくなるため，成長のためにあります．自己評価の意義や効果は以下です．学生にも伝えましょう．

①「達成感」を得る

　教師から与えられっぱなし，でなく，学生が自分自身で成果と成長を可視化して終えることが大事です．獲得した「知」を確認すると達成感を感じます．

② 俯瞰し「知を体系化」できる

　「知」と「知」の関係に気づいたり，「部分知」を自分のなかで統合化したりします．俯瞰することで「部分知」を「全体知」，つまり普遍的，かつ本質的な知に変えて応用できる知（コンピテンシー）として終えます．

③ 次へのモチベーションが湧く

「何がわかって何がわからなかったのか」が自分でわかるので、次への意欲となります。自己評価は「メタ認知」の行為です。メタ認知とは、自分の中に高次の自分をもつこと。"高次の自分"なのですから、人間的に成熟しており、プロフェッショナルとしての厳しい目も備えている自分です。その意識をもって自分の成果や成長を見るからこそ、その行為が明日の成長に繋がるのです。

講義にポートフォリオ導入

講義、演習、実習などどんな教育場面でも、プロジェクト手法でポートフォリオを活かして行うことで、学生たちは目的意識をもち高い成長を遂げます。

【連続講義のスタート時に「学びの手法」を教える】

実際に筆者が指導している大学のケースを紹介します。この大学では「看護1年次：医学概論・生命倫理」「看護学科2年次：在宅看護方法論」「専攻科：養護学」（次ページ参照）でポートフォリオを導入しています。第1回目の講義では、それぞれの教師が学生たちに科目のオリエンテーションを行い、第2回目は筆者が学生全員へ「意志ある学び」の大切さとそれを実現する「プロジェクト学習の手法とポートフォリオ活用」の基本、それと同時に目標設定、課題解決策などの「セルフコーチングの仕方」を教えます。

早速、学生はそれぞれ学習のテーマを決め情報を自ら手に入れ、ポートフォリオに一元化していきます。それが「元ポートフォリオ」です。連続の講義の最後にポートフォリオを再構築し「凝縮ポートフォリオ」を作成します。

III 実践と応用

C 成果と成長を「自己評価」する

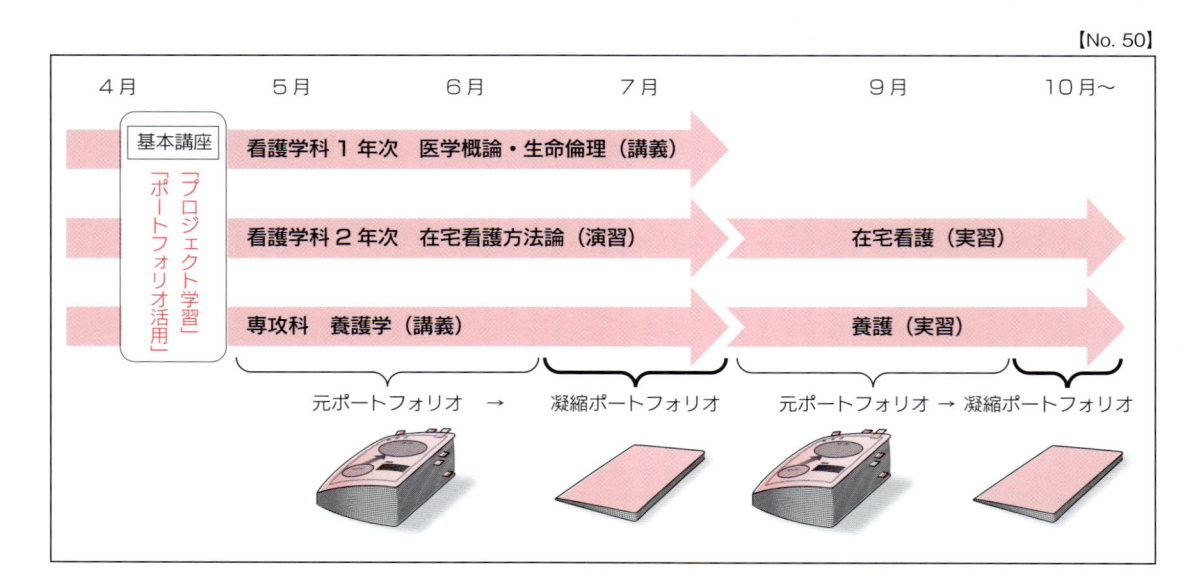

【No. 50】

| | 4月 | 5月 | 6月 | 7月 | 9月 | 10月〜 |

基本講座　「プロジェクト学習」「ポートフォリオ活用」

- 看護学科1年次　医学概論・生命倫理（講義）
- 看護学科2年次　在宅看護方法論（演習）／在宅看護（実習）
- 専攻科　養護学（講義）／養護（実習）

元ポートフォリオ → 凝縮ポートフォリオ　　元ポートフォリオ → 凝縮ポートフォリオ

Case 2 実践者の声：授業改善と評価

ポートフォリオ活用で学生による授業評価が向上

ねらいは「問題解決能力」育成

看護学科1年次生（80名程度）の「医学概論・生命倫理」でポートフォリオを活用しています．オリエンテーション，講義に参加し元ポートフォリオを作成します．15コマの講義で，凝縮ポートフォリを2度作成する展開です．勉強のやり方や姿勢を身につけてほしいというねらいもあります．

評価法は

凝縮ポートフォリオ6割，筆記試験2割，授業態度2割という割合です．このことはシラバスに明記しています．凝縮ポートフォリオを出さなかった学生，出し遅れた学生はひとりもいません．ここにもポートフォリオを活用した学生のモチベーションの高さをみることができます．

導入理由は

看護師は，自分でアセスメントして看護過程を展開しなくてはいけません．医師の育成も同じですが，座学では限界があります．医療の現場には問題解決能力が求められます．そのために自分で動いて，自分で考え，ゴールに向かっていくことができることが重要です．

この「医学概論・生命倫理」の科目は，ポートフォリオがぴったりでした．なぜなら，生命倫理にはこれが正解というものはないからです．自分で考えるものであり，異なる価値観や考え方を排除しないという人間の根源的なものだからです．そういったものは，黒板に向かって講義を受ける座学では限界があります．何かよい授業の方法はないかと考えていました．

ポートフォリオの考え方に出会い，「講義」「演習」「実習」「資格取得」でポートフォリオを活用することになりました．

学生による授業評価は

大学では各科目の終了時に学生による授業評価を行っています．20項目を5段階尺度で評価します．ポートフォリオを活用した年から，授業評価が向上しました．もちろん授業の内容は変わっていませんので，ポートフォリオ活用の効果としか考えられません．

ポートフォリオがもたらしたこと

ポートフォリオを導入したことで，これまでの評価のように単に学生の知識量や理解度に力点を置いて価値判断をするのではなく，学生は本当にわかっているのか，学生は現実的な場面や文脈を想定して課題を追求しているのか，ということに力点を置いて価値判断することができるようになりました．

島根県立看護短期大学（2004）
（現在は統合・法人化により島根県立大学短期大学部・出雲キャンパス）
山下一也／吾郷美奈恵／吾郷ゆかり／加藤真紀

III 実践と応用

Case 3 実践者の声：意欲ある実習，国家試験トライ

自ら考え自ら行動する学生

さまざまなポートフォリオ活用

　すべての学科，全学年の臨地実習でポートフォリオを活用しています．そのほか，2年次は異文化ケアを学ぶためのオーストラリア研修旅行，3年次は国家試験対策プロジェクトにも活かしています．実習では学習したこと，体験したこと，実習での成果物などをポートフォリオに入れていきます．元ポートフォリオは学生の自己成長の評価として成長エントリーにまとめます．学生は実習終了後，凝縮ポートフォリオと成長エントリーを作成します．

これまでのやり方への疑問

　これまで現場では問題解決思考や看護過程という方法論を，あたかもそれで看護ができるようになるかのような錯覚の中で実習していました．そのため，学生は学校指定の形式的な実習記録用紙の空欄を埋めることで精一杯．ベッドサイドで看護を実践する機会は十分ではなく実習時間のほとんどをナースステーションやカンファレンスルームで記録を書いたり，指導を受けることに費やしていました．

　学生の質問は「先生記録を見てください．これでいいですか？」指導を受けた日の日誌には「今日先生から指導を受けて記録が書けました」私たちがしている教育は本当に看護を学べる内容・方法なのだろうか，という疑問が生じました．そこで教育理念に立ち戻り，教育課程の自己点検・自己評価をし，看護師として必要な能力とは何か，それをどのように培えばいいのか検討しました．それは「思考過程ができる」「手順どおりにできる」「アセスメントができる」「クリティカルシンキングができる」といった1つひとつの能力を別々に切り離した教育ではできないのではないかと気づきました．その時，コンピテンシー育成のためのプロジェクト学習とポートフォリオ評価に出合い，これだと確信し，教師全員が学びました．

うれしい学生たちの変化

　自分の頭で考え，自ら行動する．学生の目が変わってきました．「今年の学生は目つきが全然違う．講義のノートをとっているときも，ただ字を写しているのではなく，考えて意味を理解して書いている．授業で自分が何をすべきか，先を読んで行動している」「自分で何かをつかもうとしている意志がクラス全体にある」外部講師の先生方もそのように話されました．

実践能力と自尊感情

　学生たちの口からは，「点数は自分にとって重要ではない．どれだけ自分が変化したか，成長したかが大切です」「看護しなければ看護はわからない」「ベッドサイドにしか看護は存在しない」「相手のことを考えているとどんなに勉強しても時間が足りない」「実習が楽しくてしかたない」という言葉が聞かれるようになりました．また「わかった！」と，輝く笑顔で看護を語る学生が多くなりました．「ポートフォリオを見てニヤニヤしています．こんなに成長できたことがうれしい」と喜びをあらわす学生もいます．

【No. 51】

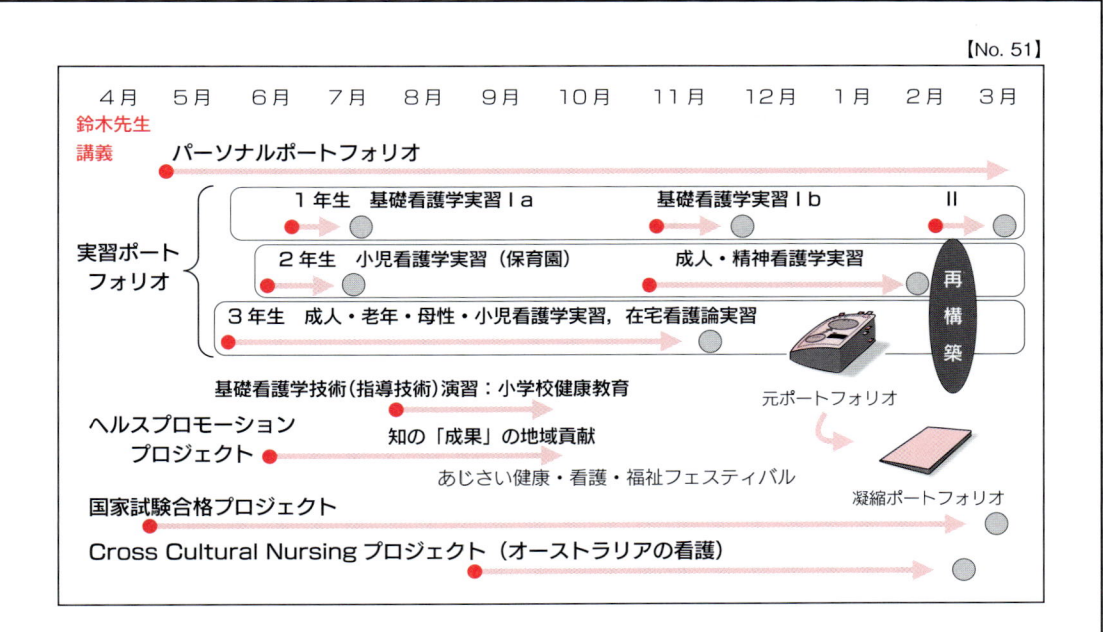

```
         4月   5月   6月   7月   8月   9月   10月  11月  12月  1月   2月   3月
鈴木先生
 講義      パーソナルポートフォリオ

         ┌─ 1年生  基礎看護学実習Ⅰa        基礎看護学実習Ⅰb        Ⅱ
実習ポート │
 フォリオ  ├─ 2年生  小児看護学実習（保育園）    成人・精神看護学実習
         │                                                      再
         └─ 3年生  成人・老年・母性・小児看護学実習，在宅看護論実習   構
                                                                築
             基礎看護学技術(指導技術)演習：小学校健康教育
ヘルスプロモーション                                            元ポートフォリオ
 プロジェクト     知の「成果」の地域貢献
                  あじさい健康・看護・福祉フェスティバル
国家試験合格プロジェクト                                         凝縮ポートフォリオ

Cross Cultural Nursing プロジェクト（オーストラリアの看護）
```

国家試験にプロジェクトで向かう学生

鈴木先生の講演を聞いた翌週，3年生が教務室に来て「国家試験対策のプロジェクトを早くやりたい」との申し出がありました．それまでは「対策は先生がやってくれるもの」と考えており，教師が学生の希望も踏まえながらスケジュールや内容を考えていました．しかし，学生からは「やらされている感がある」という不満の声も聞かれていました．「学ぶとは自分でつかむもの」「人に命令されるからやるのは本当の学びではない」という話を聞いた後，プロジェクト手法を自分たちでやろう！と学生の意志が立ち上がったことはすごいことだと思いました．

教師全員の喜び

プロジェクト学習とポートフォリオ評価を取り入れたことで，それぞれの学生の学び方，個性を大切にし，その学生に合った学習の支援ができるようになりました．その結果，学生の課題発見力，課題解決力が高まりました．何より大切なことは，学生自身が自ら学ぶことの楽しさを体験でき，さらに新たな課題を見いだして成長を自覚し喜んでいることです．「勉強は大変だけど楽しい」と言う学生と共に，看護の道を歩めることが教員全員の喜びにもなっています．

看護師国家試験対策模擬試験でも成果

卒業した学生は，自ら学ぶ楽しさ，成長する実感を味わっていました．自ら「国家試験合格プロジェクト」を立ち上げ，それぞれが自分の課題に取り組み，意志とそれまでに培った課題解決力が，国家試験の模擬試験4社すべてベスト10（うち2社で全国2位）という結果をもたらしました．この順位は目指したことではありません．プロジェクト学習とポートフォリオ評価のひとつの成果として受け止めています．

あじさい看護福祉専門学校
看護学科長　糸賀暢子

III 実践と応用

D 気づく心と課題発見力

■ 課題発見力と課題解決力は不可分

「課題解決能力」は看護師に不可欠な能力です．しかし「課題解決能力」は，知識やスキルを身につける教育とは異なり「これが正解です」と"教えることができない教育"です．ではどう身につけたらいいのか．答えは簡単です．課題発見と課題解決を実際にやってみるのです．

また，しばしば身につける必要がある能力として「課題解決力」が話題となりますが，看護師として身につける必要があるのは「課題発見力」が先ではないでしょうか．実は，この2つは現実のなかではそれぞれ独立した能力ではありません．育てたいのはコンピテンシー（現実に活きて働く知）です．この2つは離れてあるものではなく，一連のプロセスのなかで複雑に絡み合い，結果，姿を変えて存在するものですから課題を解決しようとするとき，その課題を発見した現場を調べ，その原因や要因となるものを見いだすことが必要なのです．

■ 自分で「課題」を発見するところから

ここに有効なのがプロジェクト学習の手法です．自ら課題を発見しその解決策のためにどのような情報を手に入れ，どんな展開をしたらよいのか，そのプロジェクト学習手法を図にしたのが「プロジェクト手法による課題解決の手順」です（p.191【No.101】）．

学生は自ら見いだした現実の課題を「自分の問題」とし，その解決策を生み出します．

解決策は，ネットで調べてプレゼンテーションするというだけに終わりません．プロジェクトの最後のゴールに，課題やその課題解決の方法をわかりやすく伝える知の成果物，例えば「提案書」などのスタイルで，他者に役立つ，価値ある成果を生み出すことを特徴としています．学習者はゴールに至るその1つひとつのプロセスで，課題発見力，目標設定力，課題解決力はもちろん，看護師に大事なエビデンス・情報を獲得する力やコミュニケーション力，表現力，プレゼンテーション力などを身につけることができるのです（p.77【No.40】参照）．

■「課題発見力」は「願い」をもつ人に宿る

課題発見力を身につけるためには，課題を発見する経験をする必要があります．課題を発見するにはどうしたらよいのでしょうか．

現実に「課題」があっても気づく人とそうでない人がいます．例えば，病院の廊下の床の端に窓の結露が垂れて，わずかに濡れていたとします．外来患者は気がつ

かなくとも師長やリスクマネージャーはすぐに気づき床を拭くでしょう．この気づきの差は何なのか，考えてみましょう．

　師長やリスクマネージャーは，この病院と患者さんを大切に思っている人たちです．義務感だけでなく心から患者さんのために安心で安全な病院にしたいと願っているわけです．その「願い」が原動力となり，そこにベンチマークとなる知識や判断力，経験値などが加味され「気づく力」となり，課題発見ができるのです．課題発見力は，「願い」をもつ人に宿るのです．看護師の道を志し看護の学びをスタートしている人は，誰かの役に立ちたい，心や身体をより楽にしてあげたい，そんな願いを内在させているのではないでしょうか．ということは，すでに課題を発見できる人であるはずなのです．

■ 課題発見コーチング

　学習者のその題材や領域に対する，ものの見方が一面的になりそうなときや狭義な捉え方になりそうなときは，コーチングが有効です．またふだんからその気づきや課題発見の種をメモや写真で「ポートフォリオ」に入れておくことを勧めます．

◆「気づく力」を促すコーチング　　　　　　　　　　　　　　　　　　【No. 52】
> □ 今はどうなの？
> □ 朝の時間はどうだろう？
> □ もしはじめて来る人だったらどうだろう？
> □ ここで何となく気になることは？

◆「課題発見力」を促すコーチング　　　　　　　　　　　　　　　　　【No. 53】
> □ もっとよくできると思うことは何？
> □ 問題と思うものは何？
> □ 何とかしたいと感じることは何？
> □ 本来あるべき状態と何か違うって感じるものは何？

　課題解決力については応用性のある形で p.188 に詳しく紹介しました．

E 情報リテラシーとエビデンス

■ プロジェクト学習とエビデンス

エビデンスへの意識をどう高めるか，ここをまず考え実践していく必要があるでしょう．そこであらためてエビデンスを獲得するために必要な力とは何か考えてみましょう．

なぜプロジェクト学習でエビデンスへの力が高まるのか

エビデンス（evidence）とは，英語で「証拠」や「根拠」を意味します．証拠とは，事実・真実を明らかにする根拠となるもの，しるし．「―を残す」「動かぬ―」と辞書にあります．それはいずれも目の前の「現実」にあるものです．つまりエビデンスを獲得する力を高めるということは，本来，科学的データを得ることや情報検索力ではなく，目の前の現実を見極める力であり，そこからいかに価値ある真実（の片鱗）を汲み取れるか，情報リテラシーこそが求められます．それは洞察力や気づく力，課題発見力などに近い看護師の資質とも言えるものです．

この能力や経験を獲得できるシーンで展開されているのが，現実と対座しながら展開するプロジェクト学習の「情報リサーチ」のフェーズ（p.54）です．

学習者は，目標へ向かい必要な情報を獲得していくなかで，「情報を見極める力，獲得する力」，つまりエビデンスを重要視する意識を身につけます（それこそねらいです）．まず，なぜプロジェクト学習でエビデンスへの意識や能力が高まるのか説明します．

目的が明確だから得られる「的確な情報」

プロジェクト学習は目的と目標をもつ学習です．その情報を活かす用途（目的）がはっきりしているから，何が的確な情報かを見極めることができるのです．つまり何のために情報がいるのかという「目的」をもつことで，見極めることができます．

ここで身につけた「思考スキル」は，その人の中に定着し異なる場面でも，「情報を見極める力」として使える能力となるのです．

目的をもっていると情報が浮き上がる

同じ現実の状況を見ても，価値ある情報を見つけることができる人とできない人がいます．例えば，患者さんの褥瘡を何とかしたいという目的をもち，常に頭にある人であれば，それに関する新聞記事や雑誌の見出しなどが目に飛びこんできます．目の前の状況に対し，無意識のうちに探そうというアンテナがはりめぐらされているから，そこに適合しそうなものがあれば，価値ある情報として感知されるのです．

■ 再構築とエビデンス

目の前の現実を見ることなく，インターネットだけから情報を集めている人が少なくありません．例えば，在宅看護を学ぶ学生が作成するポートフォリオ「大腿骨骨折患者の自宅における介護の仕方を提案する」というようなケースの場合に，その内容のほとんどが教科書のコピーやネット上の図をプリントアウトして貼り付けたものでは意味がありません．

目の前の課題に関係する原因究明のためには，現状分析なしに本来その成果はあり得ないのです．少なくとも課題を明確にしていないのに，その課題が解決できることはないはずです．実際に目の前の患者さんの脚の付け根に常に痛みがあるのなら，その方の家の中での移動は？入浴は？座ったり立ったりするに実際にどのような支障があり，どんな問題が生じるか？とリアルにイメージし，その情報を得ることがなくては課題解決への提案もできません．ポートフォリオには，それらに関するいろいろなものが入っているべきです．例えば，家の平面図や家の中の段差がわかる図や，その人の24時間の生活や活動がわかるものなどです．

病院のリスクを減らす提案をするときも同様です．一般的な情報がいくらあっても自分の目の前の施設のリスク発生や患者さんの様子を把握することなく，厚生労働省のサイトにあるようなデータを添えるだけでは役に立ちません．目の前の現状からしっかり問題や原因を把握することが必要なのです．

◆エビデンスの重要性　　　　　　　　　　　　　　　　　　　　　【No. 54】

EBM（evidence-based medicine）への関心は非常に高まっています．ここではその詳細について触れませんが，「情報」の検索，吟味，現実への適応など，エビデンスを重要とする教育や研修も増えています．社会全体の情報化の波，個人情報の問題，病院全体のIT化……いずれにしても「情報とどう向き合うか」「その根拠をどう求めるか」という意識が，今後ますます高まることは確かでしょう．

> **EBMについて**
> カナダのマクマスター大学でDavid Sackettらにより提唱され，1990年にGordon GuyattによりEBM（evidence-based medicine）と名づけられ日本では「根拠に基づいた医療」と訳される．EBMの手順として，次の5段階が提唱されている．
> 第1段階　患者の問題の定式化
> 第2段階　定式化した問題を解決する情報の検索
> 第3段階　検索して得られた情報の批判的吟味
> 第4段階　批判的吟味した情報の患者への適用
> 第5段階　上記1～4の手順の評価

問題はインターネットの存在です．それが急激に日常化していることに対して学校教育も卒後教育も十分に対応しているとはとても言えない状況です．

III 実践と応用

F 「人々の健康と生活」への看護実践能力

■ 新カリキュラム対応「大切な人の健康を守るプロジェクト」

　机上の学問だけでなく人間や健康，生活とまっすぐ対座することが必要です（平成21年度より看護基礎教育カリキュラムが改正）．そこで，身近な大切な人を見つめ，その人の健康を守るプロジェクト学習，「ナイチンゲールのまなざしをもとうプロジェクト，略してナイチンゲールプロジェクト」を提案します．「基礎看護学概論」などに導入することで効果を発揮します．

　「基礎看護学概論」は，新しい看護教育の基本とし「人々のと健康と生活」への視点と実践能力を得ることがねらいです．それは看護学を学ぶスタートとなるものです．

　看護師として他者の健康について責任を担う立場になる学生は，看護の視点で人を大切に看ることが求められます．そこで基礎看護学概論として，ナイチンゲールの看護覚え書きにあるような看護の基本的な視点を，自ら身近な人へ注ぐことが有効なのです．

「ナイチンゲールプロジェクト」とは

　「ナイチンゲールプロジェクト」とは，学生が自分の家族のうちから「大切な人」を決め，その人が健康でその人らしい生活を送るためにどうすればよいかを提案するものです．その人を"看"て"護"る視点をもつことをベースとします．その人がより健康であるための課題を見いだし，具体的なゴールを決めます．それを叶えるにはどうしたらよいか考え，その人を包括的に捉え，エビデンスのもとに提案します．ここをプロジェクト学習の基本フェーズで進めます．ゴールへのプロセスで獲得したものは，ポートフォリオにします．

　具体的な目標（ゴール）は，「大切な人の健康を守るための提案集を作る！」です．

「人間，健康，生活」を知る看護師になるために

　毎日コンビニ弁当ですませる生活をしている人に，患者さんの生活改善プランを作ることは難しくはないでしょうか．また，親に看護されたことがあっても，自分が世話したり看護したりという経験は若い学生にはまだほとんどありません．

　父親の肩をもんだり，母親の背中を流した経験のない人もたくさんいます．だからこそ実習が大切なのです．しかし臨地実習の時間を十分確保できないというシビアな現状があります．どうしたらいいか．ここに「ナイチンゲールプロジェクト」を行うことは効果的です．これは看護師にとって一番基本となる人間の健康や生活への気づきを促し成長を叶えます．

概要と効果

　大切な人を「ナイチンゲール」の視点で見ます．「大切な人」とは，健康な家族のうちのひとり（病気で治療している人は除く），身近で日常的に直接会って話ができる人です．このプロジェクトは，その人がより健康になるため観察や課題発見をし，課題解決策を考え「大切な人の健康を守るための提案集」を作るものです．

　そのプロセスで健康を促進する日常生活へアドバイスや行動（食事づくりなど）は，根拠を伴うものであれば行います．薬（市販薬も含め）や治療へのコメントは行いません．

　より健康な生活となるために必要な情報を手に入れます．例えばメタボリック症候群についてインターネットで調べだけに終えず，お父さんがどんな食べ物でどの程度ビールを飲んでいるかなど，具体的な情報を手に入れたり，話したりする行為を大切にします．その人のことを大切に思うからこそビジョンが浮かび，よりよい目標達成をするという効果があります．

◆「ナイチンゲールプロジェクト」の教育的効果　　　　　　　　　　　　　　【No. 55】

> ① 身近な人が対象なので，生活習慣，健康状態などが把握しやすい
> ② 身近な人が対象なので観察しやすい
> ③ 生活をともにできる人が対象なので，「健康とは何か」「生活と健康との関わりとは何か」「患者の特性」「人間と環境」について実感として理解できる
> ④ 個々別々の事象をひとつに捉え，総合体として「人間」を見る意識が育つ
> ⑤ 家族との会話が増える（コミュニケーション力アップ）
> ⑥ 大切な人（家族など）への感謝の気持ちが湧く

「ナイチンゲールプロジェクト」実践手順

　プロジェクト学習を進めていくなかで「ナイチンゲール」の視点で，正しい情報を手に入れ，エビデンスをもとに課題発見力，課題解決力を身につけていきます．そのために「身体シート」「生活シート」などをポートフォリオに入れながらコーチングで展開していく手順を説明します．

① プロジェクト学習とポートフォリオの基本を学生へ伝える（p.157）
⬇
② プロジェクトの概要を学生へ伝える
　　教師「このプロジェクトでは，家族の中から健康にしたい人を決め，看護の視点でその人を見て，その人の健康な生活を実現するために課題解決するアイデアを出し，最後に提案書をつくります

III 実践と応用

F 「人々の健康と生活」への看護実践能力

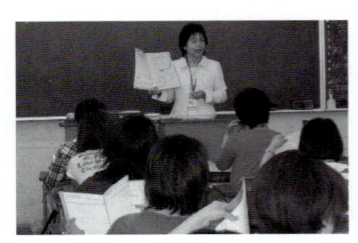

教師がプロジェクトの概要を伝える

↓

③ この授業の価値を学生に問う

教師 「ところでこの題材にすることをあなたはどう思いますか？」
学生A「いいと思う．今までこのようなことを考えたことなかったけど家族は大事だし」
学生B「これから看護師になるためにもいいかも」
学生C「私が風邪をひいたとき，母に看護されたことはあるけれど，私が家族を看護することはなかった．だからこういうことするのは大事だと思う」
教師 「そのひとことをアクションシートに書いておきましょう」

↓

④ 「健康」を無意識から意識化する

教師 「健康というものに対して，今思っていることや知っていることを箇条書きでアクションシートに書きましょう」

↓

⑤ ポートフォリオ作成スタート

教師 「意外に知らない，考えたことがないという人もいますね．ではこれから（1週間以上），1人ひとりが自分のこととして，家族の健康の現状について考えたり，調べたりして，ポートフォリオにどんどん入れていきましょう」

↓

⑥ 個人の「目標」を決めるコーチング

徐々にポートフォリオは膨らみます．

教師 「どうでした？」
学生A「問題です．お父さんメタボっぽいし，お母さんは腰が痛いって言ってるし……」
教師 「一番あなたが，気になることはなに？」
学生A「お父さんのメタボが心配．ウエスト90cmもあるから体重を適正に減らしてほしいな」
教師 「じゃあ，具体的な目標は何にしますか？」

A．学生として

学生A「ゴールは，メタボリック症候群にならない食生活改善法を提案する！にします」

学生B「私は仕事をもっている母がぐっすり眠れる方法を提案したいです」

教師　「いいですね！」

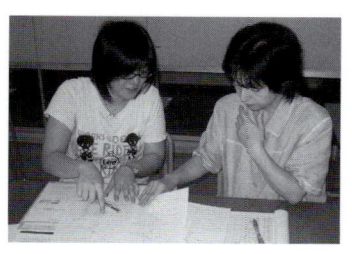

話しやすい雰囲気でコーチング

↓

⑦ 課題に対する原因を究明

　思いつきではなくエビデンスを伴う展開にするために，教師は学生に現実対座とエビデンスを求めます．そのために「身体シート」(p.285)と「生活シート」(p.286)を活かして，大切な人の情報を集めることを促します．

　教師　「身体シートには，その人の課題となっている部位に印をつけましょう．その状況をメモで添えましょう．生活シートで，その人の生活を知り，健康を阻害する要因を見つけ出しましょう．2週間以上続けることが望ましいです」

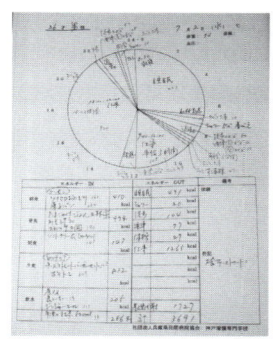

「生活シート」が入ったポートフォリオ

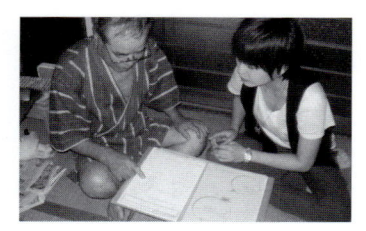

父親にインタビューして記入する

↓

⑧ 課題解決策を考える（p.188参照）

　原因究明し現実に実行可能な課題解決策を生み出します．

↓

III 実践と応用

⑨ 凝縮ポートフォリオを作る

　学生 1 人ひとりが自分の元ポートフォリオを再構築します．教師はその 1 枚 1 枚を合わせ，1 冊の「大切な人の健康を守る提案集」を作ります．

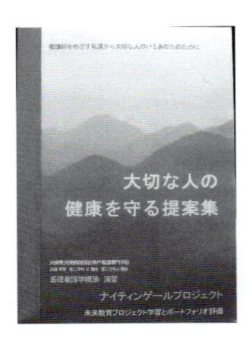

「大切な人の健康を守る提案集」
凝縮ポートフォリオ

⬇

⑩ 成長確認

　学生は自分のポートフォリオを見ながら自己評価し，自分の成長を見いだします．

> Case 4 実践者の声：新カリキュラムに対応するプロジェクト学習

看護実践の基礎：ナイチンゲールプロジェクト

「人間と健康と生活」の教育

本校では「看護実践の基礎/ナイチンゲールのまなざしをもとうプロジェクト」を行っています．これは身近な人の健康と生活にまなざしを注ぎ「大切な人の健康を守るための提案集を作る！」という「知の成果」を生むものです．看護師としての使命感を立ち上げることにもなります．第1回目の授業で鈴木先生に意志ある学びやプロジェクト学習について講義していただき，その後「看護実践の基礎」の授業と並行して進めました．

「学ぶ意欲」と新カリキュラムへの対応

改正カリキュラムの基本的な考え方に追加されたことの中では，人間を「生活」の視点で理解する能力や，最新の知識・技術を自ら学び続ける基礎的能力の育成，実践能力を強化するために，コミュニケーション能力や情報化への対応など，演習を強化することが強調されました．

ナイチンゲールプロジェクトで，学生は大切な人を思いやり，その人の生活に関心を寄せ，ナイチンゲールの視点でその人を観察し，倫理的配慮を行い，コミュニケーションを図りながら，知識を獲得するだけにとどまらず，行動化できる能力（コンピテンシー）を高めました．

プロジェクト学習では，元ポートフォリオに学習成果が詰まっているので，学生自身が成長したことを確認し，自己効力感が高まるのだと実感しています．

学生の声

「大切な人をぜんぜん知らなかった私に気づいた」「生活や健康の全般が気になるようになった」「プロジェクト学習は，自分でやらなければ何も始まらないので，自分で考えて動くようになった」「新聞の健康欄や保健に関することを読むようになった」「身近な人をいつも気にして見ている（観察している）自分に気がついた」「その人の現状の情報が少ないと問題点が見いだせないことに気づいた」「テーマに対して調べるべき事柄や課題を自分で考えるようになった」「他の授業でも日付けなどを書き，根拠ある情報を残すようになった」

教師としての手応え

これまでの看護実践の基礎の中で，看護とは，人間とは，健康とは，生活とは，などの概念を学ぶと同時に，このプロジェクト学習で生活している人間と対座し，自分の大切な人をイメージしながら学んでほしいと思いつつ授業をしています．学生は「身体シート」や「生活シート」を活用して主体的に情報を手に入れポートフォリオに入れます．抽象的にやりやすい知識でも「"大切な人"の場合は？」という具体的な対象に照らし合わせてイメージできているのではないかと感じています．またアクションシートの活用は，学生の自己評価と合わせて教師自身の授業評価にもなっています．今後，プロジェクト学習の導入と授業時間の問題や，授業進度との関係，評価法や臨地実習への導入など，さらに工夫していきたいと考えています．

評価法：筆記試験7割，レポート1割，凝縮ポートフォリオ2割．
凝縮ポートフォリオの評価の視点：(1)必要な情報の獲得，(2)情報のエビデンス，(3)原因の妥当性，(4)解決策の妥当性，(5)具体策の具体性

兵庫県私立病院協会神戸看護専門学校
校長（基礎看護学概論担当）　林美栄子

III 実践と応用

【No. 56】

◆ 大切な人の健康を守るプロジェクト企画書 ◆

ナイチンゲールプロジェクト 大切な人の健康を守るための提案集を作る！～プチナースから愛をこめて～	
学　年	1年生　計77人
科　目	看護実践の基礎／担当教員　林美栄子
期　間	2009年　4月～9月
手　法	未来教育プロジェクト学習（意志ある学び／明確なゴールとフェーズ展開）
評　価	ポートフォリオ評価（成果や成長のプロセス／自己評価）
スーパーバイザー	鈴木敏恵
身につく力	・ナイチンゲールの視点で人を見る力（健康と生活，環境を意識する，生活と健康との関わりについて理解する） ・人間をライフステージやライフサイクル・性・ニードと関連づけて理解する力 ・大切な人を尊重し，思いやる力 ・自ら考え，自ら学ぶ力 ・目標設定力，課題発見力，解決力 ・情報自ら獲得する力，情報を見きわめる力，自分の考えを伝える力
ねらい＆ コンセプト	看護学の基礎である「看護の概念」を理解するためには机上の学習だけでは経験知となりません．看護師として他者の健康について責任を担う立場になる学生には看護の視点で人を大切に見ることが求められます．そのために看護実践の基礎では，「ナイチンゲールのまなざしをもとう！」をプロジェクト学習で行います．
プロジェクト学習 の内容	「ナイチンゲールのまなざしをもとう！」プロジェクトとは： 大切な人に思いを寄せて，看護の視点で，その人が健康でその人らしい生活を送るためにどうすればよいかを自ら考え提案するものです．プロジェクト学習を進めていくなかでナイチンゲールの視点で，自ら健康生活に関する正しい情報を手に入れ，エビデンスをもとに自分の考えを社会へ発信する力（メディアリテラシー）を身につけます． 「大切な人」とは：健康な（病気で治療している人は除く）家族のうちのひとり，（状況によっては友達なども可），身近で日常的に直接会って話ができる人を決めます． 参考：〈ナイチンゲール看護覚え書より〉 1．換気と加温　2．家屋の健康　3．ちょっとした管理　4．物音　5．変化のあること 6．食事　7．どんな食べ物を？　8．ベッドの寝具　9．光　10．部屋と壁の清潔 11．希望や助言を気楽に言う　12．大切な人の観察
プロジェクト学習 のフェーズ展開	4月9日　　［準備］　　　　　　スーパーバイザーによるプロジェクト学習の基礎講座 4月21日　［テーマ・ゴール］　1人ひとりゴールシートを書く 4月　　　［計画］ 〜　　　　［情報リサーチ］　　スーパーバイザーによる指導 8月　　　［制作］ 9月4日　　［プレゼンテーション］スーパーバイザーによる指導 9月末　　［再構築］　　　　　「大切な人の健康を守る提案集」完成 　　　　　［成長確認］

3 A. 学生として
ポートフォリオの「再構築」とその評価

ポートフォリオの「再構築」

　ここからは知の再構築をどう授業の中で展開していくのかをお伝えしていきます．筆者が実際に学生たちへ実践しているやりかたです．再構築するためには，次の3つが前提となります．

① はじめに，「最後に再構築する」ことを学生に伝えておくこと

　学習を開始するときに，学習の最後には，ゴールとして元ポートフォリオを再構築し「凝縮ポートフォリオ」を作成することを学生へ伝えておくことが大事です．

② 根拠ある情報が入った「元ポートフォリオ」があること

　ポートフォリオに根拠ある情報が詰まっていることがとても大事です．

③ 明確なゴール（目標）があること

　プロジェクト学習はゴール（目標）を明確にしてスタートすることが前提です．再構築は，それを軸にしてロジカルに組み立てます．再構築は，何を提案したいのかの焦点が絞れ，揺るぎないものであることが何より求められるからです．

ポイント

　目標があいまいだったり，あまりに広義ではすべきことが拡散してしまいます．例えば「病院のリスクを減らす提案をします」というテーマでは範囲が広くて，情報の選びようがありません．フォーカスを絞ることが大事です．

　一方，「外来の高齢患者の転倒リスクを減らす提案をします」というテーマであれば，高齢者の転倒リスクの要因や起こりうることなどの情報を獲得し，最後にそれらが詰まった元ポートフォリオに入った情報を活かして，こうすれば外来の高齢患者の転倒を減らせます，という自分の考えを提案できます．

> **部材がないと構築物はできない**
>
> 　多くの人が最初に「凝縮ポートフォリオ」の作り方を聞きたがります．しかし，何より「元ポートフォリオ」に明確なゴールに基づいたエビデンスや課題発見から解決の具体的なアイデアが入っているかが大事なのです．部材がないと構造物はできないということです．

III 実践と応用

最初の講義で全体を俯瞰する

最初の講義で以下のプリントを渡し，この講義はプロジェクト手法で行うこと，その基本フェーズで進めていくことを説明します．そして学習の軌跡をポートフォリオにしていくこと，それが「元ポートフォリオ」であり，学習の成果として最後に学んだことを活かして元ポートフォリオを再構築し，「凝縮ポートフォリオ」を作成して提出することもここでしっかり伝えます．

【No. 57】

◆ 配布するプリント ◆

第1回	4/○	◇ 全体説明：「目標」「評価」について ◇ プロジェクト学習とポートフォリオの説明 ◇ 「題材」を伝える
第2回	4/○	◇ アクションシートの使い方を知る ◇ ビジョンとゴール説明 ◇ セルフコーチング
第3回	4/○	◇ 学生各自「テーマ」検討
第4回	5/○	◇ アンケートの手法 ◇ 「今日の目標：○○！」
第5回	5/○	◇ 学生各自『テーマ』検討，決定 ◇ 課題解決の手法 ◇ 「今日の目標：○○！」
第8回	5/○	◇ 「今日の目標：○○！」
第7回	6/○	◇ 「今日の目標：○○！」
第8回	6/○	◇ 「今日の目標：○○！」
第9回	6/○	◇ 「今日の目標：○○！」
第10回	6/○	◇ 「今日の目標：○○！」
第11回	6/○	◇ 「知の再構築」で身につく力を知る 『凝縮ポートフォリオ』の作り方説明
第12回	7/○	◇ 「今日の目標：○○！」
第13回	7/○	◇ 『凝縮ポートフォリオ』提出 ――知の共有
第14回	7/○	◇ 『成長報告書』書き方説明
第15回	7/○	◇ 『成長報告書』提出 ◇ 『全体フィードバック』

『元ポートフォリオ』 → 再構築 → 『凝縮ポートフォリオ』

『成長報告書』

◆講義の例

時間数：90分/1回2コマ×15（計30時間）
単位数・学生数：2単位・150名程度
授業展開：プロジェクト学習とポートフォリオファイルを使用．
評価方法：評価の対象は「凝縮ポートフォリオ」と「成長確認書」の提出が8割．他の提出物などが2割とする．

「再構築」の伝え方

これまでプロジェクト学習を進めてきて元ポートフォリオは中身がぎっしりです．これらはみな，再構築する際の「知のパーツ」とも「部分知」とも言えるものです．それらをどのように組み立て，価値ある「知の成果物」とするのかを学生に伝える必要があります．その際「することの指示」でなく，なぜするのか，以下の意図や価値を伝えるようにします．

【No. 58】

◆「再構築」の制作・意図・価値 ◆

A3サイズ1枚である意図

基本的に凝縮ポートフォリオはA3サイズの紙1枚で提出してもらいます．なぜならば，「制作するのが簡単だから」です．表現媒体が複雑であり煩雑であればそこに力がとられてしまいます．ここでのねらいは技術的スキルではなく，知の構造化であり，それを素直に表現できることが大事なのです．身につけたいのは俯瞰や全体知，知と知の関連性，ビジュアルな表現などの基本的な力です．そのためにはA3 1枚にどうロジカルに表現できるかに価値があるのです．

「制限」がある効果

再構築の表現に何ページも使ってよいなら，情報の取捨選択力も構築力も身につきません．A3 1枚という制限があるからこそ，試行錯誤しながら力をつけるのです．制限がある中で何とかしようとする，そのことで成長するのです．

一目で把握できる

一目で全体が把握できる＝思考の構造化．A3ということはA4サイズの本の中の見開き2ページを作っているという設定なのです．他者に役立つ「○○の提案書」ということで，本の見開きページを開き俯瞰している，という設定でもあります．表現をA3紙面いっぱいにするということは，相手を意識した表現力も身につきます．読み手の思考を逆に読む行為とも言えます．

「知の構築」が一目でつかめる

獲得した知識を関係づけ　わかりやすく構成しているのが一目で見える．その表現力，「部分知」から「全体知」という思考を1枚の紙の上で経験するものです．ここでいう「部分知」は，例えば，パラグラフの1つひとつという考え方もできます．

III 実践と応用

「再構築」の手順 （次ページ【No.59】参照）

①「意志あるスタート」

　ビジョンとゴールをしっかりもってスタート．そしてそのゴールが「他者に役立つ成果物」を生むということに価値があります．それは観念的な意味ではありません．実際に，他の人に見せて役立ててもらうということは，そこにエビデンスがなければいけません．資料はすべて「元ポートフォリオ」に入っているということが前提です．

② 4つのパラグラフに振り分ける

　「A：テーマ（願い）」「B：現状と課題」「C：解決策」「D：具体的な提案」の4つのパラグラフに大きく振り分けます．まずは，その情報がどのパラグラフに入るものか大雑把に分ける作業をします．

〔1つひとつのパラグラフを収斂，洗練させる〕
　1つひとつのパラグラフごとにその中身を収斂させる，つまり無駄なものは思い切って捨てます．まさしく「選択と集中」です．パラグラフごとに必要不可欠な文章，図，データなどだけにまとめて，その1つひとつの完成度を高めます（その要素としてエビデンスは欠かせません）．

③全体レイアウト＝思考構成

　ここまでくると1つひとつのパラグラフの面積的ボリュームの限定が気になるところです．現実に1枚の模造紙のうえにパラグラフ同士がよりスペースを欲しがり，互いの面積を奪い合いたくなる（？）気持ちが湧いてきます．

④「凝縮ポートフォリオ」完成

　読み手を意識し全体を整えます．文字サイズや余白，パラグラフの繋がり，色の使い方，また字体の選択なども全体を俯瞰するなかで初めて決めることができるものです．余白やレイアウトを工夫することで，小さめの字でも意外に読みやすくなるものです．初めてであれば，これらを丁寧に説明しましょう．

A. 学生として

【No. 59】

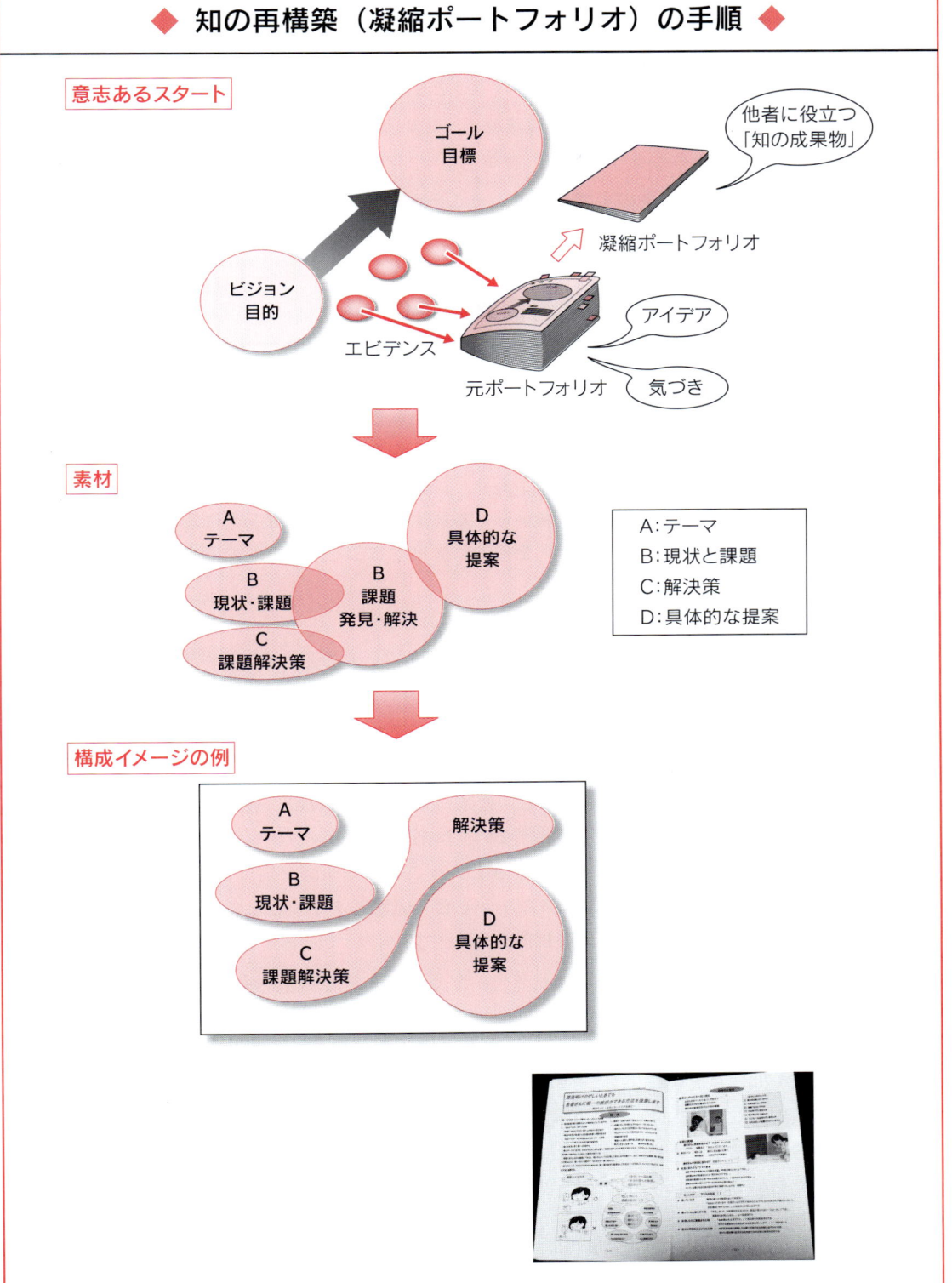

◆ 知の再構築（凝縮ポートフォリオ）の手順 ◆

意志あるスタート

- ビジョン 目的
- ゴール 目標
- エビデンス
- 元ポートフォリオ
- 凝縮ポートフォリオ　他者に役立つ「知の成果物」
- アイデア
- 気づき

素材

- A：テーマ
- B：現状・課題
- B：課題発見・解決
- C：課題解決策
- D：具体的な提案

A：テーマ
B：現状と課題
C：解決策
D：具体的な提案

構成イメージの例

- A テーマ
- B 現状・課題
- C 課題解決策
- 解決策
- D 具体的な提案

III-3 ポートフォリオの「再構築」とその評価

113

III 実践と応用

「再構築」の条件

　「再構築」の経験で力をつけることを意図するなら,「なんでも自由にどうぞ表現してください,条件はありません」というわけにはいきません.

　次のような条件を伝え,説明します.それは必ずしも提出物の説明という観点だけでなく,「世の中ではこういうことが求められているのですよ」という言い方でさまざまなことがらと関連して伝えます.

【No. 60】

◆ 再構築の条件 ◆

①「意志ある提案」であること

　基本的に調べたことを書くものでなく,課題発見からその解決策までを現実的に展開させたものであること.ビジョンとゴールがはっきりしていること.

　そのテーマに対し自分自身の課題意識があり,課題は○○です,だから○○しましょう,という提案型であること.自分自身の体験からくる具体的なエピソードを入れることもよい.

　提案とは自分の案（考え,アイデア）を相手に提出すること.こうしたらよいですよ,ということを相手に伝えること.

②「根拠ある情報」を添えること

　「根拠ある情報」を必ず添えること.出典,日付けを添えること.インターネットからの情報やデータなどは全体の一部であること.名称,URL,月日を添えること.ネット情報は削除されてしまうこともあるから,保存かプリントアウトして元ポートフォリオに入れておくことも必要.

③全体構成とビジュアル表現（概念図など）について

　概念図,写真,説明用のイメージ図など,必ず"ビジュアル表現"を含めること.

　本質を押さえていないと,概念図は書けない.図形化,イメージ化したものを表現できるということが大事.それは事象を抽象化できるということ.概念図を描けるということは,「部分知」が「全体知」となるような思考スキルが必要.表現スタイルとしても,感性に直感的に伝わるビジュアル表現がないと人の心は動かない.文字だけで全体を埋め尽くすのではなく,紙面の全体構成が「思考の構造化＝ロジカル」の表現になっていることが大切（評価の観点はp.118も参照）.

④「解決策」をふまえ『具体的な提案』であること

　現状の課題や問題点を明確にし,その解決策や対策を『具体的な提案』として表現すること.『具体的な提案』は,抽象的でなく現実的で具体性を備えていること,実行可能なこと.そのための具体的な方法が書かれていること.再構築は,解決策のアイデアを書くだけでなく,読み手の行動や意識を本当によりよく変えることを意図するもの.だから実際に具体的な手順やポイント,コツなどがあるとよい.あくまでも「知識」でなく「人間」を核とし,「読んだら→できる」ものが書かれているとよい.

「凝縮ポートフォリオ」の評価はどうするか

　ポートフォリオを活かす評価の方法はひとつではありません（ほかの例は p.32 参照）．ここでは，基本となる「凝縮ポートフォリオ」の評価はどんな方法で行うのか，筆者自身が実際に大学で行っている手法を説明します．大学ですから採点する必要がありますが，点数の付け方ではなく，成長のための評価にするにはどのようにしたらよいかというポイントをぜひつかんでください．看護系の学校における教科や実習，病院における研修・目標管理などでも基本的に同じような考え方で行うことができます．

　評価の対象は「凝縮ポートフォリオ」と「成長報告書」の2つです．基本的に「元ポートフォリオ」は，提出を求めません．

「凝縮ポートフォリオ」を評価する手順

①凝縮ポートフォリオの作り方を説明する（提出2週間前）

　少なくとも2週間以上前に学生たちへ凝縮ポートフォリオの作成手法を説明します（p.111参照）．その際，学生たちは「見本」を見たがります．確かに見本を見せるとわかりやすいのですが，極力，無から有を生む創造的な作業を経験して欲しいので，その旨を率直に伝え自分で自由に表現を工夫するように伝えます．

②学生が「凝縮ポートフォリオ」を提出する

　「凝縮ポートフォリオ」は，連続講義が終了する2〜3週間前までに提出してもらいます．その理由は教師が評価するだけでなく，学生自身が他者の「凝縮ポートフォリオ」を見ることができる（評価できる）時間を設けるためです．また，もし学生が望むなら，再度作り直し，提出できるチャンスを提供するためでもあります（実際，他のクオリティの高いものを見た後に，自分の凝縮ポートフォリオを改善し再提出する学生が大半です）．

> **成長のための評価**
> 　本人が希望するなら再提出を認めます．他者のよきモデルを見て，自分のものをもっとよくしたいというモチベーションが湧くことはよいことです．学生が望むなら何度でも挑戦して（といっても3度程度までですが），再度作り直し提出できるチャンスを提供します．結果を評価して査定するだけの評価ではなく，成長のための評価だからです．

③「凝縮ポートフォリオ」を学生同士が評価する

　講義の時間を利用して学生同士が自分たちの凝縮ポートフォリオを評価する経験をします．教師が行う採点を伴う評価には，ほとんど学生自身の評価は加味しませんが，学生が評価するという行為を経験することにその意図があります．これまでは「評価された」経験しかなかったものが，初めて「評価する」経験をします．

(1)「評価のルール」を教師ははじめに学生と話し合います．まず学生へ問いかけます．

　　教師「どんな姿勢で評価してもらいたいですか？」
　　学生「真剣に，誠実にして欲しい」
　　教師「ではあなたたちもそうしましょう．評価は集中して沈黙で行いましょう．友達と話し合ってする必要はありません（実際，誰ひとりおしゃべりをしません）」

(2)「評価の観点」を共有します．学生たちには，凝縮ポートフォリオの作成を伝えるときにすでに「評価の観点」を伝えてありますが，改めて黒板に書くと同時に印刷したものも配り，手にもちます．それと照らし合わせ，確認しながら評価するよう伝えます．

◆**凝縮ポートフォリオの評価の観点**（事前にシラバスに提示して説明）　　【No. 61】

- 伝えたいことが明瞭か
- そこに根拠があるか
- 筋道の通った展開になっているか
- わかりやすい表現か
- 実際に役に立つ内容か

(3)「評価の仕方」つまり，どのようにすべての凝縮ポートフォリオを見て，いかに自分の意志で最もよいと思ったものを選ぶのか，その方法を説明します．学生の机の上に「凝縮ポートフォリオ」を展示するように並べます（個人名や学生番号などは付箋で見えないようにしておきます）．

　　教師「ぐるりと2回そのすべてを見ることができるようにゆっくり移動しましょう」沈黙して少しずつ動きます．
　　教師「2枚の付箋を手にもちましょう．1枚は仮貼り用です．気になったものに貼っておけるようにします．もう1回回って見たときに，これだ！と決心して，その凝縮ポートフォリオに評価カードとして付箋を貼ります．付箋には，その理由を具体的に書いてから貼ります」

↓

A. 学生として

> **成長に有効な「知のギャラリー」**
>
> ポートフォリオには「これが正解」というものはありません．しかし「質の高いもの，学ぶべきもの」「秀逸と言いたいもの」はあります．それを教師だけが見るのでなく，学生たちが見る時間を設ける，これが成長に有効な「成長のための評価」となるのです．

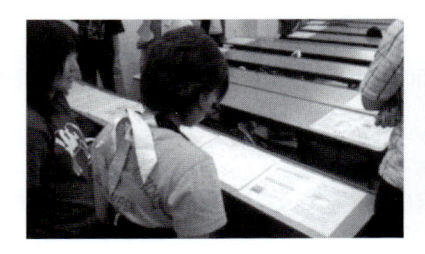

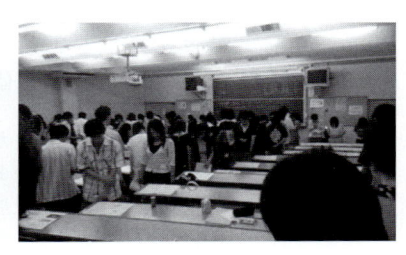

④学生相互に「凝縮ポートフォリオ」から学ぶ

多くの凝縮ポートフォリオを一度に俯瞰することで「見る目ができる」のです．はじめに教師は学生へ伝えておきます．

教師「ほかの人の凝縮ポートフォリオから学ぶことが必ずあります．そのときただ，すごいとかうまいと感心するだけでなく，自分の凝縮ポートフォリオへの改善点を捉えましょう」

> **知の共有としての必然性**
>
> プロジェクト学習では，凝縮ポートフォリオはもともと「他者の役に立つ成果物」としての存在です．ですから学生が教師に提出して終わり，ではなく学生同士が互いのポートフォリオを見ることに必然性があるものなのです．

> **学生の感想**
>
> 「同じように授業に参加し，同じ講義を聴いているのに1人ひとりみんな違いました．自分以外の人の考えや提案を，こんなふうにたくさん見ることができることは素晴らしい価値があると実感しています」

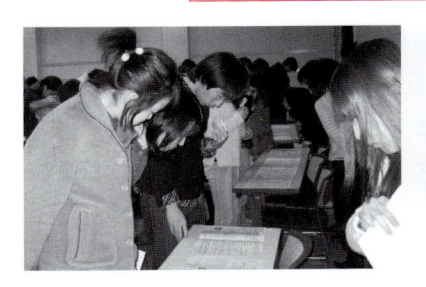

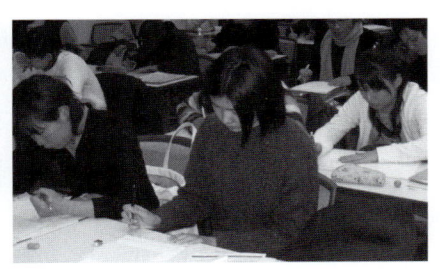

III 3 ポートフォリオの「再構築」とその評価

III 実践と応用

■ 教師による凝縮ポートフォリオの評価

　教師たちは，数人で「凝縮ポートフォリオ」を以下のような手順で評価します．
　必ず，広い部屋にすべての凝縮ポートフォリオを見えるように広げ，評価者たちはみな手に以下の評価の観点をもち俯瞰しながら評価します．

◆凝縮ポートフォリオの評価の観点　　　　　　　　　　　　　　　　【No. 62】

評価の観点	見極めるポイント
① 伝えたいことが明瞭か	→ 自分の意志あるテーマで焦点が絞れている
② そこに根拠があるか	→ 出典，アンケート対象などの明記
③ 筋道の通った展開になっているか	→ テーマからぶれずに組み立てられてる
④ わかりやすい表現か	→ パラグラフごと収斂されすっきりしている
⑤ 実際に役に立つ内容か	→ 実際にできる具体的な提案がされている

■ 実際に"役に立つ"という観点

　この本で提案しているプロジェクト学習の特徴は他者に役立つ「知の成果物」を生むことをゴールとしていることです．ですから上の①〜④のような観点を超え「他者の役に立つものとなっているか」という一点を観点することも考えられます．

■ 見るときのポイント

　評価者は，再構築された凝縮ポートフォリオを見る時に，それがその学生の「自分の考えか」という見極めをしながら見ます．観念的だったり，インターネットの情報をそのまま切り貼りしたものでないかもチェックします．根拠あるデータや資料などの活用はもちろんよいのですが，「考え」や「思い」はその人自身のものであることが必須です．プロジェクト手法はもともと自分自身の願いのもと，考えを提案するものなので，誰の提案もオリジナルなものとなります．またその内容に，実際にその人が体験したエピソードなどが盛り込まれていることで，リアルでかつ世界にひとつの創造的なものと必然的になります．

　見たくなる，わかりやすい表現かということも大切です．それは体裁のきれいさとは違います．考えが整理されているから，見た目も整理されシンプルながらわかりやすい表現となっているのです．話題性や派手さに目を奪われず「誠実さ」「確かさ」を見いだすことも大事です．やたらと多い色を使っていたり，アンダーライン，意味のないイラストがあるうちは，ツメが甘い証拠とみていいでしょう．

◆「凝縮ポートフォリオ」評価の手順 ◆

① すべての凝縮ポートフォリオを広げて見る

　　すべてを見ると全体のバランスや傾向が見える．

② 最もクオリティの高いものを選択する

　　「これはよい！」というものを選ぶ．経験上から言えば全体の 2～3 パーセント程度しかない．それは浮き上がるように見える．「これが最高」と決めると，ある種のベンチマークとなる（全体的によくないときは，学生でなく教師の授業の進めかたに問題がある）．

③ 1 枚ずつ「評価の観点」と照らし合わせる

　　1 枚 1 枚を「評価の観点」リストと合わせてみる．
　　0 点から 10 点を最高に，点数をつけ，それを付箋に書き，その凝縮ポートフォリオに仮貼りする〔評価の観点の項目（前ページ【No.62】）ごとに点数をつけ集計するやり方も可〕．

④ 最低限の条件は満たしているか，確認する

　　根拠ある情報であるか，過度にコピー＆ペーストしていないかなど．

⑤ 「伝えたいこと」は明確か？　テーマを見る

　　何といってもテーマを最初に確認すること．何のために何をやり遂げたいのか？　を汲み取れるか確認する．「一体何を伝えたいの？」というようなものは論外．

⑥ 「テーマ」と中身がぶれていないか？

　　テーマと照らし合わせて全体を確認する．特に最後の「具体的な提案」とテーマがぶれていないか確認する．

⑦ 「具体的な提案」があるか確認する

　　現状分析がされていることは不可欠だが，ともするとそれだけで終えているケースがある．一番大事なのは現実的で実行可能な具体的な提案がしっかりされているか？　ということ．極端によくないケースでは，解決策や「具体的な提案」が最後の 3 行などというものもある．これでは「調べ学習」の域を出ていない．

⑧ 各パラグラフにおいて無駄や偏りがないかを確認する

　　ひとつのパラグラフは基本的に完結しているはずである．読み終えて「うん？何かが足りない」や「何を言いたいの？」あるいは「これ本当？」と感じるものはよくない．「広げ過ぎ」「無駄があり絞りきれていない」，あるいはそもそもテーマ設定のときに「思い込み」や「一面的な見方で偏りがある」ことが原因．

⑨ エビデンスの存在を確認する

　　現状分析に正確なデータは添えられているか，課題解決にエビデンスが添えられているか，を確認する．

⑩ 全体を俯瞰しバランスや関係知をみる

　　各パラグラフを確認し，それぞれの相関関係のつじつまが合っているか，関係知や整合性を見る．

III 実践と応用

> Case 5 実践者の声：凝縮ポートフォリオの評価

看護教育におけるポートフォリオ評価

まず講義でポートフォリオ活用

　島根県立看護短期大学では，ポートフォリオ活用推進プロジェクトメンバーを中心に「講義」「演習」「実習」「資格取得」の看護基礎教育でポートフォリオを活かしています．

　ポートフォリオを活用する科目のシラバスには，ポートフォリオで評価することを明記しています．まず，講義でポートフォリオを一度作らせてから，実習で活用することにしました．毎回の講義で，どのようにポートフォリオを作ればいいのか考えながら経験したことで，実習ではのびのびとポートフォリオを作っていました．学生も「講義で使ってみて思ったが，実習で使う方がもっと楽しい」と言っていました．

シート集の作成

　ポートフォリオ活用推進プロジェクトで"看護におけるポートフォリオ活用のためのシート集"を作成しました．「目標シート」「アクションシート」「体験前準備シート」「体験前確認シート」「体験報告シート」「文献シート」「成長報告シート」の種類があります．また，最初にポートフォリオの基本と作成について説明し，ポートフォリオを作成する工程表も示しました．論文や看護研究のポートフォリオも作成することができました．

複数教員で評価を実施

　どの科目で活用しても，学生は最後に凝縮ポートフォリオを作ります．「ポートフォリオ活用推進プロジェクト」メンバーで専門領域の異なる5名の教員で評価しました．評価指標を事前に確認して，1人10点満点で採点した結果，4名の教員の評価には互いに有意（$p<0.01$）な相関を認めました．また，通常の4肢択一のマルチプルチョイステスト，レポートの評点とポートフォリオの評点は有意に相関（$p<0.05$）していました．このような他者評価において，内容のよいものには5名がそれぞれ高い得点をつけ，内容が足りないものには低い得点でした．

　また，元ポートフォリオと凝縮ポートフォリオの他者評価においても，有意な相関がありました．このことからも，凝縮ポートフォリオで評価することは可能です．

評価の観点
1. 言いたいことが明確か
2. そこに根拠があるか
3. ロジカル性はあるか
4. 分りやすいか
5. 誰かの役に立つ内容か

複数教員の評価得点の関係

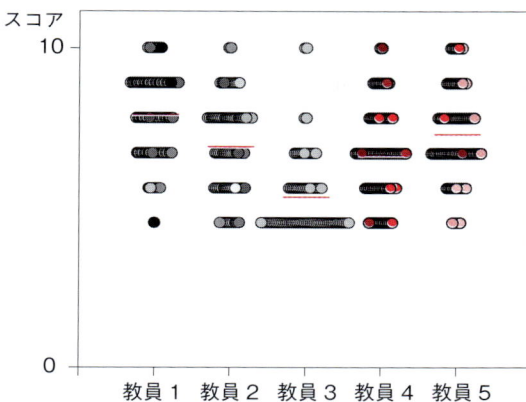

		教員1	教員2	教員3	教員4	教員5
Spearmanのロー	教員1 相関係数	1.000	.476**	.304**	.520**	.622**
	有意確率(両側)	.	.000	.006	.000	.000
	N	81	81	81	81	81
	教員2 相関係数	.476**	1.000	.326**	.567**	.673**
	有意確率(両側)	.000	.	.003	.000	.000
	N	81	81	81	81	81
	教員3 相関係数	.304**	.326**	1.000	.318**	.503**
	有意確率(両側)	.006	.003	.	.004	.000
	N	81	81	81	81	81
	教員4 相関係数	.520**	.567**	.318**	1.000	.692**
	有意確率(両側)	.000	.000	.004	.	.000
	N	81	81	81	81	81
	教員5 相関係数	.622**	.673**	.503**	.692**	1.000
	有意確率(両側)	.000	.000	.000	.000	.
	N	81	81	81	81	81

**相関係数は1％水準で有意(両側)

説明責任に応える評価の公平性

　教育現場においては，学生や保護者に対して，説明可能な根拠を持つ具体的な学びの資料を提供しながら評価することが義務づけられています．ポートフォリオ評価は，学生1人ひとりの思考や努力過程を評価することができます．単に学生の知識量や理解速度に力点を置いた判断はしません．学生が能動的に学ぶ姿勢，そして自分の成長を実感できます．

　ポートフォリオから，筆記のテストでは見ることができない，学生の真の人間性や能力が見えます．正解や定型のない学びに対し，圧倒的に効果があると実感しています．ポートフォリオは自ら考え課題を見いだし成長していく有効なツールです．

島根県立看護短期大学（2004年）
（現在は統合・法人化により島根県立大学短期大学部・出雲キャンパス）
吾郷美奈恵/山下一也/吾郷ゆかり/加藤真紀
指導助言　鈴木敏恵

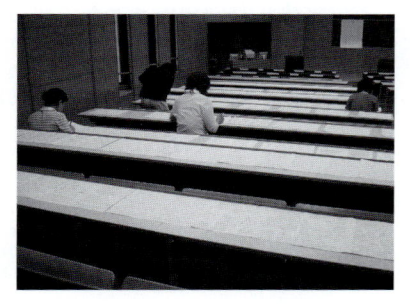

複数教員による評価の風景

4 A. 学生として
臨地実習の効果を生む「実習ポートフォリオ」導入手順

■ 実習中の学生を知りたい

　教科書や座学だけではとても得られない価値ある体験ができる時間が臨地実習です．そこには「患者さん」がいて「看護」があります．

　どう向かい合い，何をしたのか，どんなことを学びうるのか．ここにはまず何より学生自身の意志が必要です．成長したい，学びたい，患者さんの役に立ちたい．この意志を立ち上げるために，学びのプロセスを一元化するポートフォリオやプロジェクト手法が活きるのです．

　そのためにまず，現在の実習を支えるために不可欠な実習記録用紙について考えてみましょう．実習の間，学生の成長や評価を確認するために，学校にはさまざまな記録用紙やチェックリストが存在し，実習ごとに所定の用紙を用いるようになっています．

　その人を伸ばすためにはその人の獲得したもの（知識やスキル）を知ることが必要です．ここに各種の記録シートやナラティブ（自らの看護実践を物語として書いたもの）やチェックリストなどは有効です．それらはそれぞれの学校において種類も内容も非常に工夫されています．教師や指導者は学生自身の報告とともに適切なアドバイスをしつつ，記録用紙を活かしてその成長を促し評価をしていきます．

　臨床指導者や担当講師は，学生に密着しつつ学生たちの実習やカンファレンスにおける学びを観察しサポートします．しかし学生1人ひとりの背中にピッタリと常について，患者さんとの言葉のやりとりや所作のすべてを見ているわけにはいきませんし，実習生の思考や思いのすべてを知ることもできません．そこでチェックリストや記録用紙の存在が活きます．しかし，課題発見力・解決力を養い，自ら考え，行動すべきことを発想できる看護教育という視点からみると，この実習記録自体がもつマイナス面も見えてきます．それは次のようなものです．

■「実習記録」で学生が見えるわけではない

　実習記録の1枚1枚の項目や内容は，確認すべき患者さんのデータ，観察の視点，獲得する必要のある患者さんの情報，看護目標から自己評価の項目にいたるまで事細かに記入する欄がありもれのないつくりになっています．そして多くの場合，そ

の記録が実習の評価の根拠とされます．しかし多くの教師や現場の指導者がすでに気づいているように，それらの記録用紙がきれいに書かれていたとしてもそれがその学生の臨地実習のすばらしさを保証するものではありません．逆に言うと，患者さんに細やかに心を配り，今できる限りの能力やスキルで丁寧な看護をしていたとしても，その実習生の記録が素晴らしいとは限らないということです．

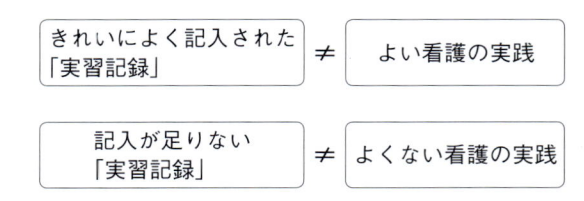

きれいによく記入された「実習記録」	≠	よい看護の実践
記入が足りない「実習記録」	≠	よくない看護の実践

■ 完璧（過ぎ？）な実習記録用紙

学校が備えている記録用紙は一般的にとてもよく作られています．むしろ，意志ある学びの視点から見ると"作り過ぎ"とも感じます．ここにこれを書きましょうという1つひとつの項目ごとになっているデザイン．チェックリストのような作り．その項目の1つひとつは看護の大切な視点やポイントです．しかし，それはすでに印刷されています．逆に言えば，それは学生が考えた視点ではないのです．

■ 記録シートの記入に追われる実習

項目の1つひとつに「ここにこれを書けばいいのね（欄を埋める）」というふうになりがちになります．「全体を大きく捉えて，俯瞰しつつ考えて書く」という大局的な視点を失いがちです．その1枚1枚や，項目と項目は，相互に関連し合っているはずですが，1つひとつの項目へ記入することに精一杯になってしまいがちです．そのとき臨床から得られた活き活きとした全体性が失われることさえありえます．

■ 教師のための実習記録？

一体，記録用紙は誰のためにあるのでしょうか．

多くの学校の臨地実習の説明ページに次のようなことが書かれています．「記録用紙は○日までに書いて提出すること」．ここから見えることは，記録用紙は教師に提出するもの，という事実です．学校側の意識が，記録用紙を書くことは学生自身の学びやふりかえりに有効に働きかけるであろうと考えていても，現実には教師が評価するものと受け止めているのではないでしょうか．事実，学生は記録用紙は提出するために書いてしまいがちです．それは教師に評価されるものだという意識が生じるからかもしれません．これは目標管理シートも同様です．多くの場合，無

III 実践と応用

意識のうちにも上司（教師）が見るものだ，という観点で書かれているのです．それらは結果的に自分のために書いているのではないのです．ということは，それ単体では「意志ある学び」のツールとはなっていないということです．

■ 評価でなく成長のために

　ここであらためて整理したいと思います．記録用紙の存在に問題があるのではなく，その活かし方を変えることが必要なのではないかというのが筆者の考えなのです．どう活かすかということを一言で言うなら，評価でなく成長のために，記録でなく明日のために，教師でなく学生が自分で自分自身を見る明確なツールとして，ということです．

　人が成長するためには自分で自分自身を見ることが不可欠です．例えば，その日にインパクトのあったことや，そのときの状況を顧みて，そこで自分のとった行動や発言，己の思考や戦略のプロセスを俯瞰すること，そしてそれを参考に，ではどうしたらさらによくできたのだろうかと考えたり，自分に足りないことを思いめぐらせたりしつつ自己改善し，今すべきことを考える行為が重要となるのです．

> **見なければよくすることができない**
>
> 　何かをよくしたいとします．そこにまず必要となるのは，よくすることができる技術の前に，よくしたい対象を「見ること」です．なぜなら「見なければよくすることができない」からです．臨地実習における記録やナラティブ，ポートフォリオの存在も然りです．これらを自分自身で見ることが大事なのです．

目標と評価

■ 自己評価ツールとするために

　価値あることに気づいたり，自分の行為の一部分でなくプロセス全体を省みてさらによくしようと思うとき，大切なのはふりかえる行為ではなく俯瞰すること，その意識をもつことです．

　現在の記録用紙の中にも，「ふりかえり」という欄がありますが，それは限定的な期間におけるふりかえりであることが多いようです．「ふりかえり」「俯瞰」，いずれも成長のためであれば，客観的に自分を見る「自己評価」の意味もそこには含まれます．さて，「評価」は，自己評価であろうと他者が行う評価であろうと，何かを基準として，あるいは何かと照らし合わせて（それは無意識のうちにそうしているケースも多くありますが）行うものです．

A. 学生として

実習記録の自己評価は何と照らし合わせているのでしょうか．

■ ベンチマークとなる「目標」

ここで重要となってくるのが，「目標」の存在です．自分が立てた「実習の目標」「今日の目標」「その施設や機関が担っている目標」，あるいは，患者さんにとってよりよい状況へ近づける＝「看護の目標」……．目標には種々のレベルがあります．いずれも"そこに向かい""そこに辿り着く"のが目標の役割です．いずれにしても自分自身で目標をもっていないと本来「自己評価」をすることができません．目標（ゴール）を明確にしてスタートするプロジェクト学習がここで効果を発揮します．また日々の目標に関しては「インパクトカード」を活用することが有効です．インパクトシートについてはp.137に詳しく説明してあります．

ゴールやプロセスを意識できる臨地実習

記録用紙だけでは，大きく全体を押さえ，戦略的に自分のストーリーとして実習を受け止めにくい現状があります．ここにポートフォリオの存在が活きてくるのです．プロジェクト学習によってゴールに向かうことで，フェーズ展開（p.10, 44）していくことが明確なので，全体が見えます．学生自身が自分のゴールと照らし合わせつつ，ポートフォリオを開くことで，「今やっていることは，ゴールまでのここに位置するのだな」と自分の立ち位置も自覚できる，つまり，わかりつつ進めることを叶えます．

またポートフォリオの存在は，実習に行っている間の自分の行動ややっていることを全体的に教師や仲間へまんべんなく伝えることを叶えます．さらに結果だけや部分だけに終えずにプロセス全体を評価すること，ここにポートフォリオの存在が活きます．

■ ゴールシートと「再構築」

実習スタートのときゴールシートを書いたら，ポートフォリオの最初のページに入れます．ゴールへ向かうプロセスで生まれたものや手に入れたものや目標到達への計画，ネットからプリントアウトした資料や文献のコピー，アンケート用紙などです．実習を終えたら，元ポートフォリオを再構築し，凝縮ポートフォリオを作成します．教師はそれを見ることで学生のコンピテンシーを評価することができます．

III 実践と応用

「実習ポートフォリオ」導入手順とコーチング

　ではここから，実習にポートフォリオを導入する手順と各段階におけるコーチングを説明していきます（病院における外部研修や認定看護と置き換えて読み取ってもいいでしょう）．

【No. 64】

◆ **実習ポートフォリオの導入と手順** ◆

1	〈実習前〉ポートフォリオの「目的と価値」を伝える	月	日
2	〈実習前〉「目標設定」への気持ちの助走をうながす	月	日
3	〈実習前〉情報の獲得（知識編）	月	日
4	〈実習直前〉イメージング＆トレーニング	月	日
5	〈実習初日〉ビジョンを描く「その患者さんにどうなって欲しい？」	月	日
6	〈実習中〉意識センサーを立て情報獲得	月	日
7	〈実習中〉フィードバック ― 「メタ認知」育成	月	日
8	〈実習後〉プレゼンテーション「知の共有」	月	日
9	ポートフォリオの再構築 ― 普遍性，本質を見いだす	月	日
10	成長確認（自己評価）	月	日

A. 学生として

1 〈実習前〉ポートフォリオの「目的と価値」を伝える

「何のために実習でポートフォリオを使うのか」という目的や価値を知らないと，人はやる気になりません．「ポートフォリオを作りなさい」というだけでは不十分です．ポートフォリオを活用する「目的と価値」を伝える時間をしっかり伝えることです．

【コーチングのコツ】

「自分で自分の行動や気持ちや課題解決をみて自分で自分を成長させるのです」「たったひとりの患者さんと時間をかけて向き合えるチャンスは稀有なチャンスです」「大事なことはそのときにはわからない，だからポートフォリオに何でも入れておきなさい」ということを丁寧に学生へ伝えましょう．さらに実習へ向かう前に，「実習中に手に入るものをどんどんファイルに入れていくんだよ」と伝えましょう．記録用紙もポートフォリオに入れやすい1枚1枚バラバラにできるものがよいでしょう．

【ポートフォリオ活用】

まずは学生自身がポートフォリオ用ファイルを手に入れ，「さあ，これを活かし，自分で自分のやることを見ながらしっかり進めるぞ！　マイゴールに向かうんだ！」という気持ちになることが大事です．

◆実習ポートフォリオの効果　　　　　　　　　　　　　　　　　　　　【No. 65】

- 教師や指導者が学生をより深く知ることができる
- ゴールを意識した実習となり，高い成果が得られる
- 自分の行動プロセスが見えるので自分で行動改善できる
- 自分の成長が見えるのでやる気になる
- 実習記録だけで見えないプロセスが全体的に見える
- プロセスを見るのは指導者の前に学生自身，という姿勢が生まれる

2 〈実習前〉「目標設定」への気持ちの助走をうながす

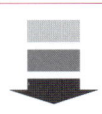

ここでのねらいは，実習を前に「自分の目標をもってのぞむことが大事なんだ」という気持ちの助走をうながすことです．学生が「しっかり自分で考えて目標をもつのだ」という気持ちになることが大事なのです．

この段階で具体的な目標に絞り込むことはできなくとも，「自分はこのようなこ

とを実習で学びたい」という目標を設定しておくことはとても大事です．この時の「目標」と，実際に患者さんと対面したときの「目標」はそう異なることはなく，むしろさらに焦点が絞れて固有性をもったよい「目標」になるはずです．

【コーチングのコツ】

　実習へ行く前に学生自身が「何のために実習へ行くのか」としっかり考える時間をもちます．「学ぶため」と学生が答えたら，教師は「そうですね」で終えるのではなく，「何を学びとってくるの？」と問い返します．「○○をつかむため」と答えたら，「そのためには，どうしたらいい？」と続けて答えてもらいます．

【ポートフォリオ活用】

　自分でそれらを考え，絞り，メモしてポートフォリオへ入れます．

　ゴールシートの役割を説明し，ポートフォリオ用ファイルの最初に入れることを促します．同様に「インパクトシート」について説明し，学生へ渡しておきます．そのとき「セルフコーチング」について教えます．例えば「何のために師長はあの場所に立っているんだろう」「なぜ寒いのに扉を開けておくんだろう？」などです．学生には「自分で自分に問いかけなさい」とはっきり伝えます．

3　〈実習前〉情報の獲得（知識編）

　実習先の施設や仕事に関する情報をネットから手に入れるなど，実習に行く前に情報を獲得する必要があります．例えば緩和ケア病棟に行くならその事前学習をしておくということです．そして大事なことは，ポートフォリオにそれらをどんどん入れておくことです．教科書の関係する箇所や学校図書室の書籍に目を通したり，あるいは実習先の病院の図書や資料室などでも価値ある事前学習ができるでしょう．

【コーチング】

「その情報はどこにあるだろう？」
「ほかには？」
「正しい情報って？」

【ポートフォリオ活用】

　事前に調べておいたインターネット上の資料，文献，教科書関連をコピーしたものなどを入れます．

　自分で考えたこと，気になっていることなどのメモを入れておき，実習時に確認するようにしておきます．

4 〈実習直前〉イメージング＆トレーニング

【「わかる」と「できる」は違う】

　実習であろうとも，学校の外，社会へ行くのですから，学生といえども社会人として基本的なふるまいができること，例えば，挨拶や目を見て話すこと，身だしなみを自分で整えられることなどが必要です．それは，知っているからできるというものではありません．「わかっていることと，できることは違う」ということです．実習に行く前にしておくことは他にもあります．よりリアルに行き先，あるいはやることをイメージして必要なトレーニングをすることです．

【どこに立ち，どう動くのか想定してみる】

　自分が行く先を映像で頭の中で想定し，そこにおける自分のふるまいや動線を描きながら，おじきをしたり，あいさつを声を出して練習してみるということです．今できないものが実習先でできることは難しいのですから．

【コーチングのコツ】

　インターネットで事前に実習先のホームページを見ておけば，多くの場合，典型的な病室やラウンジの写真があるはずですから，そこで自分が患者さんと向きあっているイメージを描くことができます．「そこにあなたが立っていることをイメージしてごらん，どこに立っていますか？」「どう動きますか？」というように具体的なコーチングをすることが有効でしょう．そのことで学生は「ああこの部屋に私は行くのね」「より深く学ぶためには，先輩看護師さんと患者さんのやり取りが見えるところに立つ必要があるんだ」ということまでリアルになり，覚悟して実習に向かうでしょう．施設の平面図が学生の手元にあるとよいでしょう．そのことでよりリアリティあるイメージが描けます．

　「来週〇〇の研修がありますね，そのとき病室のどこに立つ？」と問えば，多くの場合，学生は「ここらへんに立ちます……」とあやふやに返答するはずです．実はそこまで具体的にはイメージしていないのです．しかし平面図など現実の要素を目の前にして行うことで，「そこまで想像していなかった」ことが本人にわかります．この"本人がわかる"ことが大事なのです．「じゃあ，どこに立ったらいいのだろう？」など，現実性を帯びたところに思考が及びます．

　いくら事前にトレーニングしていても実際の現場に行くと緊張してしまうもの．そういうときはどうしたらいいでしょうか？　自分なりの解決策をもっていきましょう．「あなたならどうする？」と問いかけます．学生は考えます．それも紙に書きポートフォリオへ入れておくように伝えます．

III 実践と応用

【ポートフォリオに入れるもの】
- ☐ 社会人として必要なマナー集
- ☐ トレーニング前後の自分の笑顔の写真
- ☐ 自分自身の現状をあきらかにし，それを見直し自分が身につけるべきことを書き出した一覧表
- ☐ 実習施設の写真や平面図（自分が関係する部署や動線に印をつけたものなど）

5 〈実習初日〉ビジョンを描く「その患者さんにどうなって欲しい？」

実習施設に行き患者さんと対面したら「ゴールシート」を記入し，ポートフォリオの最初に入れます．これまで具体的な実習の目標が書けなかった学生もここではゴールシートが書けます．

【ゴールシート記入】

実習先で患者さんと対面します．その瞬間，その時間を大切にする必要があるでしょう．学生たちは，自分が担当させてもらうひとりの生きた人に会い，その目や様子を前にします．誰でもその人の前に立ち，挨拶をし，話しかけるときには，少しでもよくなったらいいなと自然に感じることでしょう．つらそう，不安そう，お気の毒，少しでも早くよくなってお家に帰りたいだろう，とその人へ心を寄せるのではないでしょうか．その人の目に見えない思いや願いが学生に伝わり，学生の側にもこの患者さんにこうなってほしいという「願い」が湧きます．ここで明確なビジョンとゴールが「ゴールシート」に書けるのです．

ゴール（目標）と照らし合わせて今の患者さんやその状況をみると，ギャップが見えてきます．今，目の前の患者さんは，目標の状態ではないのですからどうしたらそうなるのか考え，そのために情報を得たり，考えたりし始めます．そうすると足りないものが見えてきます．足りないものは環境の中にあるのかもしれませんし，自分自身の知識やスキルが足りないことにあるのかもしれません．足りているものと足りないものに気づくことが大事なのです．そこからすべきこと，つまり課題や解決が見えます．それを書いてポートフォリオへ入れます．

A. 学生として

> **ゼロからの看護計画**
>
> 患者さんへのプランニングをたてるためにほとんどの病院ではフォーマットを用意しています．そのフォーマットがとてもよくできていて熟考しなくても書けるようになっています．でも実は患者さんが1人ひとり違うのに，ほぼ同じように書いているということはないでしょうか．一度，白紙に書いてみる経験があってもいいかも知れません．

【ポートフォリオ活用】

　ゴールシートを最初のページに入れます．

　課題解決に必要なものをリストアップします．必要な知識，スキル，すべき行動について書き出します．それぞれに対して1枚用意してもよいでしょう．それをポートフォリオへ入れます．

> **ゴールやプロセスを共有する**
>
> 学生のゴールやプロセスは教師や現場の指導者が共有している必要がありますので，ゴールシートの複写を教師，指導者ももっているようにします．また適時，ポートフォリオを見せてもらいアドバイスをします．場合によってはコメディカルのみなさんにもゴールシートを渡してもよいでしょう．学生は明日の仲間です．みんなで学生を育む意識も高まります．
>
> ビジョンやゴールをもっている人が周りに存在しているのはよいものです．誰でも応援したくなるでしょう．その学生のことを理解することにもなります．
>
> 教育はその人への理解なしにはできません．理解は愛情や支援にも通じます．その人が何を望んでいるかを知ることにより，なお一層，よりよく育てていくことができるでしょう．

6　〈実習中〉意識センサーを立て情報獲得

　自分のビジョンとゴールが決まっているので，ここから先はすべきことが明確となります．常にゴールを意識して見たり，耳を澄ませたり，と五感を働かせます．実習全体の目標もありますし，インパクトカードに書いた今日の目標もありますので，必然的にさまざまなことが見え，ゴール達成に必要な情報を手に入れます．

【コーチングのコツ】

　「何を入れていいのか」「こんなものも入れていいのか」と考えてしまいます．何でも入れていいのです．教師は「ポートフォリオに入れておこう！」という言葉が日々行き交うようにする必要があります．

III 実践と応用

【ポートフォリオ活用】

- □ 意識することにより，今まで気がつかなかったことに気づくようになりますので，活きた情報が手に入ります．それをメモしたり写真を撮ったりしてポートフォリオに入れます．
- □ とにかくどんどん入れていきます．ポートフォリオは"スカスカ"では存在意義がないのです．なぜなら，プロセスにならなければ，部分知にすぎないからです．きれいである必要はありません．基本的に何でも入れておくつもりでいることが肝心です．

7 〈実習中〉フィードバック—「メタ認知」育成

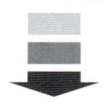

指導者や教師がフィードバックして，その人がもらしていることはないか，ブレていないか，客観的にアドバイスします．また，仲間同士フィードバックし合うといいでしょう．また，自分で自分を客観的にみて軌道修正できることが有効です．

ここで教師のすべきことは，自分で自分の成果や行動に対しフィードバックできる学生に育てることが大事なのです．そのためにセルフコーチングの秘訣やセリフのパターンも教えてあげましょう．

【ポートフォリオ活用】

- □ フィードバックするときには，必ずポートフォリオに入っている「ゴールシート」のビジョンとゴールを確認します．その内容と照らし合わせて，やっていることや軌跡がずれていないか見ます．
- □ 自分の膨らんだポートフォリオの中の資料の大切な所にマーカーを再度つけたり，確認したり，また新たに全体を見返したところで，ファイルのページのビニールの上から付箋を貼ったりします．その時，「部分知」が「全体知」となり，今まで気づかなかったものが見えるようになるでしょう．

8 〈実習後〉プレゼンテーション「知の共有」

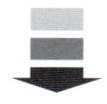

研修が終わり，学校へ戻ります．戻って自分が獲得したことを，みんなに伝えます．ここで大事なのは，発表することではなく，みんなで知の共有をするためのプレゼンテーション，という意識をもつこととその効果の実感です．

仲間同士だけでなく，後輩や実習先の指導者，お世話になった方などなるべく多くの関係者に参加していただくとよいでしょう．とくに仲間や後輩にとって価値ある時間となります．そのためにもプレゼンテーションの中身は根拠があることがとても大切です．この場面で，「こういう状況だったから，こうした」ということが

具体的に盛り込まれることで，実習からこれほどに学べるのか，そういう場面に大切な視点があるのか，ということを聞いている学生が気づき，自分が実習へ行くとき，「これは大切だな」と無意識のうちに思うようになります．

【ポートフォリオ活用】

模造紙にまとめて発表にしてもよいですし，時間がなければポートフォリオに事前に付箋を貼っておき，めくりながら行ってもよいでしょう．

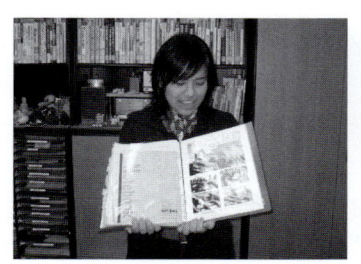

実習ポートフォリオをめくりながら教師や他の学生に実習で獲得したポイントを伝えている様子

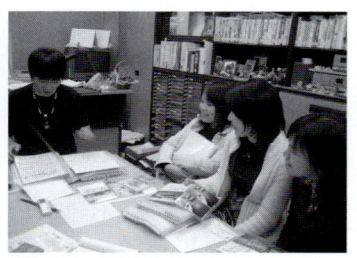

学生同士，実習ポートフォリオを交換しながら見せ合っている様子

9 ポートフォリオの再構築 ― 普遍性，本質を見いだす

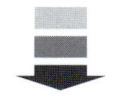

ここでは再構築することが目的ではなく，再構築することで，物事の本質を見いだし普遍性に気づくこと，この能力を高めることが本当のねらいなのです．ですから教師は「再構築して凝縮ポートフォリオを作りましょう」と指示することで終えてはいけません．「この行為により，大切なことにフォーカスをあてて論理を組み立てる力を高めることがねらいです」とはっきり伝えましょう．1人ひとりが「私が経験したことの本質は何だ？」と気づくことが大事なのです．

重要なことを選び，不要なものは捨てます．選んだ重要なことをロジカルに組み立てる思考回路を身につけるために，ポートフォリオの再構築という場面はあるのです．

【ポートフォリオ活用】

ポートフォリオを再構築して凝縮ポートフォリオを作ります．発表や実習記録に終えず，他者に役立つ知の成果物を生むことは学生の達成感にもなり，さらなる学習意欲をかき立てます．

III 実践と応用

【No. 66】

◆ 人間性も高まる「凝縮ポートフォリオ」の事例 ◆

患者さんへ「凝縮ポートフォリオ」をプレゼント

　自分の患者さんとその家族へ自分の凝縮ポートフォリオ「これからの生活について（退院後の生活ハンドブック）」をプレゼントした学生がいます．実習期間に受け持った患者さんが自宅で過ごすときのポイントを図を入れてわかりやすくまとめたものです．再構築する際に，患者さんとその家族役に扮した仲間と「こんなに説明があったんじゃ使えないよね」「この表現はわかりにくい」とやり取りしながら，5回も作り直しを重ね再構築して生み出したそうです．

コンピテンシー育成

　テストペーパーとは異なり，実際に患者さんに役立ててもらうものですから，そこには思いつきやアイデアだけでなくエビデンスが必要です．それはこれまでのポートフォリオにしっかり入っています．必要なのは知識ではなく知識を組み立てて応用できる能力＝コンピテンシーです．患者さんが大切だから，コンピテンシーが発揮されたのです．

　また目の前の患者さんは世界にひとりの存在であり，その課題も固有です．ここには課題発見と課題解決の思考が展開されています．それらは正解のないものですから自ら何度も検討を重ねつつ生み出されました．自分ひとりではなく仲間たちの意見を収斂していった経験は，他者をも成長させることとなりました．

「知の成果物」を生むことの効果

　実際に患者さんが退院されるときに渡したら，ご家族も患者さんも涙を流して喜んでくれたそうです．この学生もこんなにうれしいことはないと感激のあまり泣きました．他者に役立つ「知の成果物」を生み出す理念を備えたプロジェクト学習の手法は，さまざまなコンピテンシーを育てるとともに，このように心と知の両方の成長を叶えます．

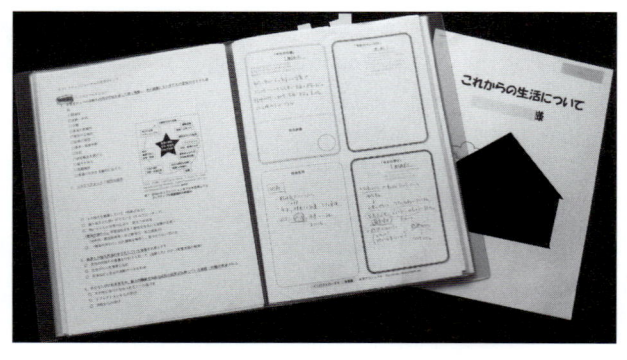

左：実習ポートフォリオ．中には患者さんのために自ら学んだ資料やインパクトカードが入っている
右：学生が患者さんのために作った「これからの生活について（退院後の生活ハンドブック）」

10　成長確認（自己評価）

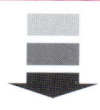

　自分の成長を可視化するために書き出します．「私は，この実習に行く前からこのことを調べ，実際に実習へ行き患者さんと対面し，3週間その方や看護師の先輩や医師たちと触れ学び，いろいろな経験をした．一体自分はどんな変化をしたのだろうか？　何を獲得することができたのだろうか」という視点で成長を書き出す．このときに成長報告書の3枚のシートを使います（p.287〜289参照）．

【コーチングのコツ】

　「○○を経験した」というひとことで終わらせない．「それでどんなことを獲得した？」とコーチングします．それを箇条書きにします．ここでも書かせることが目的ではなくて，書くことで，うれしい気持ちや達成感を学生自身が客観視できることがねらいです．それが次のモチベーションに繋がります．

【ポートフォリオ活用】

　自分の成長や変化を見いだすときに，「これまでを思い出してごらん」と言うのではなく，「ポートフォリオの前の方のページと後の方のページを見てみましょう，自分の思考の変化を追うように」と伝えましょう．すると「このときに私は成長した！」と日付けや場所も正確に見つけだすことができます．ぼんやり思い出すことにはリアルさや具体性がありません．事実が入っているポートフォリオを俯瞰することが欠かせません．成長報告書は，控えを必ず自分のポートフォリオに入れるようにします．

【「失敗や苦い場面」の大切さ】

　とくにポートフォリオの中のインパクトシートや自己評価に書いた自分のなにげない一行がものを言います．そのなかでも失敗や怒られたことなどが実はとても価値あることだったということに気づきます．なぜなら，その後のページをめくると，それを機にがんばったとか，学び直して結果，そのことが得意になったということも少なくないからです．このことから，「評価っていいものなんだ」，あるいは「注意されることって，そのときは落ち込むけれど，非常に大事なことなんだ」と自分で気づきます．こういう意識のある学生は前向きな看護師になるでしょう．

　学生のときにこの経験があれば，働きはじめ，ポートフォリオを活かした目標管理の面接の際も前向きな気持ちでいられるでしょう．終着駅はない，いつでも成長するんだ，そのためには自分を知ってもらうことや，していることを見てもらうことが必要だ，という気持ちが宿ります．

III 実践と応用

　ここで大切なことは教師や上司の評価観が変わること，これに尽きるのです．

　また，学生への先入観を捨てることの大事さも改めてお伝えしておきたいところです．1人ひとりに内在する可能性は山ほどあるのに，最初から教師が決めつけてしまうと学生はその器に入ろうとしてしまうものです．それ以上自ら伸びにくくなってしまいます．

　教師と共に学生自身にも成長が見えるとうれしくなり，やる気になります．うれしそうに学生がポートフォリオ作りを行うことが何よりの秘訣です．

◆成長確認のコーチング 【No. 67】

- [ ] この経験で得たことは何ですか？
- [ ] 一番役に役にたったことは何ですか？
- [ ] 一番せつなかったことは何ですか？
- [ ] そこから学んだことは何ですか？
- [ ] 一番うれしかったことは何ですか？
- [ ] どんな能力（スキル）を獲得したと思いますか？
- [ ] その力は何に応用できますか？

臨地実習におけるビジョンの力

■「願い」のもつ力

　ビジョン（願い）には力があります．看護師のビジョンは，「患者さんを痛みや不安から救ってあげたい」，究極するところ，ただこれだけです．その優しさは患者さんに対しては，冷静な気遣いや丁寧なスキルなどに姿を変えて働くだけでなく，課題発見するときの細やかさや，課題解決の方法をあきらめずに探る原動力ともなります．

　ビジョンがいかに大切か学生の「実習」を考えてみましょう．

　例えば次のようなケース．患者さんに「浮腫」があったとします．学生は，原因はなにか考え，メカニズムを明らかにし「問題を解決」しようと定義に基づいて「看護計画」を立てます．その「計画」を遂行するために学生は，患者さんを自分のための情報収集の対象として見てしまうことさえありえます．

■患者さんへの思いが「目標」を生む

　そのとき大切なのは，記録でも情報収集でもなく，何より優先して「患者さんを楽にしてあげたい」という「ビジョン」（願い）が胸にあることでしょう．そのために看護計画を立てる，という順であるべきなのに，しばしば患者さんより先に教

師の顔が浮かんでしまうということもあります．ではどうするのか？　ここに役立つのが，ポートフォリオとその中に入れるインパクトシートです（次頁参照）．実習の日の朝，あるいは前日の夜に患者さんを思い浮かべ，願いをもとにした目標を書き，ポケットに入れます．それは本当にささやかな目標です．例えば，「無気力になっている患者さんにどんなことでもいいから，自分の意思表示をしてほしい」といったことです．インパクトシートに書く「今日の目標」は，確実に目の前の患者さんや現実から生じたもの．だからよいのです．

実習用「インパクトシート A」の活用

「インパクトシート A」とは

　実習の日々において成長するためには，毎日しっかりと自分の目標をもつことが欠かせません．それは自分のビジョンであるだけでなく，患者さんのビジョンを叶えるものであるとき，一層，充実した実習となります．

　実習の間は緊張もあり目の前の事態に翻弄され，目標も見失いがちです．ですから目標は日中も身近に見ることができるようポケットに入れておきましょう．また目標にしたこと以外でも，その日，インパクトのあったことや学んだことをその場でメモすることも後から俯瞰することで自らの気づきや事態からの課題発見・解決に有効です．ここに有効なのが「実習用インパクトシート A」です．

「インパクトシート A」の効果

- 朝，インパクトシートをきちんと 4 つに畳んでポケットに入れることで「今日の目標を意識する」仕事のスタートとなる
- 朝，まず「目標」を考え記入するので，その日 1 日，目的意識をもって過ごせ，有効な行動やしぐさ（行為）を発見することができる．
- ポケットから気軽に取り出せ，「あっ」と思ったらすぐ書ける（ちょっとしたことやプロセスの中に価値は潜んでいる）．
- 同一の規格（サイズ）であるためにコンテンツが意味を持ちやすい
- 枠の色は元気がでるような明るいものにすること．その方が書く気になる
- A4 サイズならば，広げればポートフォリオに入れて蓄積することができ，俯瞰しやすい

III 実践と応用

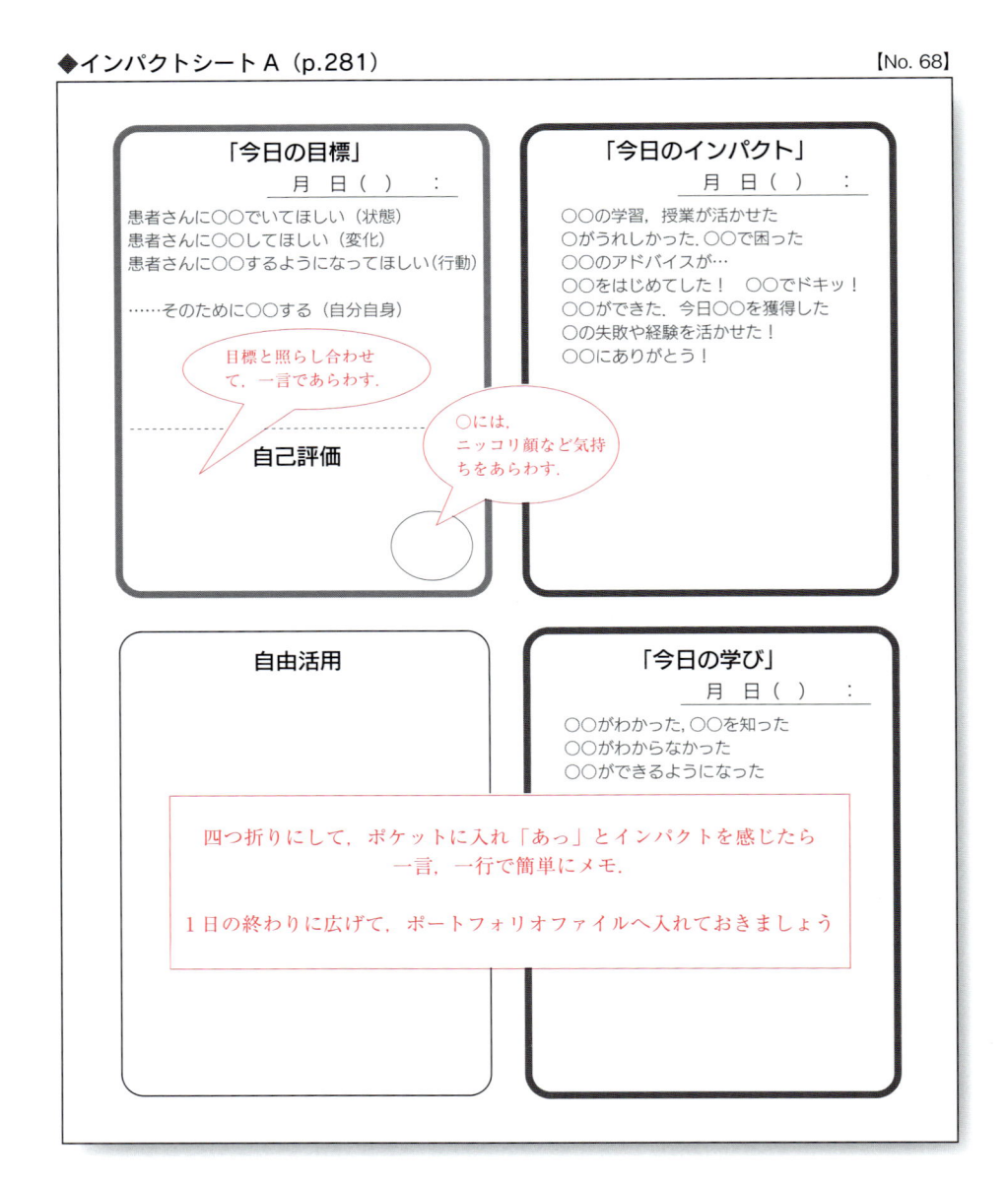

◆インパクトシートA（p.281）　　　　　　　　　　　　　　　　【No. 68】

「今日の目標」
月　日（　）　：
患者さんに○○でいてほしい（状態）
患者さんに○○してほしい（変化）
患者さんに○○するようになってほしい（行動）

……そのために○○する（自分自身）

> 目標と照らし合わせて，一言であらわす．

自己評価

> ○には，ニッコリ顔など気持ちをあらわす．

「今日のインパクト」
月　日（　）　：
○○の学習，授業が活かせた
○がうれしかった，○○で困った
○○のアドバイスが…
○○をはじめてした！　○○でドキッ！
○○ができた，今日○○を獲得した
○の失敗や経験を活かせた！
○○にありがとう！

自由活用

> 四つ折りにして，ポケットに入れ「あっ」とインパクトを感じたら一言，一行で簡単にメモ．
>
> 1日の終わりに広げて，ポートフォリオファイルへ入れておきましょう

「今日の学び」
月　日（　）　：
○○がわかった，○○を知った
○○がわからなかった
○○ができるようになった

■「インパクトシートA」＋「ポートフォリオ」

インパクトシートは日中に書くだけでなく

　実習中の気づきや記録として，ナラティブやノートとの複合的利用をすることでインパクトシートはさらに活きます．ナラティブにたくさん書くだけでは重要点が価値化しにくいのです．そこで学生は後から，マーカーで印をつけるというようなこともしますが，それは，カテゴリー化したことにはなりません．そこで書かれた中から，その日の特徴的なことをピックアップしてインパクトシートに記入することで，自分なりの価値化ができます．

また何より学生自身がインパクトシートを広げ（A4 になる），ポートフォリオへ入れ，パラパラとめくりながら見ることで，（ページの同じ場所に同じ項目があるので）日々の成果や獲得したことをパッとつかむことができます．ナラティブの記入は微に入り細に入り書かれすぎていてどこにどんなことが書かれているかわかりにくいという面をもっています．しかしインパクトシートであれば一目でわかり，その事象の連続性や自分自身の変化・変容もプロセスでつかむことができます．

■ ポートフォリオは感性が大事

インパクトシートの見方

インパクトシートの右下の○の部分に顔のマークが描けるようになっています．絵文字的ににっこり笑っている顔や泣き顔や苦悩している表情などが描かれます．そこを見ると，「ああ，今日はこういう気持ちだったんだな」ということが一目でわかります．

ポートフォリオに入ったインパクトシートは，実習がだんだん楽しくなっている学生のものは，毎日が関連した内容で繋がっています．しかしそうでもない学生のものは毎日が繋がっていない，点にしかなっていないということもままあります．

今日は患者さんとうまく話せなかった，と書いてあって，泣き顔が書いてあることもあります．それを見る教師も感情移入でき，学生の気持ちがよくわかるのです．

ナラティブやレコードなどさまざまな実習の記録もあるのですが，インパクトシートは書く欄が小さいから，その日のもっとも価値あることだけを書きます．それを見るとその学生のまさしくその日一番のインパクトを知ることができます．

インパクトシート A は実習生用ですが実習ばかりでなく，新人やスタッフにも使えば，離職に至る前に看護師の感情の変化の予兆をつかむこともできます．また研修のとき，このインパクトシートに記入してもらい複写を提出してもらってもよいでしょう．

すべての看護師に 1 週間に 1 枚，書いて出してもらってもいいでしょう．感情を表現できるのでストレス管理にもよいのです．

インパクトシートに「上司の○○さんから学んだ」「患者さんに○○できた」というように，他者の存在がどれほど出ているか，ということも評価の視点です．

> **インパクトシートとは**
>
> インパクト（impact）には衝撃という意味のほかに影響，感化，効果という捉え方もあります．まさしく，その人が目の前のものからどんな影響や感化を受けたかがわかるのがインパクトシートです．

5 B. プロフェッショナルをめざして
採用にポートフォリオを活かす

■ 面接に「パーソナルポートフォリオ」

■ コンピテンシーを見いだす面接

　採用したいのは，知識や学歴がある人ではなく，「仕事ができる人」あるいは，これから仕事ができるようになりたいという「願いをもっている人」です．「仕事ができる人」の定義は，看護師という仕事ですからスキルや資格をもっているということだけでなく，「人に接するのが好き」「人に喜んでもらうことが見返りなくうれしい」と感じる感性をもっている人です．

　「願い」をもっている人は伸びます．願いは看護師として自ら学び続ける気持ちに通じますから．それを見抜くには紙のテストでは無理です．ではどうするか．ポートフォリオを活かした面接にすればよいのです．パーソナルポートフォリオを持参してもらいましょう．

　目の前の人はダイヤモンドの原石です．潜んでいる価値を見いだせなかったら惜しいことです．査定するような視線ではなく，この人のよさや魅力（価値）を探すぞ！という評価観をもちましょう．評価とは価値を見いだすことです．ポートフォリオを活かすことで，数値化できない評価を可能にします．ポートフォリオを活かす面接の「評価の観点」やコンピテンシーを見いだす面接の秘訣については p.210，p.212 の目標面接のページを参考にしてください．

■ ポートフォリオ面接への体制づくり

■ 事前に面接希望者へポートフォリオを伝える

　面接にパーソナルポートフォリオを活かすためには，事前に次のことを検討しておく必要があります．まず，組織内のコンセンサスです．面接担当者だけでなく関係者を含め極力，全員がポートフォリオとは何かを共通認識している必要があります．面接担当者は評価の観点などの共通認識をもつ必要があります．

B. プロフェッショナルをめざして

●ポートフォリオの活用：採用面接・資質発見　　【No. 69】

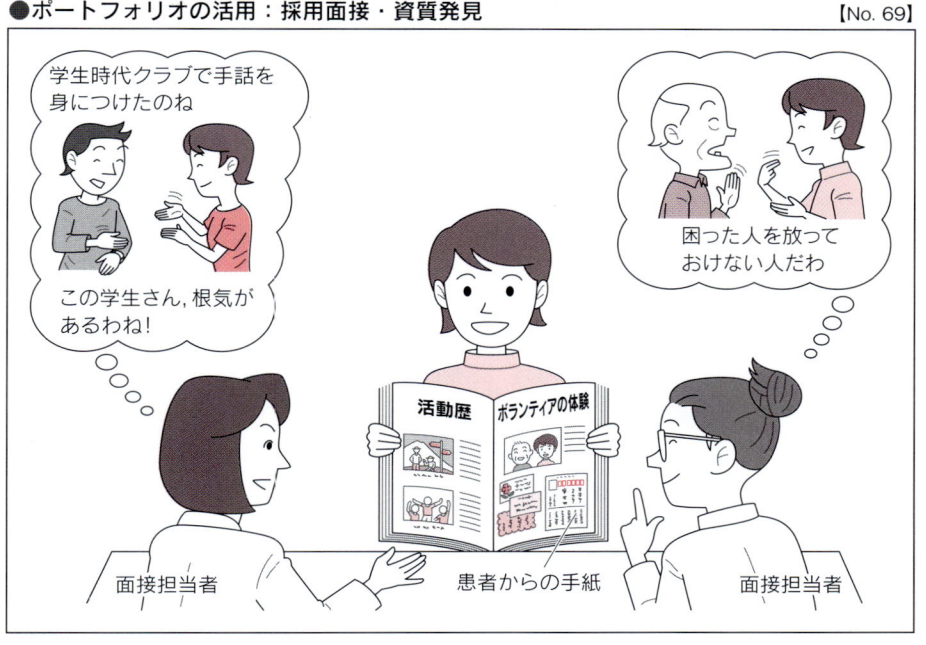

- 学生時代クラブで手話を身につけたのね
- この学生さん，根気があるわね！
- 困った人を放っておけない人だわ
- 面接担当者
- 患者からの手紙
- 面接担当者

　これから面接を受けようとする人への伝達方法も考える必要があります．どうやって就職希望者に，ポートフォリオの意味や価値を伝えるか，ポートフォリオを活かした面接も可能であることをどう周知するかを考えます．ポートフォリオの説明プリントを作るとともにホームページなどで広報を工夫するとよいでしょう．さらにその条件も検討しておきます．ポートフォリオを持参しない面接者もいますから，その際のバランスのよい対応も考えておくことも必要でしょう．

◆ポートフォリオ面接への準備と検討事項　　【No. 70】

① 組織内コンセンサス（共通認識・評価比率，配分など）
② 評価指標（評価の観点，指標チェックリスト作成）【No.73, 74】
③ 伝達方法（説明プリント・ホームページなど）【No.71】
④ ポートフォリオの条件（作り方・中身・量・サイズ）【No.72】
⑤ 諸条件を決める（事前送付/当日持参など）
⑥ 成長支援を継続（資質や個性をどう活かし伸ばすかなど）

　学生には，自分のよさやコンピテンシーが伝わる内容をポートフォリオへ入れるよう伝えます．何をどう入れたらいいのか悩むところです．最初にまず，自分の長所，コンピテンシーや個性を自ら発見しようという意識が必要です．
　コンピテンシーとは，単純な知識量や持っている資格のことを指すのではなく，能力，知識，感性，技術を行動化できる力を指します．現実にその知識や資格を活かした行動がわかる写真などもファイルに入れるよう伝えます．

III 実践と応用

準備と配布プリント

事前に「ポートフォリオ」を伝える
- 希望者へ「ポートフォリオ」の資料を渡せるようにする．
- パンフレット，ホームページで知らせる．

◆事前配布プリント 【No. 71】

> ● ポートフォリオ（活動歴ファイル）の作成について
>
> 面接の際には，ポートフォリオ（活動歴ファイル）を持参してください．
> ポートフォリオとは，自分を伝えることができるさまざまなものを詰めたファイルです．以下を参考に作成してください．
>
> ● ファイルについて
>
> 基本的に自由ですが百円ショップなどで手に入る，資料が自由に出し入れできるファイルをお勧めします．
> a. サイズ：A4 サイズ
> b. 形式：クリアポケットファイル（20～40 ポケット程度）
>
> ● ファイルへ入れるもの
>
> 自己紹介になるものや関心などが伝わるもの（写真，プリント，新聞などの切り抜き，作品，メモなど）をいろいろファイルへ入れてください．入れるものは基本的に自由ですが，必ず日付けや出典などを添えてください．最新のものばかりでなく中学校，高校の時のものや，学校以外のあなたの活動，趣味がわかるものなども含めてください．以下参考．
> a. あなたのこれまでの活動やがんばったことや打ち込んだこと：
>   社会活動，部活，作品，スポーツ，趣味，文化活動など
> b. あなたの関心あるもの，好きなもの：
>   読書歴，関心ある新聞や雑誌の切抜き，ネット情報
> c. あなたと親しい人（家族・友人など）と一緒の写真
> d. ボランティア，実習経験など（施設名，頂いたお手紙，折り鶴など）

　学生は自分のよさやコンピテンシーがしっかり伝わるものを，「元ポートフォリオ」から厳選し，再構築して「凝縮ポートフォリオ」を作り，採用面接に持参してもよいでしょう．

◆ポートフォリオの条件（例） 【No. 72】

- スタイル（A4サイズのクリアポケットファイル）
- 中身1（必須物：必ずこれは入れてくださいと指定するもの）
- 中身2（自由物：本人の考えで自由に入れていいもの）

当日までの準備

ポートフォリオを事前に送付してもらうこともよい方法です．

面接時 — 評価の観点

◆「ポートフォリオ評価」の基本 【No. 73】

① 「プラス面」を見いだす意識で評価すること
② 先入観なく「事実」を元にした評価であること
③ 部分でなく「プロセス」を見る評価であること

◆ポートフォリオ評価：実践チェックリスト 【No. 74】

● 評価への準備

☐ 評価は，ひとりでなく複数で行うとよい
☐ 事前に評価の観点やベンチマークをメンバーと確認し合う
☐ 多職種などバランスのよい面接担当者の人選であること

● 評価者の心得

☐ 「学歴」「成績」や「知識量」「取得資格数」「役職」などに左右されない．
☐ 「字のきれいさ」や「体裁のまとまり」だけで判断しない
☐ 「間違い」や「低い点数」は目に付きやすいことを自覚しているか？
☐ 気がつかないうちに「先入観」や「偏見」をもって評価していないか？
☐ 短期の成果でなく「長期」にわたる活動や姿勢を見よう
☐ 派手な活躍でなく「堅実さ」や「地道さ」が要求される活動を見いだそうとしているか？
☐ 活動歴でなくそこから「何を得ているか？」など，その奥にある感性や性格をかぎとろう
☐ 「事実」に基づいた評価をしようと常に意識しているか？
☐ 個人的な要素を評価に加えていないか？

● 評価ポイント

☐ 「価値ある人生」を願う姿勢を見ることができるか？
☐ よいフィードバック（目標を見据えた自己評価）ができる人か？
☐ さらなる成長を望む姿勢を感じられるか，今後の自己研鑽プランが入っているか？

III 実践と応用

希望する配属ができないときの対応

■ 配属希望：提出しなくていい1枚の紙

「私はICUを希望します．もしICUへ配属されないのであれば，この病院で働くつもりはありません」など，新人が配属先に強い希望をもっている場合，採用案内の書類とともに以下のようなプリントを一緒に渡すとよいでしょう．

◆採用文書と共に渡すプリント　　　　　　　　　　　　　　　　　　【No. 75】

> このプリントは，提出する必要はありません．私たちの病院では数年ごとに職員へ希望先を尋ねる面接があります．そのときまで保存しておいてください．
>
> 1. なぜこの配属を私は望むのだろう？
>   -
>   -
>
> 2. その部署に行く前に読んでおいたほうがよい本を10冊以上リストアップし，読もう
>   -
>   -
>
> 3. その部署に行く前に身につけておく必要がある知識やスキルをリストアップし，現在の自分の保有能力と照らし合わせてみよう
>   -
>   -
>
> 4. その部署で働いている人のコンピテンシーを観察して，普段見えない準備や陰の努力を探そう
>   -
>   -

■ その人を「採用しないとき」の心得

双方の事情で採用が実現しなくても「私たちはあなたの未来に花が咲くことを望んでいますよ」と愛あるまなざしと言葉で見送りましょう．面接は「未来を求める人」との出会いです．どんな方でも面接を終えた後は，よい気持ちで帰ってもらうことが大切です．

6 B. プロフェッショナルをめざして
オリエンテーションから ポートフォリオ開始

戦略的オリエンテーション

　新しい生活，新しい仕事，たくさんの研修，新人にとって最初の1年はとくに精神的にも身体的にもハードです．そのスタートがオリエンテーションです．新人を受け入れる側も，昨今の困難な人材獲得，経験者採用の増加，早期離職への懸念などを考慮し，オリエンテーションをはじめとする新人研修の見直しや工夫が必要です．

　求められる内容は年々増えています．それは，学校教育のなかで身につけることができなかった実務的なスキルの習得や知識教育はもちろん，社会人としての意識，ビジネスマナー，自立への意識の育成，生活面や精神面へのサポート，リスクマネジメントなどです．多岐にわたり増加する内容は新人にとっても教育担当にとってもさらに負担を増やす結果となっています．これらの社会的な背景もあり，オリエンテーションに求められる内容は変化を余儀なくされています．それはどうしたらもっと戦略的で効果的なものにできるのでしょうか．

■ オリエンテーションの本当の目的

　パワーポイントやビデオなどビジュアルの活用はもちろん，外部講師を手配してのマナーやメイク講座，あるいは一般的ビジネススキルの研修，専門分野から専門家を招く，また病院全体の集合研修を減らし部署ごとの研修の比重を多くするなど，オリエンテーションの方法やスタイルについてもさまざまな検討がされています．しかし，それらは成功しているでしょうか．有効なオリエンテーションの実現を探るために，あらためてオリエンテーションの目的を考えてみましょう．一体オリエンテーションは何のために行うのでしょうか．そもそもその意味は何なのでしょうか．辞書には次のように書いてあります．

> **「オリエンテーション」の意味＝「方向づけ」**
> 　オリエンテーション〔orientation（「方向づけ」の意）〕：新しい環境などに人を順応させるための教育指導．特に，学校・会社などで，新しく入った者に対し，組織の仕組み・ルール，学習や仕事の進め方などについて説明すること（大辞泉）．

Ⅲ 実践と応用

■ 次々と続く「説明」と「情報」

　オリエンテーションの意味は「新しい環境へ"順応させる"ために新しく入った者に組織の仕組み・ルール，学習や仕事の進め方などについて"説明すること"」と辞書にあります．確かにその最初に，組織のビジョンは語られますが，その後には次々と「説明」が続きます．新人たちが緊張の面持ちで整然と並ぶ目の前に管理職や担当者が次々登場し，福利厚生，組織や部署の仕事，これから始まる研修から，福利厚生，制服，ロッカーの場所に至るまでありとあらゆる説明が配布資料とともになされ，同時にフォーマット形式の諸手続きのプリントやさまざまな資料の内容や提出の説明がまた続きます．

　さらに一般企業と異なり，病院の場合，感染防止，リスクマネージメント，緊急時における対応，そしてこれからずっと継続する卒後教育や研修，とくにクリニカルラダーの説明が加わります．それだけではありません．医療行為は，特殊な個々の環境や設備のなかで相互に関連し合いながら（受付→診察→検査→治療→与薬指示→会計など）展開しますから，院内をラウンドしつつ全体を俯瞰しながらの説明も不可欠です．そして，その後に部署ごとの説明が続きます．

◆オリエンテーションの一般的な配付資料　　　　　　　　　　　　　【No. 76】

```
・組織トップの挨拶，ビジョン
・施設の沿革
・社会的ミッション
・組織の全体像，就業規則，人事制度
・福利厚生，従業時間
・緊急マニュアル，リスク対応          }  A群
・IT，個人情報，関係する法律             (ライフポートフォリオへ
・健康診断，検診，メンタル管理            入れる可能性がある)
・給与体系，休暇，保険についての説明
・入施設諸手続き
・早急に提出する必要がある書類
・そのつど提出する必要がある書類
・各書類の提出期限や見本が書かれたプリント

・施設設備の説明（ラウンド）
・目標管理，研究体制
・人事や評価システム                  }  B群
・クリニカルラダー                       (キャリアポートフォリオへ
・教育プログラム，研修システム            入れる可能性がある)
・上司の講話
・社会人としての基礎講座
```

モチベーションが湧く日にする

■ 大事なのは「全体の捉え方」

　多岐に渡るオリエンテーション，その内容のすべてをきちんと理解し，把握する必要があるのでしょうか．いいえ，オリエンテーションは，説明を1つひとつ理解をすることが大事なのではなく「これからの仕事や生活における"ふるまい"の基本をつかむ」こと，そして「どういう方法で立ち向かえばいいのかを考える」ことこそ大事なのであり，全体を捉えることがこの日の本来の目的といえるのではないでしょうか．

　実際のところ，この日に理解不足があっても，それを補う資料（情報）がどっさり配られます．大事なのは，後日それが活かせるようにポートフォリオ化しておくことです（p.151【No.77】に関連内容）．

> **どっちが欲しい？……受動的新人 vs 能動的新人**
>
> 　新人は態度も姿勢もよく説明を聞いています．しかしここで注意が必要です，まじめである上にすで在学中に傾聴の大切さを身につけてきている看護の新人たちです．（指示に従い）姿勢よく説明を聞くという態度はすでに◎なのです．
> 　しかしそれは「受動的」な◎とも言えます．
> 　大事なのは姿勢よく「情報を受け取る」のではなく，「自分で考えながら聞く能動性」であり継続的な「自ら情報をつかむ！」前向きな意志です．欲しいのは，従順で言われたことならできる受動的な新人ではなく，自分の意志をもつ能動的な新人ではないでしょうか？

■ 自立と意志

　オリエンテーションで大事にすべきはリーダーや担当者がわかりやすく「説明」することではなく，新人たちが自ら"これから"を俯瞰し全体をつかむ姿勢をもつことでしょう．俯瞰できる，ということは言い換えれば，自分の立ち位置をもつ＝「自立」という状態，ということです．「自立」は意志をもたらし，自分の頭で考え，行動する力を生みます．

■ それはミッションへ自ら歩き出す日

　辞書のオリエンテーションの意味に「新しい環境への順応」という表現があった

としても，オリエンテーションは新人自身からみれば，組織に自分を順応させる日ではなく，自分をしっかりもつ「自立」の日，患者さんのためにも自分を磨きながら成長するというミッションを果たしていく未来へ胸ふくらむ日にすべきなのです．すでに仕事の経験のある人にとっても，「ここでこれから自分がどう仕事をしどう伸びていくのか」イメージできる能動的な日にする必要があります．

> **明日へのモチベーションが湧く日にする**
>
> オリエンテーションが，新人にとって，新しい環境における仕組みや仕事への理解の一助となると同時に，これから先，自分をそこでどう伸ばそうか，高めようかというモチベーションが湧く日にする！

オリエンテーション，その本来の意味の「方向」に注目したいと思います．方向＝向かう方角が，その意味です．それは身体の向きを意味するのでなく，精神や心がどこへ向かうか，ということです．オリエンテーションは自分の未来へのミッションともいうべき方向性をしっかり確認し，歩き出す価値ある日でもあるのです．

> **オリエンテーション**
>
> それは，「知識」ではなく，「方法」を知る日
> 仕事の内容ではなく，その全体を俯瞰する日
> これからの人生における自分の成長を描く日
> そして，
> 私の選択は正しかったとミッションを胸に歩き出す日

まずプロジェクト手法とポートフォリオを伝える

オリエンテーション──その本当の成果を狙え！

オリエンテーションをどう戦略的に変えたらよいのかを考えるために，その現状の課題や新しい考え方についてここまで述べてきました．それをまとめると次のようになります．

（1）オリエンテーションには，たくさんの説明や情報が溢れている
（2）一番大事なのは，自立と俯瞰の意識と意志をもつこと
（3）オリエンテーションは新しい学びのスタートの日でもある

オリエンテーションの価値と成果を最大限にしたいなら，組織や仕事への理解や勤務体制や福利厚生などの説明も大事ですが，「新人を意欲をもち自分から挑戦的

に学ぶ人，意志をもち自ら成長する人にする！」「オリエンテーションをそのスタートの日にする！」，ここを狙いフォーカスを絞ることです．

　それは「意欲が大事です．自分の頭で考えるようにしましょう」と口で言うだけでは実現しません．また，参加型の研修を取り入れるだけでも叶いません．ではどうしたらよいのか？　ここに効果を発揮するのが「意志ある学び」を実現するプロジェクト学習の考え方です（関連ページ p.4）．

■ プロジェクト手法で自ら研修に向かう

　オリエンテーションのはじめにプロジェクト学習やポートフォリオを説明します．

　プロジェクト学習は一言で言えば，「目的と目標（何のために，何をやり遂げたいのか）」を明確にして，自らの意志で向かう学習方法です．

　オリエンテーションのときから，新人自身が目標や目的をはっきり自覚して新しい知識やスキルなど獲得する姿勢を身につけるようにします．

> **研修の目標と評価もポートフォリオへ**
>
> 　目的や目標は頭で思うだけでなく，必ず紙に書くことが大事だと伝えましょう．そしてその日の成果と自己評価とともにポートフォリオへ入れていきます．それは価値あるページとなり，より高い成長へ導きます．

■ 担当者はプロデューサー

　戦略的で有効なオリエンテーションに改革したいなら，プログラムや進行を考える際に，いかにして新人たちの能動性や意志をかき立てるか，を常に意識し実行しましょう．

　オリエンテーションを計画するということは，登場人物，演出，音楽，映像などあらゆるものを利用し，効果的なプロローグとエピローグを考え，観客である新人の感性や反応をゆさぶる，実に創造的で挑戦的でおもしろい仕事です．

　オリエンテーションの担当者は，ただの進行役ではなく，戦略的クリエイターであり企画者として効果的な構想をしてよいのです．新人の価値あるスタートとなるよう，ここは思いきった発想でプロデュースしましょう．

Ⅲ 実践と応用

> **ラウンドは「平面図」を片手に！**
>
> 施設内ラウンドは，新人がアヒルの子のように教育担当者の後をついて行くだけにならないように，自分で考えながら空間や機能構成を把握できるように，「平面図」を手にし，記入しながら行いましょう．俯瞰，考える力，全体をつかむことの大切さに加えて，「平面図」で自分の立ち位置をわかっていることが大事です．もちろんそれもポートフォリオに入れます．

ポートフォリオスタートの仕方

■「キャリアポートフォリオ」として独立させる

　ポートフォリオ用のファイルを配り，まずはオリエンテーションの時に配られるさまざまなプリントやそのときのメモなどを入れることを促します．その後も研修などで手にいれたプリント類やメモなどを自らポートフォリオへ入れることをしっかり伝えます．

　オリエンテーションのときに説明とともに配布されるプリントは後から増える可能性があります．つまり「増殖する情報」です．それはいつ増えるのか，どれだけ増えるのかは，オリエンテーションの時点ではわかりません（だからこの先に増えることを見越したたっぷり目のクリアポケットファイルがよいのです）．

　とくに，研修や目標管理やラダーに関するもの【No.77】は「キャリアポートフォリオ」として，今後「使う情報」であり「発展したり，増えたりする情報」でもあります．また今後，提出する必要のある書類についても，必ず控えとしてコピーをとり，それもポートフォリオへ入れるように伝えます．

■ ポートフォリオでキャリアを可視化

　オリエンテーションは社会人としてのキャリアが始まる記念すべきスタートの日でもあります．キャリア（仕事や経験）は，この新人期間の研修に始まり，これからたくさんの成長の機会を得ます．ポートフォリオには，目標管理，クリニカルラダー，テーマ研究，研修会参加，学会参加はもちろんのこと，語学留学やコーチングスキルの獲得など個人的に身につけようとするテーマについても入れるよう伝えましょう．資格や教育という場面でなくとも，これから始まる社会人としての日々のなかには，受け持った患者さんとの出会いによる人間としての学びもあるでしょうし，さまざまな社会経験を通じて獲得した知識・知恵など，「ああ私はこの経験をしたことでグンと成長したな」といった手応えの場面があるでしょう．このようなシーンもポートフォリオに入れるよう伝えます．

B. プロフェッショナルをめざして

◆すべては未来に役立つ「情報」　　　【No. 77】

> オリエンテーションの日，新人に提供される説明もプリントもさまざまな資料も，そのすべてがポートフォリオに入れる「情報」と受け止めることができます．この「情報」には，次のような特徴があります．
>
> ①この日に使わないものであり（今すぐ必要なものでない），これから先の仕事や生活のある段階や状況のとき，あるいはいざというとき（研修，リクス発生，退社，休暇など）に活きるものです．
> ②領域によっては（制度や仕組み自体が変化し追加資料が配布されるなど），今後増えていく可能性のある，言わば「増殖する情報」ということです．
> ③クリニカルラダーや教育，研修体制などの情報であれば，自分の問題として，実際に自分自身の人生設計など未来をイメージすること，連動することを考えながら活用する情報です．

「説明した」「説明を聞いた」に終えず，この日から早速，さまざまな資料を一元化し，継続できるポートフォリオをスタートするよう伝えます．新人に伝えるときには，その機能と価値をまず説明しましょう．

　(1)オリエンテーションには，たくさんの説明や情報が溢れている．それを一元化し，なくさないこと，(2)ポートフォリオがあることで，翻弄されないこと，自立や俯瞰を叶えられること，(3)オリエンテーションは新しい仕事と同時に学びのスタートの日でもあること，(4)その「成果や成長」を目で見えるようにしておくことは大切であること，それをふり返り自己評価しさらに上達するため，成長するために活きること．つまり自分自身のキャリアアップに役立つことを伝えます．

　新規に採用した看護師の中に新卒新人と既卒新採用者（他病院で経験がある看護師）の両方がいるのが最近の状況です．このとき，とくに既卒新採用者がどの程度の実践能力があるか知るツールとしてもポートフォリオの作成は効果的です．
　キャリアポートフォリオについてはp.269に詳しく説明しました．

III 実践と応用

> Case 6 実践者の声：新人のスタートを大切にしたいから

笑顔でキャリアがスタートする日

「キャリアポートフォリオ開始式」と名付けて，新人が看護師としてのキャリアをスタートする日にしました．ポートフォリオを説明するときには，私自身のポートフォリオを見せながら自分のキャリアを紹介します．みなさん興味津々で聞いてくれました．そしてポートフォリオ用ファイルを1人ひとりにプレゼントして，あなたたちもこれからキャリアを積んでこのポートフォリオをいっぱいふくらませてくださいね！と伝えたらみんなうれしそうな笑顔を見せてくれて私もうれしい気持ちになりました．

みんなで記念写真を撮り翌日，以下のプリントにして1人ずつへ渡しました．新人たちは早速ポートフォリオのゴールシートの次のページに入れます．1年経って今は2，3冊目の人もいます．定期的に見せてもらっています．みんな仕事や自己学習に使っています．仕事の場だけではわからないことや，仕事ぶりなども伝わってくるのでとても役立っています．新人の気持ちも見えるのでよいです．1人ひとりがどれだけがんばっているかもわかります．1年間の自分たちの取り組みから新人へ伝えたいことを成果発表としてプレゼンテーションしています．

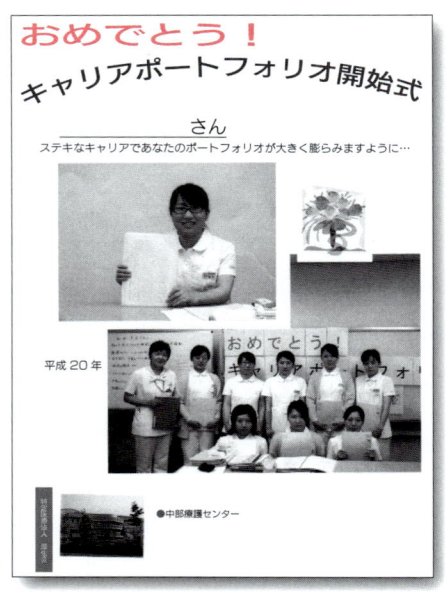

新人たちにポートフォリオファイルと共に右のようなプリントをプレゼントする

元ポートフォリオへ

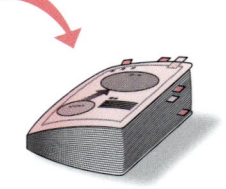

木沢記念病院中部療護センター
看護師長　遠山香織

7 B. プロフェッショナルをめざして
「自立」を実現する新人研修

　新人育成で大切なのは，必要なスキルや基本知識や技術の習得はもちろんですが，仕事への使命感を心にしっかりもつこと，それをまっとうするために生涯，学び続ける姿勢です．本人の意志と自立がその基盤としてなくては始まりません．

　一方，新人にとっては社会人1年目の不安の中で，医療という人の命と向き合う仕事が始まり，学生時代とは比べものにならない忙しさ，めまぐるしさに翻弄され，自分自身を失いがちです．それは離職や精神的落ち込みの要因にもなりえます．

　新人育成のスタート期に，プロジェクト手法とポートフォリオの考え方や価値を伝えることです．それはさまざまな応用や活用ができることも伝え，自分自身で活かしていくことを教えてあげましょう．それはあらゆる優れた研修方法や講師の存在をも超え自立する精神である「意志ある学び」への，効果的な力をもちます．

◆新人研修とポートフォリオ　　　　　　　　　　　　　　　【No. 78】

新人研修のねらい
◇ 医療人としての使命感
◇ 自ら学び続ける姿勢
◇ 社会人としての責任感
◇ 自分の頭で考える力
◇ エビデンスを大事にする姿勢

意志ある学び
↓
プロジェクト手法＋ポートフォリオ活用

■ 積極的に研修や仕事に向かう

　新人にとって最初の1年目がハードな時期であることは変わらないのですが，同じハードな環境でもプロジェクト手法でそこに意志をもって向かうときは，ストレスや負担と感じないものです．むしろチャレンジする前向きな気持ちで自分で自分の成長を叶えます．それは自信をもつことや使命感や学び続ける姿勢を身につけることともなります．

> **未来への希望をストレートに**
>
> 「こんな看護師になりたい！」をゴールシートに書きます．まだ看護師としての仕事も役割もつかんでいない状態のときなので，どうしてもゴールシートの記入は抽象的になります．例えば，「患者さんに信頼される看護師になる」「笑顔をたやさない看護師になりたい」など．目標管理などのプロジェクトのゴールは明確であることが求められますが，ここではあまり厳密にする必要はないでしょう．なぜなら目的は，看護師としての明日を描き，自らのミッションを立ち上げ前向きな気持ちになることだからです．

■ 自立を叶える「新人研修プログラム」

　最初の1年に何を与えるかでも身につけさせるかでもなく，「新人はこんな心の状態になっている」ということに重点をおいたプログラムにします．例えば，新人ゆえの非力感で自信を失う時期に，身も心も忙しい中でどう勉強と仕事を継続したらよいのか，技術の習得はどうしたらよいのかなど，1年目ならではの願いや悩みに対応するプログラムにすることが求められます．

　このような新人育成として必要な基本姿勢や態度が身につくことを意識して構想したものが，「自立を叶える―新人育研修の年間プログラム」です．コンセプトは「自立」です．

研修モデル〔新人1年間プログラム〕

■ スタートが肝心

　156ページの図は新人研修の年間プログラム案です．

　4月の始期では，プロジェクトやポートフォリオなどの基本理解とともに，看護という仕事に必要な「俯瞰する姿勢」の大切さを伝えます．そして第1回目のワークショップ研修を行います．これは，新人が成長するためにはどうしたらいいか，ということを新人自らが考え，互いに共有し合い「こうすれば，成長できるぞ！」という提案書を生み出すプロジェクト研修です．

■ 情報とリスクへの教育

　新人は自ら調べるべきことがたくさんあります．このとき確かな情報を手に入れる覚悟とスキルが必要です．そのプログラムが情報リテラシー教育です．エビデンス重視の仕事には不可欠な能力です．

スタートしてから3か月から半年あたり，やや生活や職場に慣れてきた頃に心配なのはミスをおかすことです．気持ちをキリっと引き締めるリスク教育実践をします．

■ 楽しく上達をめざす

　徐々に夜勤なども始まり不安になりがちな時期に，メンタルケアとして，同期の新人同士が集まり，悩みや不安，自分たちの課題を出し合い元気になりましょう．それがワークショップ「課題発見プロジェクト」です．

　「なんにもできない……」新人のつぶやきです．大丈夫！　だんだん上手になればいいのだから．そう伝えてあげたい気持ちです．ここに有効な研修が「『コンピテンシーディクショナリー』をつくろう！　プロジェクト研修」です．これは能力やスキルの高い先輩を観察してその特徴的な行動や所作を学び取るものです（詳しくは p.195）．

■ フィードバック……これまでをこれからに活かす

　新人研修も最終段階に入り「この1年の成長について発表する」というプログラムです．「成長」とは変化・変容です．どう変わったのか？　ここをリアルにすることで，価値をもちます．ここにポートフォリオが活きます．この研修が「成長確認プロジェクト」です．

　このまま区切りなく，2年目に入るのではなく，改めて，新人の自分たちだからこそできる，新人の課題や困ったことの解決アイデア集をつくります．それが「課題解決プロジェクト」です．

III 実践と応用

【No. 79】

◆ 新人研修の年間プログラム案 ◆

4月　基本理解とポートフォリオスタート

A	オリエンテーション「意志ある学び―未来教育」基本講義	p.157
B	社会人としての「ライフポートフォリオ」作成スタート	p.158
C	プロとしての「キャリアポートフォリオ」作成スタート	p.159

意欲/シミュレーション

D	ワークショップ「成長提案プロジェクト」	p.160
E	演習「情報リテラシー（エビデンス）教育」	p.166
F	実践「目標と成長」を毎日意識する	p.166

6月　キリッとした気持ち

| G | 実践「リスク教育」 | p.166 |

8月　知の共有とメンタルケア

| H | ワークショップ：「課題発見プロジェクト」 | p.167 |

能力促進：学び合い

| I | ワークショップ：「コンピテンシーディクショナリー」作成 | p.168 |

10月

12月　フィードバック

2月
| J | ワークショップ：「成長確認プロジェクト」 | p.168 |

3月
| K | ワークショップ：「課題解決プロジェクト」 | p.168 |

4月　俯瞰：新しい1年へのビジョンとゴール

B. プロフェッショナルをめざして

A　オリエンテーション「意志ある学び―未来教育」基本講義

まず4月のオリエンテーションでは，プロジェクト手法とポートフォリオの基本理解をします．説明は，図を提示しながらわかりやすく説明しましょう．
以下のようなプリントをもとに行うとよいでしょう．

◆配布するプリント　　　　　　　　　　　　　　　　　　　　　　　　【No. 80】

プロジェクト学習とポートフォリオの基本

A．意志ある学びを叶えるプロジェクト学習
　① プロジェクト学習とは
　② 基本フェーズ展開
　③ プロジェクト学習とポートフォリオの関係

B．ポートフォリオの基本と活用
　① ポートフォリオの意味と価値
　② ポートフォリオの種類と活用
　③ ポートフォリオ評価とは

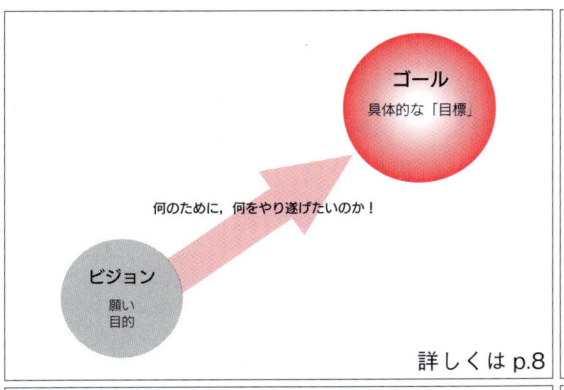

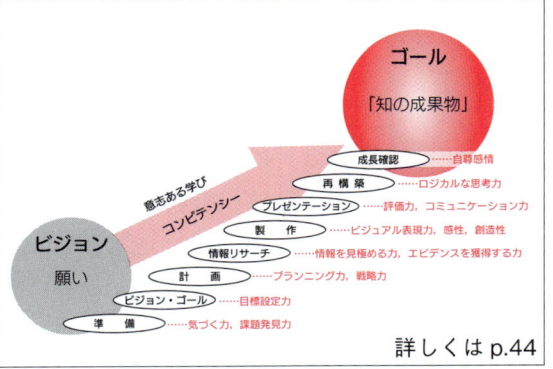

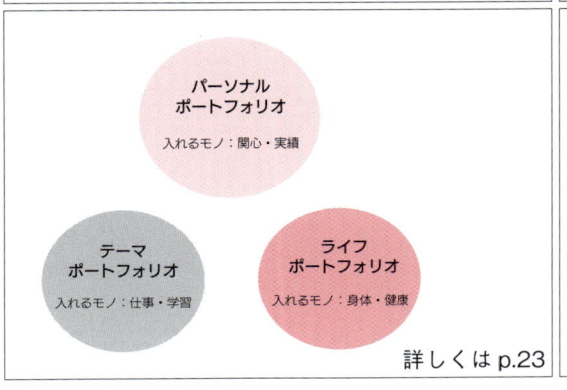

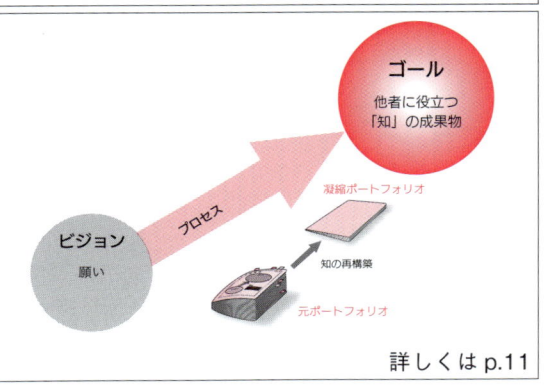

Ⅲ-7　「自立」を実現する新人研修

図（左上）
ビジョン（願い・目的）→ ゴール（具体的な「目標」）
「何のために，何をやり遂げたいのか！」
詳しくは p.8

図（右上）
ビジョン（願い）→ ゴール（「知の成果物」）
意志ある学び／コンピテンシー
- 成長確認 ……自尊感情
- 再構築 ……ロジカルな思考力
- プレゼンテーション ……評価力，コミュニケーション力
- 製作 ……ビジュアル表現力，感性，創造性
- 情報リサーチ ……情報を見極める力，エビデンスを獲得する力
- 計画 ……プランニング力，戦略力
- ビジョン・ゴール ……目標設定力
- 準備 ……気づく力，課題発見力

詳しくは p.44

図（左下）
- パーソナルポートフォリオ（入れるモノ：関心・実績）
- テーマポートフォリオ（入れるモノ：仕事・学習）
- ライフポートフォリオ（入れるモノ：身体・健康）

詳しくは p.23

図（右下）
ビジョン（願い）→ プロセス → ゴール（他者に役立つ「知」の成果物）
凝縮ポートフォリオ／元ポートフォリオ／知の再構築

詳しくは p.11

III 実践と応用

B 社会人としての「ライフポートフォリオ」作成スタート

■ セルフマネージメント

オリエンテーションで伝えた3つの種類のポートフォリオのうち，もっとも身近なライフポートフォリオを作ることを新人たちへ促しましょう．「ライフ」には，生命，生活，生き方などの意味があります．この目的は，生活や健康を自分自身でマネージメントすることです．ライフポートフォリオは，社会人として，自立して生きていけるひとりの人間としての自己管理（セルフマネージメント）を叶えます．

ポートフォリオ用ファイルへ入れるものとしては，オリエンテーションのときに配布された資料のうち自分の健康や生活に関係するであろうもの，社会人のスタートとして生涯関係するであろうものがまず考えられます（p.146 参照）．

例えば厚生年金や勤務や給与，休暇などの情報などです．もちろん今の体重や身長，アレルギーなどの自分自身の健康情報なども入れます（p.269 参照）．

■ よい仕事のためにも，よい人生のためにも

食生活などの要素も充実させ，「健康」に関するものだけを一元化した本来の健康ポートフォリオをスタートしてもよいでしょう．健康は仕事の時間や勤務状況，環境，生活の仕方などと密接に関係していますので，ライフ（生活・生涯）ポートフォリオと並べて考えてもよいでしょう．臨機応変にアレンジして自分自身をマネージメントしていきましょう．大事なことは継続です．日々簡単に中身を足せること，必要な情報がすぐに取り出せることがポイントです．とくに女性の場合，結婚や出産，再就職など人生に変化がありえます．ライフポートフォリオをしっかり作って継続することは非常に役立ちます．

よい仕事をするためにも，よい人生のためにも，自分で自分自身をきちんとみて自分自身を大切にする必要があります．つまり，自身の健康管理に責任をもつ必要がありますね．ここに応えるものとして，ライフポートフォリオがあるのです．それは，「作って完成させるもの」ではなく，一生涯，継続していくことを前提とします（詳しくは p.264 をみてください）．

C　プロとしての「キャリアポートフォリオ」作成スタート

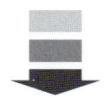

■ 自分で自分を成長させる

　看護師1年目に獲得する知や学び，研修など自分の成長に関わるすべての情報や研修の資料などを一元化し，キャリアポートフォリオをスタートします．

　研修プログラム，クリニカルラダー，自己研鑽したものがわかる資料，自分が身につけた知識や経験がわかるものなどをファイルへ入れていきます．すれ違いがちなプリセプターもこのポートフォリオを見せてもらうことで気持ちや経験を共有することができます．詳しくはp.180．

■ こんな看護師になるぞ！プロジェクト

　オリエンテーションのとき，「ゴールシート」を渡し，ビジョンとゴールに「1年後にどんな看護師になっていたいか」を書きます．看護師としての使命感にあふれたこのゴールシートは一生に1度しか書けない価値あるものです．これから始まる忙しい日々に翻弄されず初心を失わないためにも，看護師という道を選び第1歩を踏み出した，初々しくもまっすぐな気持ちをあらわしポートフォリオに入れておくことに価値があるのです．医療の仕事はハードです．仕事をやめようかなと思うときが一度はあるでしょう．また，仕事で落ち込むときもあるでしょう．そんなとき自分のポートフォリオを見ることで再び，この道を選んだこの日の自分を思い出

◆「キャリアポートフォリオ」スタート手順　　　　　　　　　　　【No. 81】

①　プロジェクト手法とポートフォリオについて理解する
↓
②　1年後，こんな看護師になっていたいという目標を決め，ゴールシートに書き，ポートフォリオファイルの表紙にゴールシートを入れる
↓
③　毎日，目標をもち成長するように「インパクトシートB」をポートフォリオへ入れていく（詳しくはp.184）
↓
④　自己研鑽の資料や研修で獲得したことを書き出しどんどん入れていく
↓
⑤　ポートフォリオをプリセプターや指導者と見ながら学び方を相談する
↓
⑥　自分で決めた目標と照らし合わせつつ自己評価しながら日々精進する
↓
⑦　このポートフォリオは新人1年目が終えた後もずっと継続する．その中身はキャリアを積み成長を重ねるにつれ厚くなり，冊数も増えていく

し，前向きな気持ちが湧き上がります．

　1年に1回，このポートフォリオを凝縮し，今年の私の成長記録を作るのもよいでしょう．きっと次年度のビジョンが湧き上がるでしょう．

D　ワークショップ「成長提案プロジェクト」

■ プロジェクト手法のワークショップをする

「成果」を生み出す研修

　プロジェクト手法のワークショップで行います．

　1日をかけて実施します．スタートするときには，まずゴールを明確にし，基本フェーズで進めます．同じ関心の人でチームをつくり，考えを出し合い，その「成果」をプレゼンテーションして他者と共有します．

ゴールは「より成長できるためのアイデア集」をつくる！

　新人がこれから成長するぞ，という時期なので，ここでの題材は「新人の成長」とし，ビジョン（願い）は，「看護師としてこの1年しっかり成長したい」とします．ゴール（目標）の成果物は，「『新人が働きながら学び成長するためのアイデア集』をつくる！」にするとよいでしょう．

　時間的な制約もあり，実際にはこの時間にアイデア集を生み出すことはないのですが，模造紙を使いそのアイデアを互いに披露し合います．

「楽しい研修にする」大切さ

　看護師の仕事はハードです．その研修も真剣かつ緊張のなかで行われるのが普通です．しかしこのプロジェクト手法のワークショップは違います．真剣ではありますが何より大事にしたいのは，楽しいことです．楽しさは，自由で，伸びやかな表現で，自分の関心や願いが盛り込まれているということです．

　ビジョン（願い）を掲げ，同じことに関心をもつ人と考えや思いを出し合い共有するプロジェクト学習の手法は，「楽しい」の要素が満載です．自分の関心あること，本当に役に立つクリエイティブな成果を生み出すことで活き活きと頭が働きます．

B．プロフェッショナルをめざして

D-① この研修の全体のねらいを伝える

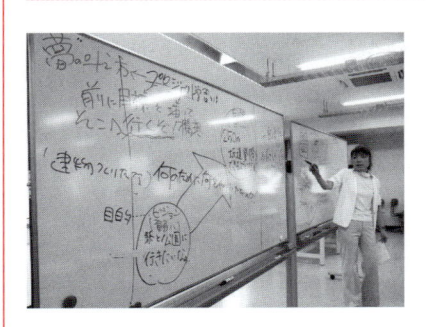

新人はとても緊張してかしこまっています．だからこそ講師が笑顔で始めることが一番大事です．そして今日の研修の全体のねらいや得られるものを伝えます．

講師「おはようございます！　今日は，プロジェクト学習の流れでワークショップを行います．プロジェクト学習の流れをつかむといいですよ．夢や目標を実現する方法としていろいろ応用がきくのです．この研修を終えたとき『夢の叶え方』が身につきます．今日の研修を一緒に楽しいものにしましょう！」

「理想の看護師を描く」で，終えない！

「1年後にこんな看護師になっていたい」ということを紙に書かせる新人研修はよくあります．しかし大事なのはここからです．「どう学び，理想の看護師になるのか」「そのために具体的に何を，どう工夫するのか？」このワークショップは，この知恵や工夫を新人が自分たちで生み出すものなのです．

意味や意図を伝える

講義であれワークショップであれ，意志ある学びであることが何より大事です．そのためには，コーチが参加者へ動きや活動を指示するときに，必ず「なぜそうするのか」という，意図や意味を伝えるのです．そのことで参加者は，ただ動かされるのではなく，自らの意志で学び，成長することになるのです．

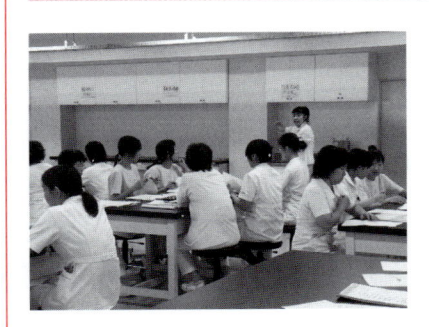

D-② プロジェクトの［ゴール］を伝える

ワークショップの題材とゴールを伝えます．

講師「このプロジェクト研修の目指すのは『1年，楽しく働きながら成長したい』そのためのアイデア集を作るということではどうでしょうか？」と参加者である新人たちに投げかけます．頷きを確認して決定しビジョン（何のために），ゴール（何をやり遂げたいのか）を大きく模造紙に書き，誰もが見える所に貼ります．これは最後まで貼りっぱなしにします．

講師「これが今日のめざすゴールです」とはっきり言います．何かを始めるときには目標を明確にすることが大事です．

ビジョン：看護師としてこの1年しっかり成長したい
ゴール：「新人が働きながら学び成長するためのアイデア集」をつくる

III 実践と応用

D-③ 同じ関心の人でチームをつくる

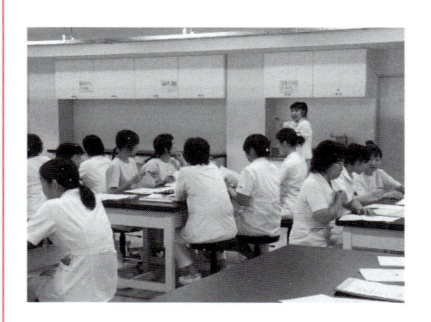

各自が事前に用意した自分のポートフォリオを改めて見て，同じ課題意識をもった人が集まり，チームを作ります．

講師「私はこのことについて関心があり追求していきたいというものをひとつ決めて，それを大きめの字で紙に書いてください」

事前に用意したカテゴリーが書かれた紙が貼った壁のところに，参加者は自分の意志で移動し，そこに自分の紙を貼ります．集まったもの同士でチームを作る．最適人数は5人前後．

チーム作りのカテゴリーの例：時間 患者 人間関係 記録 技術習得 生活リズム 勉強法

「班」や「グループ」と呼ばない

「ここで誕生したのは"チーム"です．チームとは，同じ志や願い，関心をもったあつまりです」と参加者へはっきり伝えましょう．心がひとつになります．

コーチング

チームで行う価値に気づくコーチングをする．
講師「ひとりでするのとチームでするのとどう？」と問う．
参加者「チームでするといいです！」
コーチ「なぜ？」と問い，具体的な意見が次々に出るようにする．意見を黒板に書き出し，みんなで可視化できるようにするとよい．

D-④ チームテーマを決める

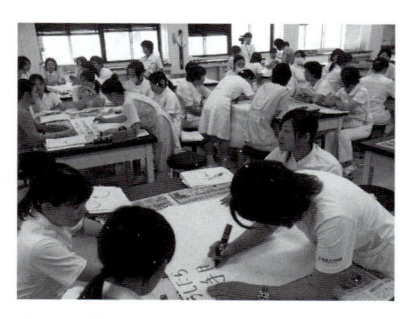

チームメンバーで話し合い「チームのテーマ」を決めます．それはチームが目指す「目標」となります．

「単語」ではなくわかりやすい「一行の文」とします．

複数の人で何を生み出すときには必ず模造紙やホワイトボードなどを使い，思考の可視化，共有ができる方法で進めます．

プロジェクト学習は，何か他者に役立つものを生み出すものなので，チームの目標も「○○の方法を提案します」というような表現になります．

ここで自分の考えを出しながらも，チームでひとつのものを生み出す．ひとことで表現する力が身につきます．

目標づくりのポイント

・「ゴールは明確に！」これが鉄則．
・あいまいでなく焦点が絞れていること．
・それが到達したらこうなる，ということが他者も同じようにイメージが見えるものにする．

B．プロフェッショナルをめざして

D-⑤　チームテーマを共有する

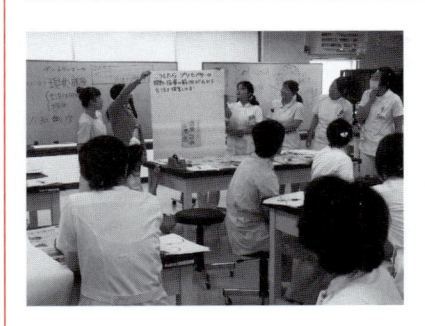

　チームテーマが決まったら模造紙の上部に書き，参加者みんなで共有します．自分たちだけでなく他者の役に立つ意識で決めることが秘訣です．

　可視化：チームテーマを書いた模造紙を掲げてみんなに見せながら伝えることで，印象深くなること，また見えることで考えることになり，他の人からもアイデアをもらいやすいというメリットがある．

　チームテーマは，これから目指す目標ともなる存在ですから，明確でなければいけません．

チームテーマ例

「慣れない生活をするなかで体調を崩さない食生活の工夫を提案します！」
「新しい職場で先輩たちとよい人間関係を作る方法を提案します！」
「働きながら，勉強を継続する時間の使い方を提案します！」

コーチング

　チームテーマがあいまいなときは「誰のために？」「具体的には？」などのコーチングをします．

D-⑥　課題を発見し，解決策を生み出す

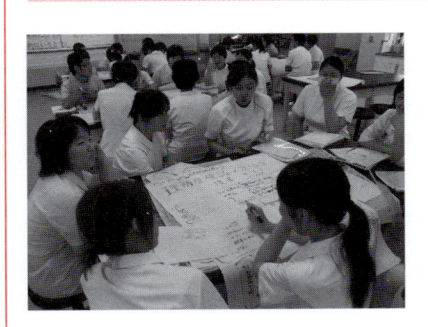

　チームごとに知（アイデア）を出し合い解決策を生む価値あるフェーズです．このワークショップで一番重要なフェーズです．

　講師「解決するために，その課題は何なのか，それをはっきりさせる必要があります」

　課題がはっきりしたら，そこに焦点をしぼり現実的にできる解決策を考えだします．

　ブレインストーミング＋模造紙で可視化しながら行います．

課題発見のコーチング

「原因は何？」
「なぜその状態になってしまうのだろう？」
「それは根拠ある情報ですか？」

先輩は口を出さない

　師長や先輩たちは，新人たちの話し合いに加わらないことが大事．「こうしたら？」と言うだけでも新人は「従順に聞く姿勢，教わる態度」になってしまい，自ら考え自ら発想することをやめてしまう．

課題解決のコーチング

「どうしたら解決すると思う？」
「じゃあそのために具体的に何をしますか？」
「一番最初にすることは何？」
「その実行のために気をつけることは何？」

根拠ある情報

　課題発見も課題解決も，データやエビデンスなどが添えられている必要があります．

Ⅲ-7　「自立」を実現する新人研修

III 実践と応用

D-⑦　制作とプレゼンテーション（知の共有）

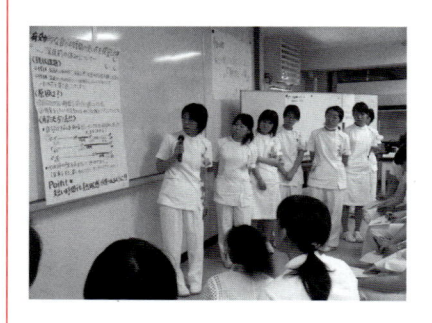

プレゼンテーションで披露するものを制作します．参加者たちへ制作の条件を伝えます．本番を書く前に白紙の模造紙全体を俯瞰して，大きく全体のレイアウトを考えたうえで行うとよいでしょう．

講師「見た人の役に立つように，具体的な方法がわかる表現にしましょう」

チームごとプレゼンテーションをします．

講師「プレゼンテーションとは，相手の役に立つプレゼントです．見た人の意識や行動が変わることを目的とします．ただ情報を伝える発表ではありません」

制作の条件

1. 「テーマが明確」であること
2. 「現状の課題」が「根拠ある情報」を添えて表現されていること
3. 「課題解決の考え」だけでなく，どう実行したらいいのか「具体的な方法」がわかるものであること

プレゼンテーションの前提

メディア：模造紙2枚以内，1チーム4分

条件や制約があることで，情報を取捨選択する力，限られたスペースにわかりやすく表現する力などが伸びます．

D-⑧　プレゼンで「評価への意識」を変える

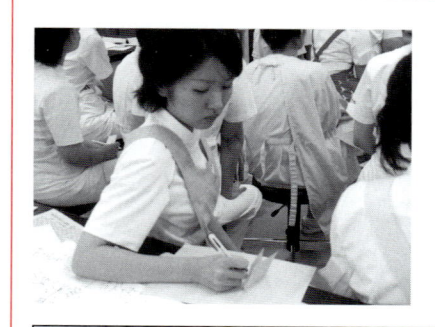

講師「プレゼンテーションを聞く人は，評価者として，価値を見いだしてください．2色の付箋をもちます．ピンクの付箋には，ここがよかったということを具体的に書きます．ブルーの付箋には，こうしたらもっとよくなるという自分のアイデアを書いて，プレゼンが終わったら，模造紙に貼りましょう」

講師「今日の目的は，互いに成長することです．成長のための評価とは，よい，わるい，と査定したり，ランクづけすることではありません．評価とは価値を見いだすことです．

評価への意識を変えるコーチング

プレゼンターへ問いかけます．
「ピンクとブルーの付箋，どちらに価値を感じますか？」

知の共有…学び合いの場面

プレゼンテーションは一方向なものではなく，双方向のコミュニケーション＝知の共有です．言いっぱなしでも聞きっぱなしでもない，学び合いの場面です．

評価とは，うれしいもの

もっとよいものを生みたいと願っていますから，そのためには模造紙に貼られた付箋，ピンクばかりでなくブルーの付箋がとても役に立つということと実感として感じます．

評価は過去への査定ではなく，明日成長するためにあるということに気づくことこそ，この日の狙いです．

（写真は徳島大学病院看護部新人研修およびプリセプター研修において筆者が講義したときのもの．撮影：米谷和之）

B. プロフェッショナルをめざして

D-⑨ 再構築して「凝縮ポートフォリオ」をつくる

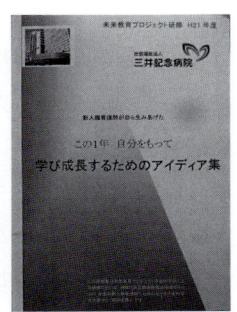

実際に，プレゼンテーションで得たリターンの評価も活かし，全体を再構築して1冊の「凝縮ポートフォリオ」＝「新人が働きながら学び成長するためのアイデア集」をつくり，後日，印刷して新人1人ひとりに配布します．病院の図書コーナーへも置きましょう．それは，世界に1冊しか存在しない，この病院の宝物となり，生み出した新人たちの自信や誇りともなります．

三井記念病院新人看護師研修の知の成果物

D-⑩ 今日1日をフィードバックし「成長確認」する

今日1日の資料やメモなどが，時系列で入ったポートフォリオを俯瞰する，つまりはじめのページから順にパラパラとみて今日1日を振り返ります．そして今日のワークショップで得られた「成果」と「成長」を自己評価します．それを「成長報告書」に書き出します（p.287〜289参照）．何かを生み出す経験をすれば必ず，次にも活きる能力を得られます．それを自覚することで，定着した能力に近づくのです．

新人たちは，このプロジェクト研修を体験することで，講義を聞くだけでは得られないコンピテンシーを高めます．「物事を解決するためにはこの手順ですればいいのか」ということを無意識に身につけるのです．

このようなプロジェクト学習の手法により，価値ある「成果を生む研修」となるのです．

> **他者評価**
> チーム同士，プレゼンテーションを聞いた人（上司や新人と一緒に働くコメディカルの人たち）からも評価してもらいましょう．客観的な見方も大事です．

Ⅲ-7 「自立」を実現する新人研修

III 実践と応用

E　演習『情報リテラシー（エビデンス）』教育

「エビデンス重視の医療」と言われています．しかしエビデンス（科学的情報，根拠ある情報）に限らず，必要な情報を自ら手に入れる力，溢れる情報の中から真偽を見極める意識などは，新人だから必要となるものではなく，生きていくために誰にでも必須のものです．本来仕事につく前に身につけていることが求められるものでしょう．先進国では学校教育の中に組み込まれていますが，残念ながら日本の教育のなかでは極めて希薄です．仕事をする上で情報リテラシーが必要であることは言うまでもありません．p.192で詳しくお伝えしています．

F　実践「目標と成長」を毎日意識する

○○ができない，と落ち込んでいる場合ではありません．はじめは誰でもできないし，知らないことばかりです．はじめの１年，新人にとって何より必要なのは，日々のあらゆることからのどん欲なまでの学びです．そのために毎日自分なりの目標をもって成長していきましょう．

そのためにも，見るもの，聞くもの，感覚として得ること，身の周りのありとあらゆることに積極的に気づくようになるひとつのツールとして，新人用インパクトシートBを使うと効果的です．p.184に紹介しています．

G　実践「リスク教育」

■「気づく力」を高めるインパクトシート

『リスク教育』の大事さは，言うまでもありません．リスクマネージャーたちは院内のリスク対応への仕組みづくり，その周知などに力を入れています．しかし一番大事なのは，日頃からリスクに繋がるさまざまなことがらや要因に気づく感性ではないでしょうか．新人の気づく力はどうしたら高めることができるのか，ここにリスク用インパクトシートDを使います．インパクトシートDは「気づく力」「予測力」「イメージ力」を身につけるために大変有効に働きます．p.245で詳しく説明しています．

H　ワークショップ：「課題発見プロジェクト」

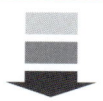

■ 悩みや課題を語り合う

　新人同士が集まり，悩みや不安，自分たちの課題を出し合い共有して互いに今の気持ちや思い，感情などを伸びやかに話し合う，それがこのワークショップです．これは新人が新人の悩みや失敗（と捉えていること）を出し合い，課題を明らかにする研修です．

■ 気持ちのはけ口で終えない！

　注意しておきたいことがあります．明るい前向きな研修会にすることです．
　つらい時期，同期が集まり，互いの気持ちを表現し合うこと，例えば「あなたもそうなんだ」「私だけじゃないんだ」ということを持ち帰ればいい，それがメンタルケアとなるのだからという考え方もあり，感情を表すだけに終えてしまう研修もあります．たしかに愚痴や不安，ときに不満も出すことではけ口となり，ほっとする面があることも事実でしょうが，それだけで終えたのでは明日への力になりません．
　ではどうするのか……新人がそれぞれに現状の悩みや課題を出し合った後に，その課題を明確にし，自ら解決するアイデアを出し合う場面を組み込むのです．ここでもプロジェクト手法でワークショップを行いましょう．

■ 新人が自ら課題を発見する

　新人が悩みや失敗（と捉えていること）を出し合い課題を明らかにします．もちろんすべての課題が解決することはないのですが，例えば，「○○で失敗してしまった」「私も……」「私も注意されてへこんだ」というとき「ああ私だけじゃないんだ」という気持ちの上での解決だけでなく，「そういうときは，こうするといいかも！」というアイデアを出し合うのです．
　「これは段々うまくなればいいのだ」と気づく解決策でもよいのです．大切なことはさわやかなよい気持ちで研修を終えられること，前向きな気持ちで各自が自分の職場へ戻れることです．

■ とにかく笑顔で楽しい研修にする！

　ものごとの捉え方の工夫，ささやかなコツやアイデアでいいのです．「私たちの悩み，こうすれば解決するぞ！」というゴールへ向かって，プロジェクト学習で行います（p.4参照）．

III　実践と応用

　　このプロジェクトは，1年間の途中，1〜2回程度適宜行います．そのときならではの課題や解決が新人たちから出ます．

I　ワークショップ：『コンピテンシーディクショナリー』作成

　　これは簡単に言うと「デキル人」の行動や所作，表現を観察して具体的に書き出すのです．これは新人だけでなく，さまざまなシーンで使うものなので p.193 で詳しく説明しています．

J　ワークショップ：「成長確認プロジェクト」

　　1年の終わりをそのまま区切ることなく2年目に入るのではなく，改めてこの1年を振り返り，自分の成長を確認します．このような研修の場としてプリセプティとプリセプターが一緒に，仲間たちやコメディカルの前に立ち「この1年の成長について発表する」というプログラムを行う病院も少なくないでしょう．新人自身はもちろん，今日まで面倒をみてくれ，相談にのってくれた人たちにもうれしい気持ちが湧き上がるよい時間です．そのうれしさや実感を明日の自信とするためには，「成長」を可視化し実感するといいのです．

　　「成長」とは変化・変容です．どう変わったのか？　何が変わったのか？　きっかけとなることがあったのか？　それはどんなことか？　その成長は目に見えるものか，目に見えないものか？……　ここをリアルにさせることで，なお一層，この時間は価値をもちます．口にするだけでなく，紙に書き出してみます．そのためには今日までの自分の成長や成果が見えるポートフォリオが必要なのです．ポートフォリオを活かしながらまずは自己評価してみる，そしてさらに成長するために思考したり，共有したりする．p.135 を応用します．

K　ワークショップ：「課題解決プロジェクト」

■「これまで」を「これから」に活かす

　　さて新人研修も最終段階に入りました．新人たちは無事1年間がんばりました．これからが本番です．プロとしてのスタートはここからです．来年は次の新人が入り，自分たちが先輩となるわけです．

　　そこで，この1年を振ることができる今の自分たちだからこその課題解決プロジェクトを行います．展開は基本的に D　ワークショップ：「成長提案プロジェクト」と同じです．

B. プロフェッショナルをめざして

■ ワークショップ：「課題解決プロジェクト」の流れとポイント

① ポートフォリオで1年を振り返り"ここで成長した"を探す．

　ポートフォリオを活かし，事前に，各自が新人1年目にとってここが大事だ，要だという箇所を探しておく．

　講師「これまでのポートフォリオを自分でみて，これまでここで困った，悩んだ，価値があった，こういう勉強法を続けてきてよかったなど，自分の成長にインパクトがあったなと思う箇所に付箋を貼っておきましょう．成長とは日々の出来事のささやかな出来事や悩みや困難な経験の中にしばしばあります．インパクトシートを見ると役に立ちますね」

　⬇

② プロジェクトの［題材］と［ゴール］を伝える

　講師「この1年，新しい環境で仕事や学び，いろいろなことが毎日ありましたね．みなさんとても成長しました．さてこの1年を経験したあなたたちだからこそわかったことや新しい考え方があります．今日はそれを活かして『課題解決集をつくる！』というワークショップを行いましょう」

　⬇

③ 同じ関心の人でチームをつくる

　⬇

④ チームテーマを決め，共有する

　　チームテーマの例

　「落ち込んだときに立ち直る方法を提案します！」

　「時間内に業務を終わらせるための工夫を提案します：自己タイムスケジュールの作り方」

　「初対面の患者様との接し方を提案します：65歳以上の患者様の場合」

◆プロジェクト学習のビジョンとゴールの例　　　　　　　　　　【No. 82】

> 題材：「成長・課題」
> ビジョン：さらなる自分の成長と次年度の新人の役に立つために
> ゴール　：楽しく学び成長するための課題解決集をつくる！
> 　　　　──新人看護師が働きながら楽しく学び成長するために

　⬇

⑤ チームで課題発見し，解決策を生み出す

　⬇

⑥ プレゼンテーション用の制作に入る

　⬇

⑦ プレゼンテーションして知の共有をする
⬇
⑧ プレゼンテーションで「評価」し，互いの役に立て合う
⬇
⑨ 再構築して「凝縮ポートフォリオ」をつくる
⬇
⑩ 今日1日をフィードバックし，互いの成長を確認する

研修後のM病院における新人の感想です．

> 「最初の新人研修のときと比べて，私自身やみんなの考え方や発表のうまさなどに成長が見えて，それがとてもうれしかったです」
> 「1年目を振り返って自分たちの成長を実感できた．困っていた自分の課題も，解決策としてあらたに学ぶことができた」

　この研修のねらいは，新人が自信をもち，2年目に向かうこと．同期や後輩，スタッフみんなとの豊かなコミュニケーションをこれからも大事にしよう！と思ってもらうことですから，目的を果たしたことになります．

新人に伝えたい成長ワンポイント
- 楽しんで自らの思考・行動を変えよう！
- 前向きに生きよう！　前向きになるためには夢がいる！
- 「成長をまっすぐ望んでいる自分」を信じよう！
- 最初の1年はどん欲であること！　とにかく吸収
- グチグチは美容と健康によくないぞ！
- 愚痴でストレスが発散されることはない．ブログにも書かない

8 B. プロフェッショナルをめざして
臨床研修の意義と課題

現状と意義

　臨床研修は看護師の能力や資質をしっかり伸ばすために有効です．新人の看護力の低下，リスクへの懸念，自信喪失，離職など諸問題を解決する道としても大変期待されるものがあります．

　臨床研修の意義は，現場で看護の活きた学びができることなど，いろいろありますが，最大の意義は，部分知でなく全体知として看護の実践力を総合的に身につけられることにあると思います．看護教育と臨床現場とのギャップが明らかな現在の状況からも，本来すべての看護師養成としてさらに広がるべき制度と言えるでしょうが，院内の体制づくり，師長たちが教育的能力を獲得することなど，ただでさえ人手不足の現場という現実がありますから，広く実現するにはもう少し時間がかかるかもしれません．

◆臨床研修の今ある課題　　　　　　　　　　　　　　　　　　　　　　【No. 83】
- 自己成長，自己評価する仕組み
- 病院の体制づくり
- 臨床研修やローテーションの評価
- 指導者の教育能力
- 臨床研修生と新人との心理的課題
- ローテーションの設計，組み方

　全国ではすでにいくつかの病院で医師の臨床研修に似た体制で看護師の臨床研修がスタートしています．
　これらの課題にポートフォリオやプロジェクト手法は効果的に対応します．

プロジェクト手法やポートフォリオを臨床研修に活かす効果

プロジェクト手法で研修を構想する

　これから臨床研修制度をスタートしたいと考えてはいても，何から，どのような

III 実践と応用

内容でどうスタートをしたらよいのか，悩んでいる病院もあると思います．プロジェクト学習の手法を導入することで，その病院の特色や個性を活かしたものにすることができます．この手法は，「人が成長する」ための普遍的なポイントを押さえた全体設計からなるプラットホームなので，個々の病院ごとに独自の臨床研修を構想することができるのです．

■ 主体的な「成長」を叶える

臨床研修の日々で獲得した能力，変容，成長の評価をどのようにしたらよいかについて関して考えてみましょう．臨床研修に求められるのは，専門的な知識やスキルはもちろん，「自分の頭で考えることができる」「全体的，総合的に目の前の状況を見ることができる」「自分で適切な判断ができる」「その上での適切な行動をとることができる」「(患者さんや家族やコメディカルとの) 人間的なコミュニケーション力がある」「エビデンスをもとにわかりやすく説明することができる」「ビジョンが描けその達成のための具体的な目標が立てられる」「目標を達成するためにすべきことを，具体的な計画を立て実行することができる」等々の，看護師としてはもちろん，社会人として身につけておくべきことであり，また仕事をする上でのプロフェッショナルとしての能力でもあります．これらには受動的でなく，能動的な姿勢を立ちあげるプロジェクト手法が効果をもたらしますし，ポートフォリオを活かすことでその評価も叶います．

■ 「目標」があるから「評価」できる

「学び」なのか，「仕事」なのか，臨床研修生へどう接していいのか，この人は臨床研修生と頭ではわかっていても現場は戸惑うものです．

プロジェクト学習の手法は，その研修をその部署でスタートする際に研修生自身が「目標」を明確に決めてからスタートします．その目標を部署の指導者ばかりでなく，師長をはじめ極力多くの関係者へまず表明してから研修を開始することで，「この看護師は，この目標をもち学びの期間としてここで働いているのだ」と認識される効果をもちます．また「目標」がわかるので，必要な際にはその評価もできます．

■ 総合的な看護実践力を得られる

臨床研修ではスキルはもちろんですが，状況を俯瞰して見ることができるか，患者さんを全体的，総合的に看ることができるか，といった能力が求められます．短期間に院内の部署をローテーションして働く経験は，通常ないものです．これは考えようによっては，「部分に入り込み過ぎず，全体を俯瞰できる」立場を得ることでもあります．それはそのまま「総合的な看護実践力」の獲得へも繋がります．

総合的な看護実践力 (p.77 参照)，心得，所作，人間として身につけたい姿勢な

どは，みな連続する一連の流れや動きにあります．つまり結果や数値でなく，変化やプロセスのなかにこそ価値があるのです．

ここに，プロセスを俯瞰し可視化できるポートフォリオが活きます．

■「再現性」という評価の根拠

単純に「やった，やらない」「できた，できない」という結果のチェックではなく，進行や状況の中での行動や所作，内面を見る必要のある評価です．紙１枚のチェックシートに自己評価や他者評価を記載するにしても，可視化できる根拠がポートフォリオに入っていれば，そこには再現性があるはずなので，確かな評価の根拠として役立ちます．

■ 自ら学びを体系的に捉えることができる

また研修生が自分自身でローテーションを組むということは，その前に自らの学びを体系的に捉える必要がある，という側面ももっています．そのためには部分にとらわれずに常に「獲得すべき能力，スキル」を俯瞰して見る姿勢が必要です．ここにもポートフォリオが活きるのです．

■ 体制づくり，指導者の理解

プロジェクト学習の手法には必ず，「知の共有/プレゼンテーション」が存在します．例えばひとつのローテート先であるICUでの研修を終えたとき，研修生たちは，ここで獲得した価値ある「知（学び）」をプレゼンテーションして，互いに知の共有を行います．研修生同士の共有はもちろん，ICUの指導者，コメディカルスタッフへも披露します．これが現場の戸惑いや無理解を解決するという効果を生むのです．理解があれば，そこからまた病院内の臨床研修への体制が充実していきます．

また，研修生だからこそ感じるその部署のよさ，特徴もあります．その意見を活かすことでできる改善もあるでしょう．

ポートフォリオで前向きな思考習慣

多忙な日々ですが，あくまでも「学び」ですから，そこにはポートフォリオがあってエビデンスをもとに自らの振り返りをしていることが大事です．また失敗を活かす，失敗から学ぶ，という思考習慣も大事です．

失敗と思っていても，時がたつとそれがマイナスでなく，プラスであったということが見えてきます．これがポートフォリオの効果です．ポートフォリオで時をも含め俯瞰することができるから，部分的に捉えるのでなく，全体を見るという視線が宿ります．それは総合的な看護実践力の獲得にも通じます．

III 実践と応用

■ ローテーションの順番とポートフォリオ

　臨床研修は,「意志ある学び」が基本ですから,研修生自身が自分の個性や資質をイメージし,どこの部署からローテーションをスタートするか指導者と相談しながらも本人の考えで決めます（臨床研修担当者は総合ディレクターとして,各研修生の望みが極力,叶うように現場との調整にあたります）．決めたローテーションは,臨床研修全体を俯瞰することができるよう全体計画としてポートフォリオの前のほうのページに入れておきます．

　そのローテーションの構成にした理由や考えもポートフォリオへ入れておきましょう．「私は○○だから,ICUからスタートすることが効果的だと思う」と自己分析と照らし合わせたローテーションの順番をメモでよいので残して,ポートフォリオに入れておきます．実際にスタートしたら渦中の人となり,その慌ただしさに本来の動機を見失ってしまうこともある,そういうときにポートフォリオに入れておいたメモが自分を取り戻してくれます．

◆臨床研修におけるポートフォリオ機能　　　　　　　　　　　　　　　【No. 84】

---
① "やりっぱなし"にしない
　➡ その部署で獲得したものをポートフォリオで明らかにできる
② 自己評価力・メタ認知の意識
　➡ ポートフォリオでやってきたことを客観的に見ることができる
③ 今とこれからの立ち位置確認,方向性を確信
　➡ ローテーションごとに,明確な目標をもてる

■ 成長する臨床研修への体制づくり

　臨床研修は学校のように担任教師や固定した教室やクラスはありません．そこで成長するためには,研修生自身の意志はもちろん迎え入れる現場にも以下のような体制づくりが必要です．

◆臨床研修で成長する条件　　　　　　　　　　　　　　　　　　　　【No. 85】

・研修生を育てる使命感をもつ人が現場にいる
・研修生が自分で「目標決定」できる環境がある
・「自己評価」を取り入れる時間が確保される
・自己表現できる場が存在する
・自分がすることの意味や意図をつかめる視点をもてる
・ローテーション全体を俯瞰しマネジメントできる環境がある
・各部署において,研修生の学びの進度や評価の情報を共有している

臨床研修にポートフォリオを活かす流れとポイント

■ ローテーション区切りごとに「知の再構築」

ひとつのローテーションごとにひとつの「元ポートフォリオ」を作り，次のローテーションに移る前に再構築し「凝縮ポートフォリオ」を生み出します．主に自己評価からなる成長報告書も研修の最後に明らかにし，生み出します．

◆臨床研修のローテートと区切り　　　　　　　　　　　　　　　　　　　【No. 86】

「臨床研修期間とアウトカム」の関係を説明しやすいように，臨床研修が始まる前を【始期】，始まった時を【Ⅰ期】，臨床研修の期間中を【Ⅱ期】，ひとつのローテートを終え次のローテートへ移る間（ま）の時を【Ⅲ期】，そして2年間の最後の時を【Ⅳ期】と，以後使います．

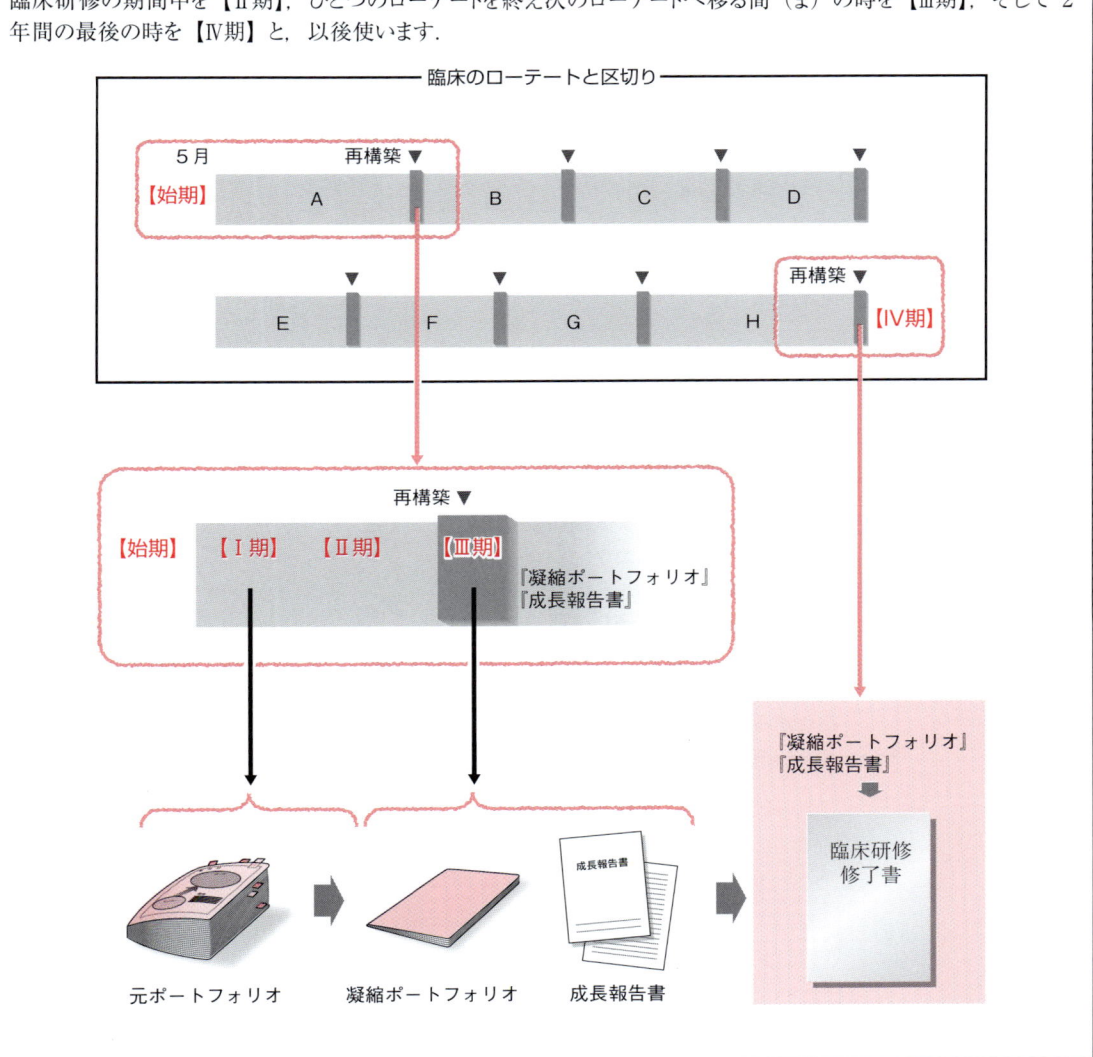

―臨床のローテートと区切り―

5月　再構築▼
【始期】　A　　B　　C　　D

　　　　E　　F　　G　　H　再構築▼　【Ⅳ期】

再構築▼
【始期】【Ⅰ期】【Ⅱ期】【Ⅲ期】
『凝縮ポートフォリオ』
『成長報告書』

元ポートフォリオ → 凝縮ポートフォリオ　成長報告書

『凝縮ポートフォリオ』
『成長報告書』
→ 臨床研修修了書

III 実践と応用

【始期】 臨床研修スタート前

↓ プロジェクト学習の手法やポートフォリオの「意味」「価値」「やり方」をつかむ．

【Ⅰ期】 臨床研修をスタート

↓ 自分が向かうべき目標を決め，ゴールシートに書きポートフォリオに入れる．ここで目標を決める能力を身につけることができる

【Ⅱ期】 臨床研修の期間―各ローテート

↓ 「元ポートフォリオ」をつくり意志ある臨床研修とする．アクションシートを活かし，今日の目標を明確に日々成長する（p.91, 279参照）．

「インパクトシート」を入れる（p.184, 281〜283参照）．

新しい体験をするときは元ポートフォリオへ「体験シート」を入れる（p.177参照）．

「体験シート」,「ふりかえりシート」は複写をとり，1枚はポートフォリオへ入れ，1枚は指導者へ渡します．

◆臨床研修ポートフォリオの中身例　　【No. 87】
- ☐ ゴールシート
- ☐ ローテーション表
- ☐ 体験したこと・その成果
- ☐ 価値ある資料やデータ，関係資料，役立つ情報
- ☐ 患者さんとのコミュニケーション記録
- ☐ 指導者やコメディカルとの対話記録
- ☐ 「自己評価」「相互評価」
- ☐ 身につけたスキル
- ☐ その部署ならではの新人育成のアイデアや提案
- ☐ これから学びたいこと

B. プロフェッショナルをめざして

◆ローテーションの前後に書く「体験シート」　　　　　　　　　　　　　　　　　　　　【No. 88】

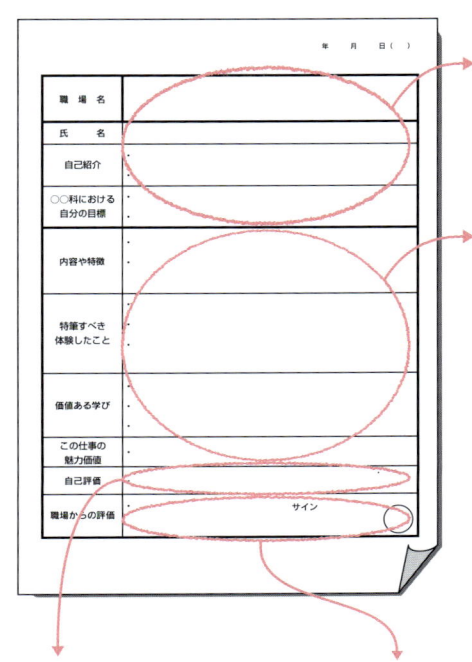

開始前に
「氏名」「自分の目標」を記入し，これから体験する先へ"事前に渡す"．

終了したら
その仕事の「内容や特徴」「体験したこと」そして，「価値のある学び」「この仕事の魅力」の欄に書き込む．
「この仕事の魅力」の欄を書くときに，いろいろふりかえりながら，この仕事の魅力を見いだす心をもつ．それはとても価値のあること．

終えたら
「自己評価」を書く．このとき，体験前に自分が書いた「目標」と照らし合わせて「評価」するのがポイント．もちろん，事前に予期していなかった気づきや感想なども自由に．

この体験シートを体験先で直接指導を受けた方に渡す
「職場からの評価」を書いてもらいサインして返してもらう．「自分の目標」を記入しているので，指導者はそれを読み，照らし合わせながら具体的なアドバイスが書ける．
指導者は，その人が書いた「価値ある学び」や「この仕事の魅力」をあたたかい気持ちで読み，人間性あふれた評価を書く．

〔ポートフォリオ評価とコーチング手法，p. 135 より〕

◆「ふりかえりシート」　　　　　　　　　　　　　　　　　　　　　　　　　　　　【No. 89】

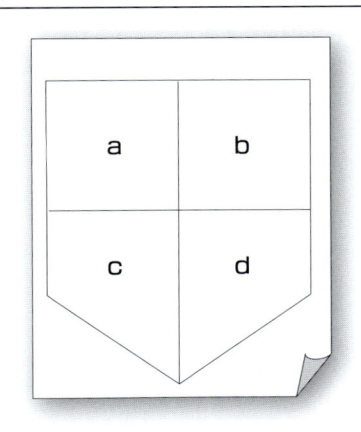

a：教育目標のうち達成できたもの，b：改善すべきこと，c：今後学びたい内容，d：今の気持ち・感情，の4項目で成り立っている．毎日残す用紙ではなく，週末や区切りの時に活かすとよいでしょう．

〔ポートフォリオ評価とコーチング手法，p. 134 より〕

Ⅲ-8 臨床研修の意義と課題

III 実践と応用

【III期】 臨床研修のプレゼンテーション

臨床研修で得たことをプレゼンテーションし『知の共有』をする．部署の人たちばかりでなく，ほかの部署の師長たちや教育担当者，プリセプターたちにもぜひ聞いていただくとよいでしょう．そこで以下のような力が身につきます．

◆知の共有：プレゼンテーションで身につく力 【No. 90】

- 自分の考えをわかりやすく伝える力
- 表現力・コミュニケーション力
- 学び合い，高め合う姿勢
- 他者から価値ある知を発見しする力

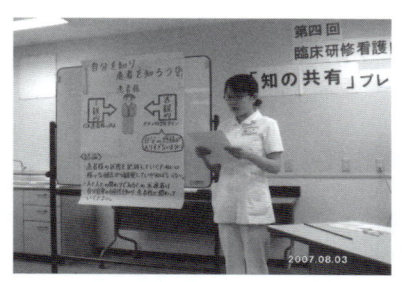

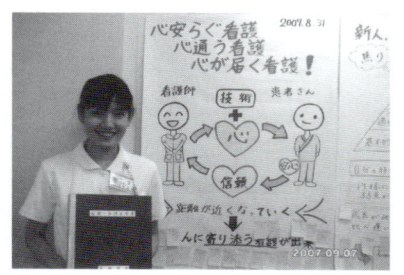

市立砺波総合病院「知の共有」プレゼンテーションの様子

【III期】 臨床研修のローテートのフェーズ区切り

臨床研修の成果として『凝縮ポートフォリオ』を作成する．p.26, 109 参照．

【III期】 臨床研修のローテートの最終時

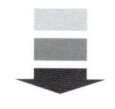

元ポートフォリオを俯瞰し『成長報告書』を作る．p.179 参照．

B. プロフェッショナルをめざして

◆成長報告書 【No. 91】

●成長報告書の内側

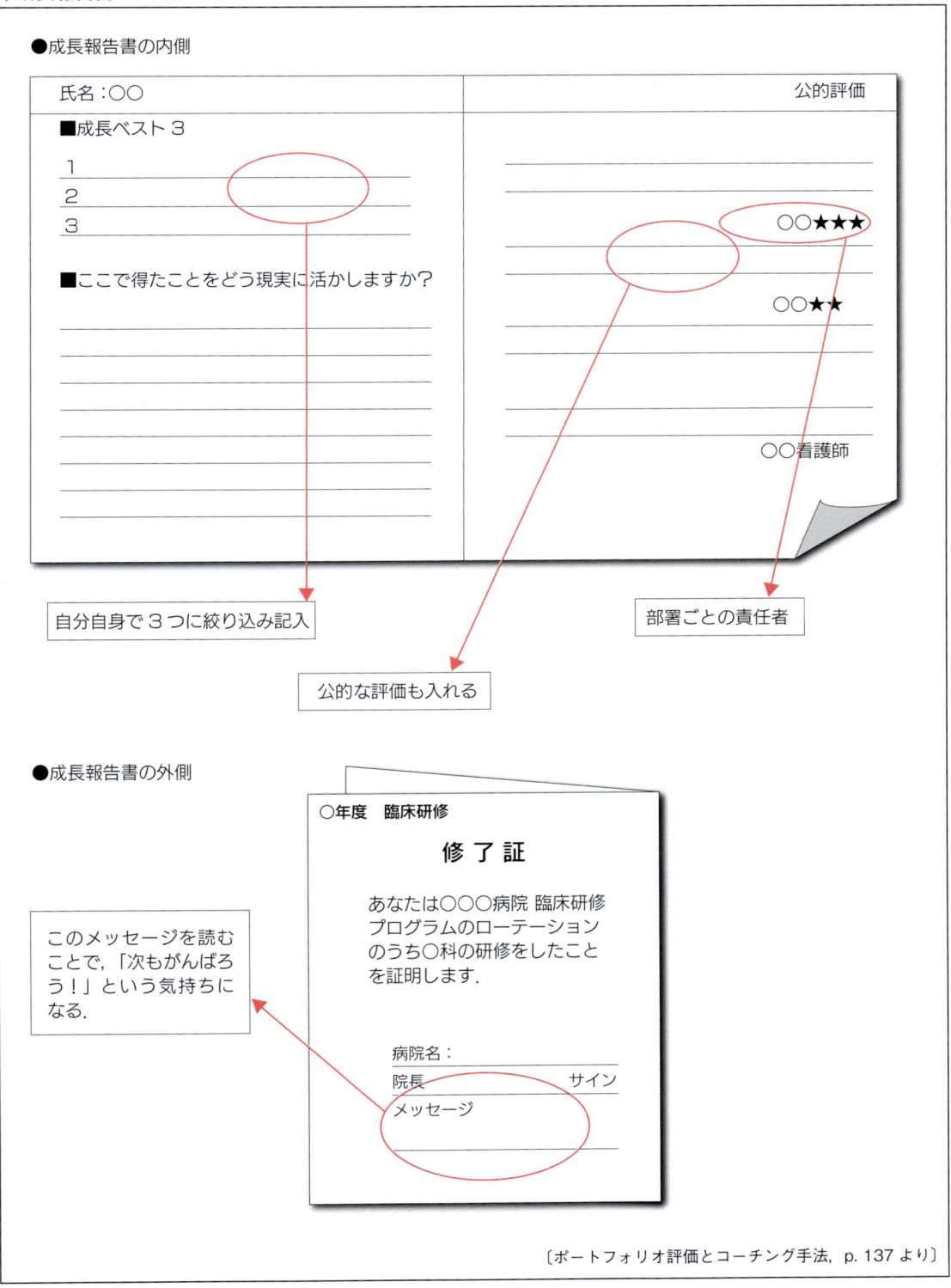

氏名：○○　　　　　　　　　　　　　　　　　　　　公的評価

■成長ベスト3
1
2
3　　　　　　　　　　　　　　　　　　　　　　　　○○★★★

■ここで得たことをどう現実に活かしますか？

　　　　　　　　　　　　　　　　　　　　　　　　　○○★★

　　　　　　　　　　　　　　　　　　　　　　　　　○○看護師

- 自分自身で3つに絞り込み記入
- 公的な評価も入れる
- 部署ごとの責任者

●成長報告書の外側

○年度　臨床研修

修 了 証

あなたは○○○病院 臨床研修プログラムのローテーションのうち○科の研修をしたことを証明します．

病院名：
院長　　　　　　サイン
メッセージ

- このメッセージを読むことで，「次もがんばろう！」という気持ちになる．

〔ポートフォリオ評価とコーチング手法, p. 137 より〕

9 B. プロフェッショナルをめざして
教育担当・プリセプターに役立つ「インパクトシート」

プリセプターとプリセプティを繋ぐポートフォリオ

プリセプティ（新人看護師）がポートフォリオをもっていれば「すれ違い」をカバーできます．そのためにもプリセプティは自分がやったこと，学んだこと，聞きたいこと，気づいたことなど，どんどんポートフォリオへ入れ，ポートフォリオを開きながらプリセプター（先輩看護師）と話をするようにします．

みんながプリセプター

プリセプターとプリセプティはなるべく一緒に仕事ができて，その様子，状況を共有し，話すことが潤沢にできれば理想的ですが，互いの業務時間がすれ違ってしまうことが少なくありません．実際「一緒の勤務になることが少なく，プリセプティの現状の把握が難しい」というプリセプターの悩みがあります．ですから「プリセプターにお任せする」のでなく，プリセプティをみんなで育む，という意識も大切です．新人はみんなで育てるのです．

いずれにしても「育てる」ということは，何かをしてあげることや教えてあげることの前に，その人の情報や状況を得ることが必要です．ポートフォリオを一緒にめくりながら対話をすることで，目標や学びの進捗状況，思考プロセスや気持ちの揺れなども推察することができます．

ポートフォリオで情報共有

まなざしを注ぐことなしに，その人を積極的に伸ばすことはできません．また，どうしたらよりよく成長するのかを考え，明確な目標をもって関わることも必要です．ここにもまたポートフォリオの存在が欠かせません．ポートフォリオによってプリセプターばかりでなく他の人もプリセティのやっていることや考えや人柄などを推察することができます．今どこまで学んだか，どんなことが滞っているのか，これからどう成長していくのかを考え，学びのコツなどを一緒に考えることもできます．

感情と冷静さと現実と……

「プリセプティの顔を見ても気持ちが見えないので，わかったのか，わかってい

ないのかがわかりにくい」「もっと，思っていること，考えていること，やっていることを知りたい．そして，よいコミュニケーションをとりたい」という声があります．そんなときもポートフォリオを挟んで対話をすることで豊かな感情が湧き，相手の気持ちが見えてきます．また逆に，ポートフォリオの存在は客観性や冷静さを与えます．思い込みや感情的にならない現実に根ざしたコニュニケーションができるという効果ももちます．

目標をもって成長する新人用「インパクトシートB」(p.184)

プリセプターの役割のひとつに，プリセプティが毎日，自分なりの目標をもてるようにすることがあります．そして目標に対し，どんなことをどうしたかを見つめ，必要ならばフィードバックしてあげる必要があります．フィードバックや支援をするためには，その人の「目標」や「到達プロセス」をつかんでいる必要があります．ここにポートフォリオとともに「インパクトシートB」(p.184)の存在が活きます．「インパクトシートB」を活かすことで，プリセプティは，日常の中から自然な視点で日々の目標をもつことができます．

プリセプターの指導力を上げる「インパクトシートC」(p.185)

プリセプターはロールモデルであり，世話役でもあります．メンタル的な支えとなり気持ちを通わせるときもありますし，時に共に学び，時に自分の経験を生かしプリセプティが仕事や社会への適応するための支援をすることもあります．

ゆったりと大きく全体をみる

生真面目で一生懸命なプリセプターは未熟なプリセプティに対して，ちょっとピリピリしてしまうこともありますね．プリセプティは監視されているかのようにプレッシャーを感じてしまうかも知れません．実際には監視する気はなくともその責任感の強さから，「なんで何回教えてもできないのだろう」「あの人ができないのは私のせいかもしれない」「わかっているんだか，わかっていないのだかがわからない」「どこまで指導していいのか，教えていいのか……」という具合です．ポートフォリオを開き，見ることはここに役立つのですが，そのときに必要な「ポートフォリオの見方・評価の観点」があります．それは全体をめくりながら昨日と今日，1か月前と今日，その日々を見つめプリセプティの成長と共に気持ちの変化や変容も見いだすことです．

III 実践と応用

■ プリセプティの成長を喜ぶ心

　プリセプターはプリセプティへ教えたり指導したりする，身近で親しみやすい教師としての役割をもつことも多くあります．教師に最も求められるのは，知識や技術を教えてあげることではなく，まずはプリセプティの成長や変化，変容を見いだすまなざしです．ポジティブにプリセプティの変化を見いだそうとすることが，どちらにもよい結果となります．それは知識の習得や技術ができるようになったということだけではありません．気持ちやものごとの捉え方なども含む，ささやかで日常的な変化・変容です．プリセプターはゆったりと大きくプリセプティを見ましょう．そのために，ささやかな上達を喜ぶことのできる"心"と相手を丁寧に見ることができる「気づき力」が必要です．ここに役立つのが「インパクトシートC」です．

■ プリセプターも「目標」をもつ

　よきプリセプターは「プリセプティに今日どんなことを学んで欲しいのか」明確な目標をもちます．それは頭の中に思っているだけでなく「インパクトシートC」にしっかり書くことで実行力と成果をもたらすことができます．

プリセプターの任命と教育の志

　プリセプターになることをそれほど望んでいない人をプリセプターに任命し，前向きにその役割に向かってもらうためにはどうしたらよいのでしょうか．またよい働きをしてもらうための教育はどのようにしたらよいでしょうか．

■ プリセプターになる価値とやりがい

　その人に「あなたは今年度プリセプターになってください」と伝え，プリセプターになるための研修をするだけでなく，「プリセプターになる価値」「その経験で得られるもの」，つまりやりがいのイメージをまず考えてもらうとよいのです．

■ 成長する自分をイメージする

　プリセプターになることで叶う成長がたくさんあります．「これから1年，自分が新人を受け持つ」で終えず，「この1年，自分がプリセプターという経験（キャリア）を経ることで，どれだけ成長するか」を具体的にイメージできる時間を設けるとよいでしょう．1年後の楽しみをリアルにするのです．書き出して，ポートフォリオへ入れましょう！

◆プリセプターをすることで得られること　　　　　　　　　　　　　　　【No. 92】

- 「すべき目標をもてる」のでやりがいを感じる
- 「人の成長をあたたかく見ている自分」がすてきだと思える
- 「新しい経験，新しいチャレンジ」は私を必ず成長させてくれる
- 「人に教えるため」に，もう1回私も学んでおこうという気になる
- 人を育てるという「創造的な仕事」と「手ごたえ感」を実感できる
- 「私を必要としている人がいる」という自己有用感を得られる

■ 育てることで「身につくもの」

　人を育てる経験は成長にもなります．誰かを見守る心，思いやり，上手な教え方，コーチング的な言葉掛け，コミュニケーション力の向上，責任感ある行動．自分が本質をわかっているとき，人にうまく説明できるものです．またプリセプティに見られても恥ずかしくない先輩でいようというモチベーションが湧き上がります．

■ 「新しい私」をはじめる

　プリセプター自身も「意志ある学び」の新しいスタートのときです．

　プリセプターになったとき，自分自身が「私は今，役割が変わったんだ．この役割によって新しい何かを獲得し，今までの私でなく，またひとつ新しい私になるんだ．成長するために，ここで新しい思考の仕方や行動特性を身につけよう！」「これまでの自分で足りないなら，まず，その補塡をしなくちゃ」と自覚する．このようなことこそ大事なのです．

■ プリセプターから先にポートフォリオを！

　新人に自己紹介するときにプリセプター自身がまず，パーソナルポートフォリオを活かし，人間らしい自己紹介を行うと大変効果的です．プリセプティと距離を感じて，うまくコミュニケーションがとれないという場合にも，とても効果的です．そして，プリセプティもパーソナルポートフォリオを用いてプリセプターやチームのみんなに自分を伝えます．

III 実践と応用

◆インパクトシート B の活かし方　　　　　　　　　　　　　　　　　　【No. 93】

　仕事を始める前に「今日の目標」を書き，4つに折ってポケットへ入れます．忘れないように取り出してときどき見ます．患者さんをケアする前，休憩時間やお昼休みなどにも見ます．日時なども記入します．仕事中，「あっ！」と感じることがあれば今日のインパクトの箇所に書きます．キレイに書く必要はありません．とにかく気づいたらパッと書くことが大事です．

◆「今日の目標」
朝一番に「今日の目標」を考えてしっかり書きます．朝，ベットの中で頭にパッと浮かんだことが良いかもしれません．
○○な気持でいる！
○○を身につける！
ーそのために○○する

◆「自己評価」
この日の最後に「今日の目標」と照らし合わせて一言自己評価を書きます．
○の箇所には気持ちをビジュアルで表現します

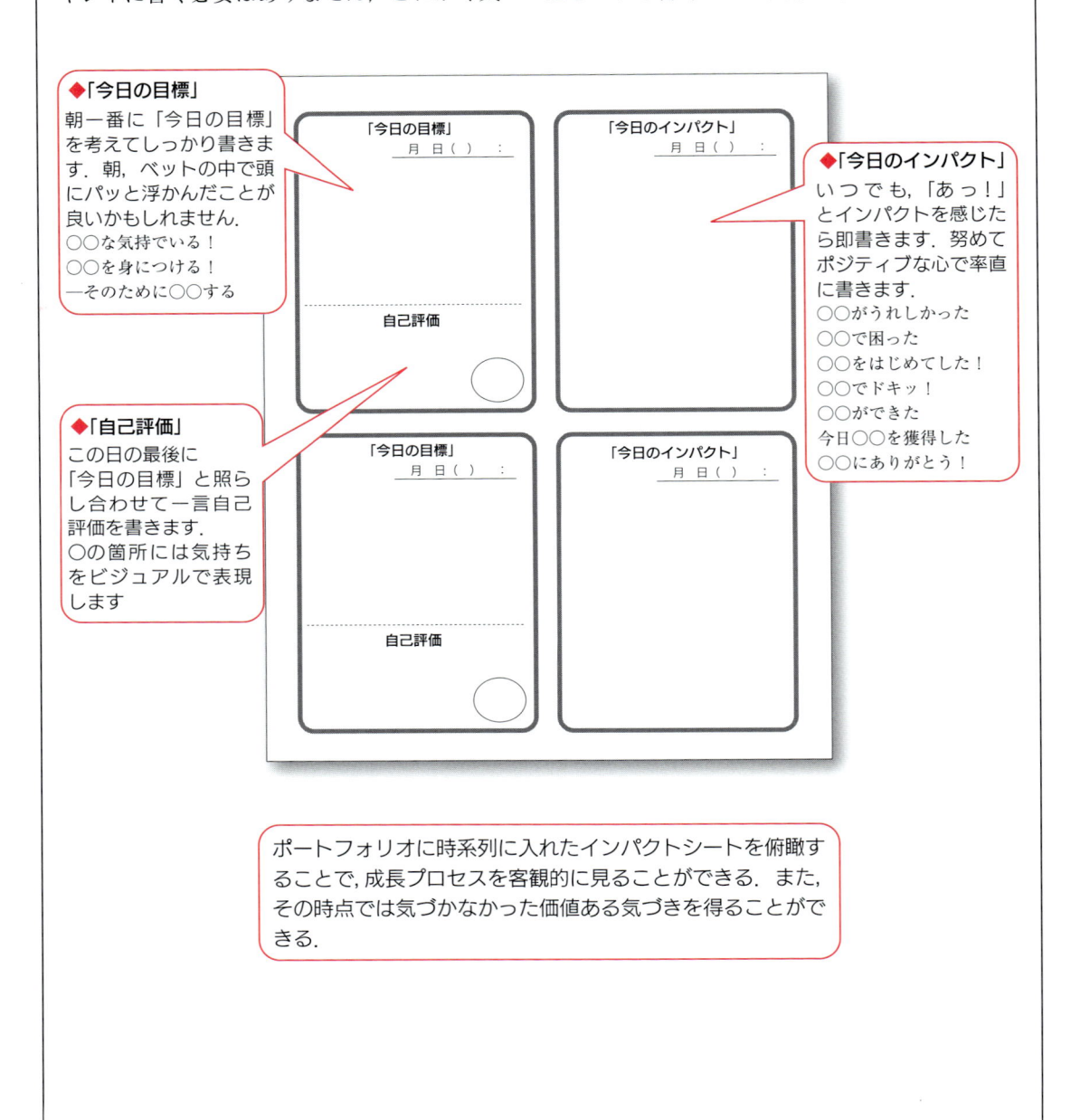

◆「今日のインパクト」
いつでも，「あっ！」とインパクトを感じたら即書きます．努めてポジティブな心で率直に書きます．
○○がうれしかった
○○で困った
○○をはじめてした！
○○でドキッ！
○○ができた
今日○○を獲得した
○○にありがとう！

ポートフォリオに時系列に入れたインパクトシートを俯瞰することで，成長プロセスを客観的に見ることができる．また，その時点では気づかなかった価値ある気づきを得ることができる．

B. プロフェッショナルをめざして

◆インパクトシートCの活かし方　　　　　　　　　　　　　　　　　　　　　　　　　　　【No. 94】

仕事を始める前に「今日の目標」を書き，4つに折ってポケットへ入れます．新人を観察し小さな成長にも気づく自分でいるよう努め，変化や変容を見いだしたらメモします．それをメッセージカードに書き，その日のうちに新人にあげます（複写をとって自分のポートフォリオへ入れておくこと）．

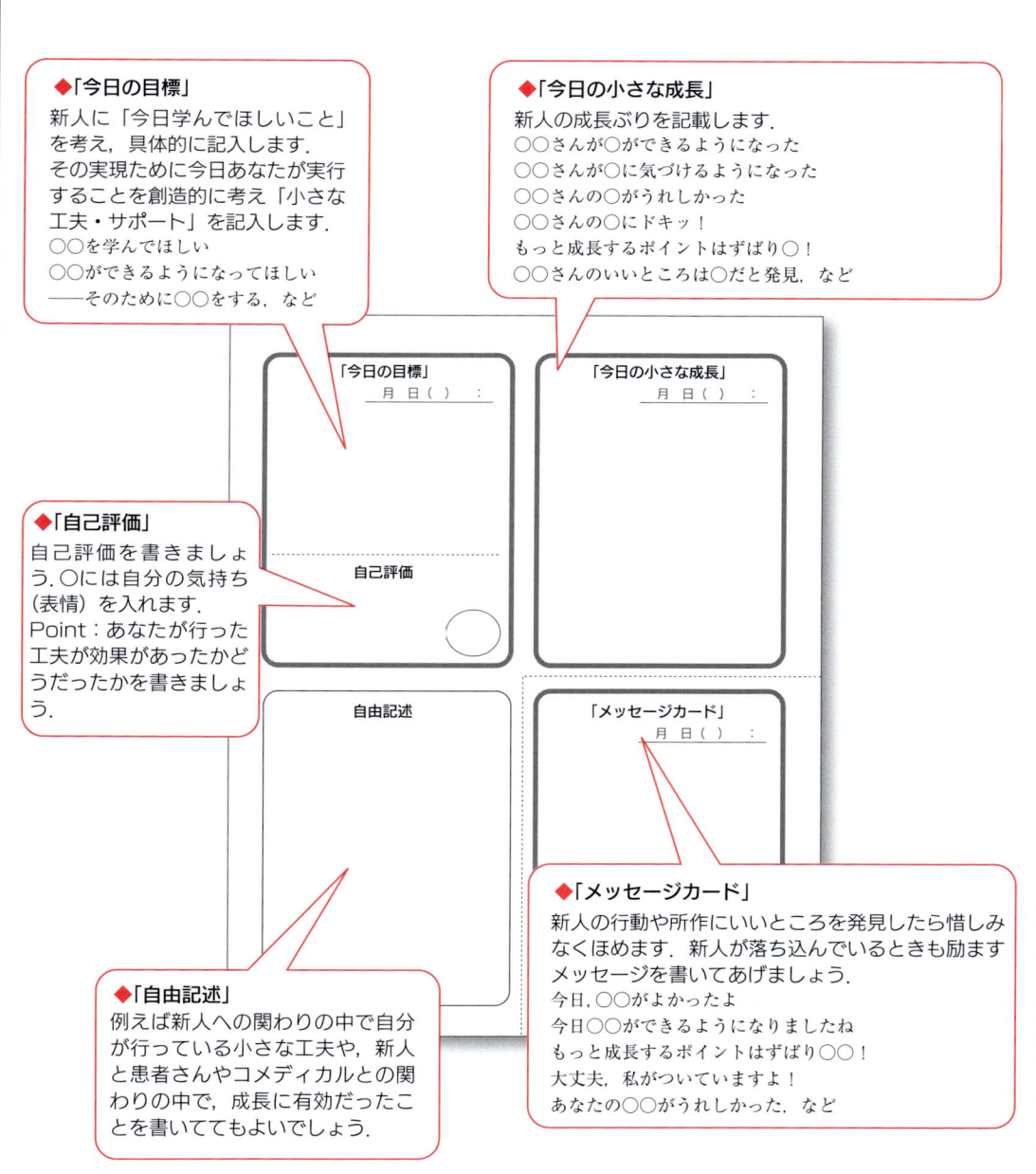

◆「今日の目標」
新人に「今日学んでほしいこと」を考え，具体的に記入します．その実現ために今日あなたが実行することを創造的に考え「小さな工夫・サポート」を記入します．
○○を学んでほしい
○○ができるようになってほしい
──そのために○○をする，など

◆「今日の小さな成長」
新人の成長ぶりを記載します．
○○さんが○ができるようになった
○○さんが○に気づけるようになった
○○さんの○がうれしかった
○○さんの○にドキッ！
もっと成長するポイントはずばり○！
○○さんのいいところは○だと発見，など

◆「自己評価」
自己評価を書きましょう．○には自分の気持ち（表情）を入れます．
Point：あなたが行った工夫が効果があったかどうだったかを書きましょう．

◆「自由記述」
例えば新人への関わりの中で自分が行っている小さな工夫や，新人と患者さんやコメディカルとの関わりの中で，成長に有効だったことを書いてもよいでしょう．

◆「メッセージカード」
新人の行動や所作にいいところを発見したら惜しみなくほめます．新人が落ち込んでいるときも励ますメッセージを書いてあげましょう．
今日，○○がよかったよ
今日○○ができるようになりましたね
もっと成長するポイントはずばり○○！
大丈夫，私がついていますよ！
あなたの○○がうれしかった，など

「今日の目標」　月 日( )　：

自己評価

「今日の小さな成長」　月 日( )　：

自由記述

「メッセージカード」　月 日( )　：

Ⅲ-9　教育担当・プリセプターに役立つ「インパクトシート」

受動的研修から能動的研修へ

指導者のすべきこと

　教育担当者は，通常，スタッフたちが成長するための教育プログラムを考えたり，定期的に研修を実施したりします．その仕事は講師を決め，講演会や研修会などを企画し実施することです．

　ほんとうによい教育担当者とはどういうことを考えているのでしょう．それは効率的な年間プログラムを作ることでも，よい講師を探してくることでもなく，参加者が意欲的になるような研修を実現することです．

　意志ある学びにするためにはどうしたらよいのか．座って講師の話を聞くだけの「受動的研修」から，参加者が自ら価値ある知を獲得する「能動的研修」に変えるには，プロジェクト手法を用いた研修にするとよいのです．

知識普及型から知識共創型の研修へ

　自ら得た知識を互いに共有し，新しいアイデアを共に創り出す．それがプロジェクト手法の研修です．それは，参加者（学習者）が目的と目標を明確にもち「何のために，何をやり遂げたいのか」を自覚して向かうものです．参加者が知を IN するだけでなく最後に知の成果として「OUT＝成果」を生み出します．何かを生み出すことは楽しいものです．楽しい研修はよいものですし，意欲が湧き上がります．

　その成果物は自分のためだけでなく「他者の役に立つ」ものとします．誰でも他者の役に立つものを生み出すことは，前向きな充実感を感じるものです．プロジェクト学習の手法はこれらの価値ある要素が盛り込まれています．

◆プロジェクト手法の研修ポイント　　　　　　　　　　　　　　　　【No. 95】

- 参加者が能動的であり「意志ある学び」の決意が全員にある
- 講師の話が一方向でなく，参加者が主役で展開する
- スタートのとき，ビジョン（目的）とゴール（到達目標）が明確である
- 研修の最後に「価値ある成果物」を生み出すことができる
- 笑顔，会話，楽しい伸びやかな雰囲気が満ちている
- 「学習のゴール」＝「社会のニーズ」にする

◆ ＜プロジェクト手法＞の研修手順とポイント ◆

　プロジェクト手法で行うプリセプター研修の例を紹介します．講義＋ワークショップの形式で行います（基本的にはp.160の研修と共通）．参加者はプリセプターとプリセプティです．

概要

この研修では参加者自身が「プリセプターとプリセプティが楽しく，よいコミュニケーションで仕事ができるアイデア集」を作ることをゴールにします．プリセプティ同士で数チーム，プリセプター同士で数チームができ，チームごとにテーマを決め，課題の原因を明確にし，課題解決策を生み出しプレゼンテーションします．終了後，この内容を整理し冊子にして，看護部全体で共有します．

手順

① 講師はスタート時に「プロジェクトとポートフォリオの基本」を教えます．
↓
② この日のプロジェクトの「ビジョンとゴール」を参加者の同意を得て決定し，模造紙に大きく書いて掲示し，それを見ながら進行します．

> ゴール：「プリセプターとプリセプティが楽しく，よいコミュニケーションで仕事ができるアイデア集」を作る
> ビジョン：「よいコミュニケーションで互いに成長しよう」

↓
③ 同じ関心をもった人が集まってチームを作り「チームテーマ」を明確に決めます．
　アイデアを出し合い模造紙に表現します．
↓
④ プレゼンテーションをして知の共有をはかります．
　聞く人は「ここが役に立った」「こうしたらもっとよくなる」という評価カードを返します．
↓
⑤ 評価カードを活かし，再構築して凝縮ポートフォリオ＝「プリセプターとプリセプティが楽しくよいコミュニケーションで仕事ができるアイデア集」を作ります．
↓
⑥ 今日，獲得した価値あることを書き出し「成長確認」をして終えます．

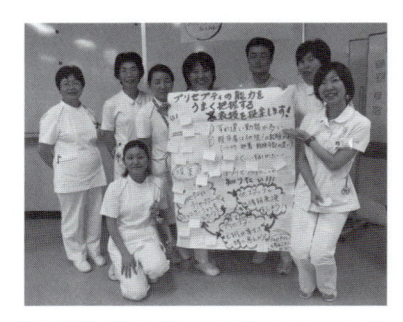

10 情報と課題解決力/情報リテラシー/コンピテンシー

B．プロフェッショナルをめざして

課題解決の手順とセオリー

　課題解決するためには生きた「知」＝情報を手に入れることが必須です．
　それは，誰にでも手に入る《A．一般情報》と，そこでその人にしか得られない《B．固有情報》《C．反応情報》の3つに分けることができます．とくにB，Cをどこまで得られるかが，重要となります（下の表参照）．
　まずは《一般情報》．基本的な知識，類似事例，過去事例などを得ることが必要でしょう．それらは書籍やインターネット，専門家などから得ます．またその現場からしか得られない《固有情報》，つまりそれが起きる現場をみつめて，なぜ，どこで，いつ，といった5W1Hの基本的な情報を得る必要があります．またケースによっては患者さんや事態と向き合い，何らかの働きかけをし，そこから得られる体感的《反応情報》も必要です．

課題解決には固有情報がいる

　なぜ，《固有情報》の獲得が大事か．その理由は2つです．ひとつはそれが，課題解決に不可欠だからです．目の前の現実から獲得できる固有の情報がないと実際

◆課題解決のために獲得すべき情報　　　　　　　　　　　　　　　　　【No. 97】

《A．一般情報：一般的に手にはいる情報や基本的につかんでおくべき情報》
　　一般情報とは，誰でも手に入れられる方法で得られるもの
　　種類：関連法規，データ，事例，社会状況や現状など
　　手段：省庁や自治体のホームページ，論文，専門書，新聞など

《B．固有情報：現場でしか得られない情報》
　　固有情報とは，その場の身近な範囲から手に入る情報
　　種類：対象となるその現場の状況や現状
　　手段：状況をみる，聞き取り，アンケートなど

《C．反応情報：人からしか得られない情報》
　　反応情報とは，目の前の人や事象からしか得られない情報
　　種類：顔色，体温，におい，雰囲気
　　手段：身体感覚の情報，五感全体で入手．観察，体験など

に課題を解決する，よいアウトカムを生むことはできません．もうひとつは《固有情報》を獲得するときにこそ，成長するからです．《固有情報》を獲得するときに，人や事態と直接に向き合うことになります．そこは生きた現実であるがゆえに，不確実性が存在します．不確実性こそが人に，気づきや洞察力，イメージ力を与え，成長させます．インターネットも有効ですが，自分自分にしか獲得できない情報こそ価値があるのです．

■ 課題解決へのコーチング

原因を究明し解決策を生み出したい，そのための情報が欲しいなら，それを獲得する能力が必要です．欲しい情報が「なぜそれが起きるか」というようなものなら，アンケートではなく現場から獲得するしかないのです．それは目の前の現実の空間，施設，人，事象の中にこそあります．

情報に対するコーチングを紹介します．

◆課題解決に必要な情報を手にいれるコーチング　　【No. 98】

- □ なぜ，そういう状況だと思う？
- □ どうしてそれが起きるのかな？
- □ どうしてこういうことになるのだろう？
- □ どういう状況だったらいいの？
- □ どこが違うの？
- □ 何が原因だろう
- □ 問題は何だろう？
- □ 具体的に言うと何だろう？
- □ ほかには考えられませんか？

◆課題解決のためのバランスある情報意識へのコーチング　　【No. 99】

- □ 一般的には（過去には）どうなのかな？
- □ ほかの場所（ケースあるいは地域）ではどうなのかな？
- □ どうしてこれまで起きなかったんだろう？
- □ 今，どんな全体をイメージしている？
- □ 他にこれと似たプロジェクトの事例もみてみましょうか
- □ あなたの考えと異なる情報を探そう
- □ 同じ問題に対して，違う見解はありませんか
- □ どうすればこの状況をよくできるかな
- □ 妥当性を検討しましょう

III 実践と応用

■ 課題解決への情報獲得の例

　ここまで課題解決に必要な情報を手に入れるためのコーチングを説明しました．ここからは事例をもとに，具体的にどんな情報を手に入れたらよいのかを紹介します．

◆必要な情報獲得の例　　　　　　　　　　　　　　　　　　　　　　【No. 100】

「病棟における高齢者の転倒を防ぐ」提案をする場合

↓ 獲得する必要のある情報

〔一般的な情報〕
- ☐ 一般的な高齢者の転倒による事故にはどのような種類があるのか
- ☐ 高齢者の転倒にはどのようなリスクに繋がるか
- ☐ この地域の高齢者率
- ☐ 高齢者の転倒の事例

〔そこでしか手に入らない情報〕
- ☐ この病院でここ5年間に起きている高齢者の転倒事故の内容，比率
- ☐ この病院でここ5年間に起きている高齢者の転倒事故の原因，状況
- ☐ この地区の類似施設で起きている高齢者の転倒事故の内容，比率
- ☐ この病院の○○病棟における高齢者のヒヤリ，ハット
- ☐ 実際に体験した人（看護師，患者さん，家族）からの聞き取り調査
- ☐ 事故に至らなかった患者さんのヒヤリ，ハットのアンケート
- ☐ かつて転倒が起きた場所の「写真」
- ☐ かつて転倒が起きた場所を含む「平面図」
- ☐ 事故が起きた場所の観察：動線，床の素材，ベッド・イスの高さ，まわりの状況等々

↓

これらの情報をどう手に入れるかを話し合い，その方法を見いだす

■ プロジェクト手法による課題解決

　課題発見から課題解決の手順もプロジェクト手法で行うことで根拠ある情報をもとに確実に進めることができます．プロジェクトの基本フェーズで進めます．右図参照．

B. プロフェッショナルをめざして

【No. 101】

◆ プロジェクト手法による課題解決の手順 ◆

準備
① その領域を「俯瞰」する
・意識化：理想的な状況を描き全体を五感でみる

ビジョン・ゴール
② 「課題」が浮上する
・多面的視点：理想とのギャップ，違和感，問題点

③ プロジェクトとして方向性を明確にする
・「自分のビジョン，ゴール」決定

計画
④ どう進めていくか戦略を考える
・手持ちのカード（環境，時間，人，スキル）確認

情報リサーチ
⑤ 情報や知識の獲得：原因の明確化
《A．一般情報》を集める：現状分析／社会
《B．固有情報》を獲得する：原因究明／現場
《C．反応情報》実践して情報を獲得する

制作
⑥ 手に入れた情報全体を俯瞰する（獲得知を総合化）
・ポートフォリオを俯瞰→解決策が見えてくる

⑦ 課題解決策（拡散）：アイデアをすべて出し切る
・可視化．こうしてみたら，ああいうことも…
・ユニーク，大胆，多面的，さまざまな工夫，追求

⑧ 課題解決策（収束）：有効で具体性ある方法に絞り込む
・その状況下でできる最も有効なものを決める
・一般論でない，固有性ある具体的な提案

プレゼンテーション
⑩ 提案・共有・評価
・「看護計画」カンファレンス，チームカンファレンス
・患者さんの情報を共有
・実習から戻り，報告し合う
・考え方，方法，手順，ポイントなどエビデンスを添える

再構築
⑪ プロジェクトの成果物：「凝縮ポートフォリオ」

成長確認
⑫ 獲得した「能力，考え方，スキルなど」を自己確認（成長エントリー）

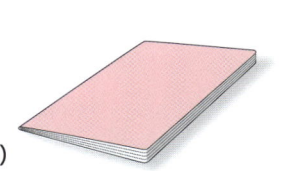

元ポートフォリオ
情報の一元化
エビデンス（写真，記録，メモ，データ，関連資料）

凝縮ポートフォリオ

point：各フェーズの最後で必ずフィードバックをする

Ⅲ-10 情報と課題解決力／情報リテラシー／コンピテンシー

III 実践と応用

情報リテラシーの獲得

■ なぜ「情報リテラシー」が必要か

　課題を発見するため，原因を究明するためには，その対象や関係する「情報」を現場や人や状態から得なければなりません．課題を解決する際も同様です．考え出す，ということはまるっきり無の状態から創造することではなく，これまで獲得した情報（知識と置き換えてもよいでしょう）と情報を頭のなかで関連づけ，ある方向性や答えを出す行為です．ですから考える力があるということは，必然的に情報獲得の力もそこに含んでいるのです（p.194 参照）．

■「情報リテラシー」とは

　世の中には情報があふれています．ここから根拠ある情報を見極め獲得する力を身につけることが求められます．

　ここで求められるのが「情報リテラシー」の育成です．情報リテラシーとは，情報を見極め読み解く力，正しく活用できる基本的な能力やスキルなどを意味します．これらは最も必要かつ重要であるにも関わらず，そこへの教育は手薄なのが現状です．

リテラシー（literacy）とは
　　　読み書き能力，基本的教養，普遍的な力
情報リテラシーとは
　　　情報を見極め判断し，活用，発信する力

■「情報リテラシー」を身につける

　「情報リテラシー」は知識ではなく，コンピテンシーであり，意識の問題です．本を読んで身につくものではありません．「知っている」ではなく「行動できるできる」が求められるのです．例えば，インターネットの使い方を知っている，危ない面をもっていることがわかっている，ということだけでなく，実際に安全にインターネットを使えるということです．これは簡単そうでなかなか難しいことです．なぜなら状況は常に変化しているものですし，わかっていても，つい真偽の不明な情報を信じたり，自分自身も他者に対してあいまいなまま情報を伝えてしまうとい

うことは誰でもしてしまいそうなことですから．問題は無自覚なことです．無意識にしてしまうことだからこわいのです．

ではここに対しどんな教育や研修がありうるでしょうか．まずは，「情報」を意識することです．リスクに対して意識することで危険や問題が目につくようになると同様，「情報」に対しても，意識してみることが有効です．

インターネットで調べるときも「これは事実かな？」と考えながら検索する．あるいは，それを確かめるにはどうしたらいいんだろう，と考えてみるなどです．このような力を身につけるために次のカードを活かした研修が役立ちます．

コンピテンシー研修

コンピテンシーを高める

成長したい人はつねに，もっとうまくなりたい，仕事ができる人になりたいと思っています．そして身近にいる"仕事ができる人"（＝コンピテンシーが高い人）を見ます．そのとき「すごいなあ」と感心して見ているだけでは成長しません．ではどうしたらいいのか，ここに有効な研修を説明します．

コンピテンシーディクショナリーとは

コンピテンシーとは，"デキル人（高い成果を上げる人）"の行動特性です．

高い成果や高い業績をあげている人がいます．その人を観察します．患者さんへの接し方がとてもよく信頼が高いなど，学ぶ対象となる"デキル人"を決め，俯瞰しつつ細やかに観察します．そして，その特徴的な行動を明らかにします．その1つひとつを具体的に箇条書きします．そうすると「デキル人」のコンピテンシーディクショナリーができます．

◆コンピテンシーの特徴　　　　　　　　　　　　　　　　　　　　【No. 102】

・現実に活きること，具体的で顕在化できること
・人材育成・能力開発・評価に活きること
・教育や研修で伸ばすことができること

III 実践と応用

【No. 103】

情報シート1
「根拠ある情報を手に入れる力」

●根拠ある情報を得るためにできること，あなたがしていることにチェックしてください．
- ☐ ひとつのメディアだけでなく複数のメディアで確認する
- ☐ 最新の情報であることを確認する
- ☐ なるべく「現地」「本人」から得る
- ☐ その情報の出所を確認するようにする
- ☐ 自分の考えと逆の情報も得るようにしている
- ☐ それが発生した時点から一定期間をおいた後に確認する
- ☐ 離れて見たり，近くから見るなど，見る位置を変えてみる
- ☐ 上にあげた以外にできることを3つ以上書いてみましょう

自由記述欄

【No. 104】

情報シート2
「情報を見極める力」

●あなたは○○をどんなふうに受け止めていますか？

●なぜそう思うのですか？

●その思いや考えの根拠となる知識（情報）は，何から得ましたか？

コンピテンシーディクショナリーをつくる研修とは

　ワークショップの参加者１人ひとりが，優れた人を見いだし，そのコンピテンシーを観察し発見するところから始まります．ワークショップでは発見したコンピテンシーを出し合い，整理してみんなでコンピテンシーディクショナリーを作ります．このコンピテンシーディクショナリーは，さまざまに効果的に使えます．

> **コンピテンシーとは「目に見える能力」**
> 　コンピテンシーとは「頭の中にたくさんの知識がある」とか「理解した」「わかった」にとどまるものでなく，その知識や理解したものをあらわせること，例えば「わかりやすく説明できる」「伝達できる」，何よりそれを「使える，応用できる」ことを特徴とします．コンピテンシーは「顕在化された能力」とも言えます．

コンピテンシーディクショナリーを活かす

　コンピテンシーディクショナリーはさまざまに効果的に使えます．例えば，上達したい人にとって目指す具体的な動きや所作の「目標」になります．コンピテンシーディクショナリーの項目１つひとつをやってみるのです．すると自分の何が足りないのか，どういう工夫が必要なのかが明らかになりますので，集中的修錬で確かに身につけることができます．もちろん何かをやるやり方には，それぞれの個性がありそれを活かすことが欠かせませんが，まずはうまい人の動きや所作を観察してみることは価値があります．そこには何気なくみえても極意があるはずです．

組織としてのコンピテンシーディクショナリー活用

　１人ひとりの能力を高めるためにコンピテンシーディクショナリーを目標にすることもできます．またクリニカルラダーと連動させクリニカルラダーの１つひとつを到達していくときの具体的な術とすることもできます．

◆コンピテンシーディクショナリー活用例　　　　　　　　　　　【No. 105】

- 目指す「目標」とする
- 対応する「研修」を計画する
- 人事考査のときの評価の観点にする
- 配属などに応用する

III 実践と応用

■ ワークショップ「コンピテンシーディクショナリー作成」研修

手順

① 参加者へ意義と内容を説明する

　コンピテンシーディクショナリーを作成するワークショップ型の研修とはどんなことをするのか，目的や意義，イメージを最初に説明します．「コンピテンシーの高い人の動きや一連のふるまい，表情や身振り，手振り，所作などをよく観察して成果をもたらす動きなどを見いだします．それを箇条書きで，アクションシートに書きためてください．2週間の期間，それをポートフォリオへ入れ次回，各自が持参してワークショップをします」

② 「私はこれが上達したい」というマイテーマを決める

③ デキル人を見いだす

　上手な人，優れた人，よい成果をもたらす人は身近にいます．例えば，「あの人は注射がうまい」「患者さんへ退院の促すのはむずかしいけれど，あの人がするとうまくいく」「患者さんへの説明が上手」「半身不随の人へのサポート」など．

④ デキル人のコンピテンシーを発見し，ポートフォリオ入れる

　ただボーっと見ているだけでは，コンピテンシーは発見できません．デキル人が何を見て何を考えているか見いだしましょう．

　ただ見るだけでなく，その意識に迫ることが肝心です．

⑤ 見いだしたコンピテンシーを合わせコンピテンシーディクショナリーを作成する

⑥ テーマごとにプレゼテーションして「知の共有」をし合う

◆コンピテンシーを見いだすコーチング　　　　　　　　　　　　　　【No. 106】

- □ どう動いている？：1つひとつ捉える
- □ どうコミュニケーションをとっている？
- □ どんな仕草？
- □ 患者さんとすれ違うとき，どうしてる？
- □ どんなことに耳をそばだてている？
- □ 何が視界にある？，何を見ている？
- □ 手を置く位置は？
- □ 手や指の使い方は？

B． プロフェッショナルをめざして

ワークショップ担当者の心得と成功ポイント
- 参加者の成長を心から望んでいる，愛ある笑顔が大事です．
- 進行役は徹底してコーチング的表現で進行します．
- 無理に人を動かそうとしない．強制，指導，懇願，すべてよくありません．
- 1つひとつ，意味や意図を参加者に伝えながらしましょう．
- ワークショップを進行する役割の人は，ファシリテーターという役割ですが，同時に明確なコンセプターでもあるべきです．
- ワークショップの背景にある「考え方」の明確な理解，それが有効だと確信していること，自ら本質を求める姿勢などを胸にもっているのがコンセプターです．

11 B. プロフェッショナルをめざして
スタッフが活き活き成長する「目標管理」

目標管理をプロジェクト手法で行う

　病院や組織をよくしたいなら一番大事なのは，そこで働くスタッフ1人ひとりが活き活きしている組織づくりです．患者さんが安心できる病棟，リスクマネージメント，接遇向上，質の高い看護などよくするねらいはたくさんありますが，これらすべてに共通して，まずは看護師自身の心が活き活きと元気でなければはじまりません．その実現にはさまざまな工夫や体制づくりが考えられますが，有効な方策として目標管理をプロジェクト手法で行うことを提案します．

　未来教育プロジェクト手法やポートフォリオ活用で目標管理を行うとスタッフが元気になるばかりでなく，1人ひとりが前向きに成長することを叶えます．

スタッフが活き活きする目標管理

　目標管理をプロジェクト手法やポートフォリオを導入するとなぜスタッフが活き活きとなるのか，その理由は大きく次の3つです．

　1つめは，プロジェクト手法は，自分のビジョン（願い）のもとに目標を目指すものだからです．ビジョン（願い）へ向かうとき人はモチベーションを感じます．「○○しなければならない」ではなく「○○したい」「○○になったらいいな」という看護師自身の願いからスタートする目標管理になるので活き活きするのです．

　2つめは，プロジェクト手法は，最後にポートフォリオを再構築し「他者に役立つ知の成果物」を生み出すものだから気持ちが前向きになるのです．人は何かを生み出すという創造的な行為をするとき強い喜びを感じます．ましてプロジェクト手法は他者の役に立つものを生み出すのですから，看護師の資質ともフィットし楽しいものとなるのです．

　3つめは，プロジェクト手法で目標管理を経験すると看護師として必要な能力が身につき，成長を実感できるからです．多くの看護師は患者さんのために，つねにさまざまな能力やスキルを身につけたいと思っています．プロジェクト手法の経験は，課題解決力，コミュニケーション力，目標設定力，エビデンスの獲得力，わか

りやすく表現する力などを獲得することができます．ポートフォリオがあることでその自分の成長や成果を可視化できることもうれしい達成感となります．

現状の目標管理の問題点

　目標管理という日本語は，「自分の目標を上司に管理される」という印象を与えます．しかし本来は，自ら目標を描きその到達に自分の考えで向かうものです．目標へ向かうに際し1人ひとりが成長し最大限の能力やスキル，資質を発揮し，結果おのずから組織も高い業績をあげることをねらいとしています．しかしその概念が広がる過程で成果主義と結びつき，企業や組織のための目標管理になり，結果，業績評価や査定に直結する（自己）評価となり，現実には多くの組織で個人の意欲をそぐものとさえなっている現実があります．

> **MBO：目標管理とは**
> 　目標管理は，P・F・ドラッカーが今から50年以上前に創出した概念で，その著作に書いたのが始まりとされている．「Management By Objectives through self control (MBO)」がもとの意．

プロジェクトとは「目標」へ向かうもの

　たとえ「やらなければならない目標管理」であったとしても，やるからには意義のあるものにしましょう．それはスタッフが成長するものにするということです．よい成長のためには，「目標」が必要です．「目標」をもつことで人は成長するのです．プロジェクトとは，目標へ向かうこと．目標管理もしかりです．

◆プロジェクト手法で目標管理をするよさ　　　　　　　　　　　　　　【No. 107】

- スタッフが活き活きとなり職場が元気になる
- スタッフの目標到達が組織の活性化に繋がる
- スタッフの目標や願いを把握でき支援体制が組みやすくなる
- 自分の意志で目標へ向かうので達成感や自信に繋がる
- 日常から問題を見いだし，解決へ向かう俯瞰力が身につく
- 目標達成のための戦略的思考が身につく

III 実践と応用

目標管理を魅力的にする7つの変化

■「意欲と成長」に繋がる目標管理に変える

心あるリーダーは悩んでいます．今のままの目標管理でよいのかと．とまどいながら自己評価に印をつけるスタッフたち……息苦しい雰囲気で行われる目標面接．本当は応援したいし伸びてほしいと願っている目の前のスタッフたちの目標達成に対して，数値評価をしなくてはならない管理者……．

さあ，思いきって目標管理を魅力的なものに変えましょう．魅力的にするということはスタッフが活き活きするものにするということです．そのために次の7つの新しい挑戦を提案します．

【No. 108】

◆ **新しい目標管理 ― 7つの変化** ◆

change 1…ねらいを「スタッフの成長」にする

change 2…プロジェクト手法を導入する

change 3…結果ではなく「プロセス」を大事にする

change 4…目標への「軌跡」をポートフォリオに入れる

change 5…面接にポートフォリオを活かす

change 6…プロジェクト型の目標管理シートに変える

change 7…「目標」「プロセス」「成果」を共有する

上記1～7の考え方や具体的な進め方，効果的な実施を叶えるコーチングなどを次に項目ごとに説明します．

B. プロフェッショナルをめざして

change 1…ねらいを「スタッフの成長」にする

目標管理はスタッフが成長するために行う！　その信念とビジョンをもちましょう．成長するためには，スタッフが主体的であることが求められます．それを叶えるのがプロジェクト学習の手法です．

■ プロジェクト手法で主体的に進められる

プロジェクト手法は［準備］［ビジョン・ゴール］～［制作］［プレゼンテーション］というフェーズ (a) で展開しますので，スタッフは主体的に進めることができます．フェーズがあることで「プレゼンテーションが12月にあるから制作は11月に終えておこう」とか「1月には成果物を生み出すのね」と自らの意志で進めることができます．そのために以下のフェーズシートを使うとよいでしょう．

■ フェーズごとに確実に「身につく力」

スタッフは「フェーズシート」に，自分自身でどう進行するかを考え (b) のところに期日を記入します．そしてフェーズごとをスタートする前にそこでどんな力を身につけたいかを考え，(c) のところに「身につけたい力」をそのフェーズの下に書き込みます．それを意識しながら活動することで確実に成長していきます．

◆フェーズシート　　　　　　　　　　　　　　　　　　　　　　　　　【No. 109】

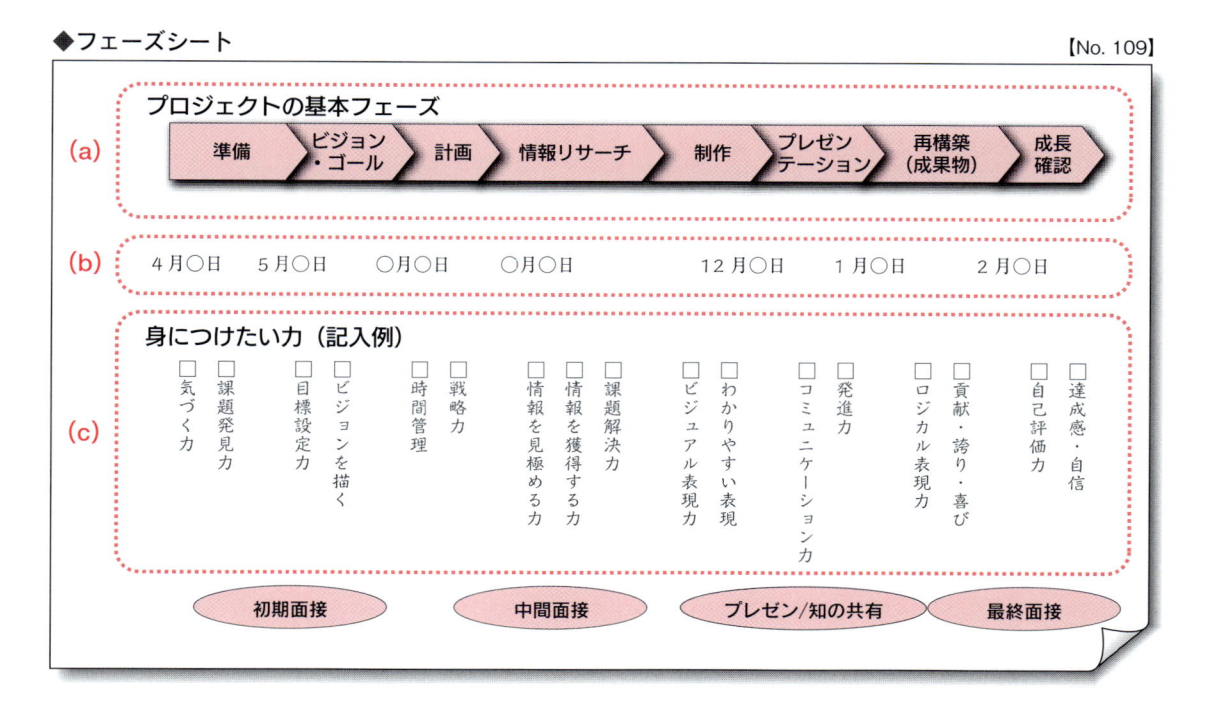

(a) プロジェクトの基本フェーズ: 準備 → ビジョン・ゴール → 計画 → 情報リサーチ → 制作 → プレゼンテーション → 再構築（成果物）→ 成長確認

(b) 4月○日　5月○日　○月○日　○月○日　12月○日　1月○日　2月○日

(c) 身につけたい力（記入例）
- □ 気づく力
- □ 課題発見力
- □ 目標設定力
- □ ビジョンを描く
- □ 時間管理
- □ 戦略力
- □ 情報を見極める力
- □ 情報を獲得する力
- □ 課題解決力
- □ ビジュアル表現力
- □ わかりやすい表現
- □ コミュニケーション力
- □ 発進力
- □ ロジカル表現力
- □ 貢献・誇り・喜び
- □ 自己評価力
- □ 達成感・自信

初期面接　　中間面接　　プレゼン/知の共有　　最終面接

III-11　スタッフが活き活き成長する「目標管理」

change 2…プロジェクト手法を導入する

目標管理をプロジェクト手法で行うということは，ビジョンとゴール（何のために，何をやり遂げたいのか）を明確にもってスタートすることと，プロジェクトの基本フェーズ（準備，ビジョン・ゴール，計画……）で展開させることを指します．

1人ひとり成長するために

プロジェクトとは目標へ向かうもの，目標管理も目標へ向かうものです．ですから目標管理はプロジェクトそのものなのです．プロジェクト学習の手法は，目標を立ててそこへ向かうプロセスで「成長」する意図のもとにあるものです．本来の目標管理もしかりです．スタッフが成長することなしに，その導入は意味をもちません．

■ プロジェクトは志ある人を育てる

目標管理をプロジェクト手法で行うということは，義務的な目標到達から，意志ある目標到達へ変わることです．意志を胸に自らの願いを込めた目標へ向かうとき，人は能力がアップするばかりでなく人間的にも強くなります．目標管理は "management by objectives through self control" です．Management とは，「仕事に命を吹き込むもの」です．自らが前向きに向かうことで目標管理は充実感を伴う活き活きとしたものとなります．それは人を成長させ，仕事に手応えを感じさせます．目標がうまく設定できない場合は次ページの「目標設定のコーチング」を参考にしてください．

> プロジェクトとは，願いからスタートするもの
> プロジェクトとは，個人と組織を成長させるもの
> プロジェクトとは，現実をよりよく変えるもの
> プロジェクトとは，現実と対座し自らの使命を果たすもの
> プロジェクトとは，勇気ある行動を伴うもの
> プロジェクトとは，価値ある何か（成果）を生み出すもの
> プロジェクトとは，達成する喜びを伴うもの
> プロジェクトとは，ベストを尽くすことで可能性を開くもの
> プロジェクトとは，課題解決へ創造的に向かうもの

B. プロフェッショナルをめざして

【No. 110】

◆「目標設定」のコーチング ◆

「目標を決めて書いてください」と言っても目標はすぐに書けるものではありません．目標を決めるためには，課題意識や願いがその前にあることが必要です．課題や願いが出ないというときには，次のようにコーチングをすればよいのです．

ゴールシートを書くためのコーチング （例えば題材が「リスク」の場合）

① 課題が見つからない人（S）に，C（上司/コーチ）が現状や状況を問います．
　C「今はどうなの？」
　S「今は，雨の日に，お年寄りがすべって転びそうで問題です」
② 次に課題を「願い」に昇華させる問いかけをします．
　C「じゃあ，どうなったらいいと思う？」
　S「高齢者にとっても安心な病院にしたい」
　と願いを言ってくれますので，「目的」に記入することができます．
③ 願いを実現するために具体的に目指す目標を問います．
　C「じゃあ，そのために具体的に何を目標にしますか？」と問いかけます．
　S「高齢者が安全な外来を実現する，そのための改善計画書を作る！」
　と，目的（願い）から，目標を決めることを促します．

◆**目標を決めるポイント**

「ゴールは明確に！」これが鉄則です．明確とは必ずしも数値化することではありません．誰もがその目標（の表現）を見たとき，それが到達したらこうなる，という映像が脳裏にはっきりと見えることです．目標は極力一文にします．それ以上必要なときはサブテーマとして添えればよいでしょう．

よい目標（の表現）とは
　① 明確で曖昧でない
　② シンプルで無駄がない
　③ 焦点が絞れている
　④ ターゲットがはっきりしている

よくない目標の例とコーチング
　「○○について」　　　→ C「○○についてどうしたいのかな？」
　「○○を考える」　　　→ C「なぜそれを考えたいのかな？」
　「看護の質を上げる」→ C「広義すぎます．焦点を絞りましょう」

よい目標の例
　「○○のための△△をする」→短くすっきりしていて誰が読んでも同じイメージが浮かぶ．

目標チェックリスト
　☐ その目標を達成すると何がよくなりますか？
　☐ その目標は目の前の現実から生まれていますか？
　☐ その目標は誰を幸せにしますか？
　☐ その目標は，頭の中だけでなく行動や成果を伴うものになっていますか？

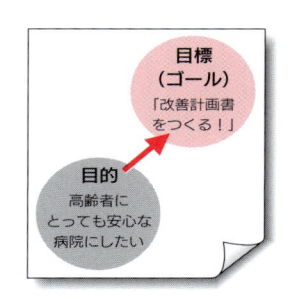

III　実践と応用

change 3…結果ではなく「プロセス」を大事にする

　プロジェクト手法で行う目標管理は，これまでのような「目標数値」に達成することを評価するものではありません．目標へ向かうプロセスに価値をおくものです．価値は大きく2つです．ひとつは目標へ向かうプロセスで「課題解決力」などのコンピテンシーが身につくこと（p.201のフェーズシート参照）です．もうひとつはプロジェクト手法のゴールとして「知の成果」を生み出すことで個人や組織がよりよい方向に向かうことです．

■ 目標管理は「課題解決」のプロセスを踏む

目標管理は「課題解決」

　例えば「ダイエットして体重60 kgになる」という目標を掲げる人は，今は「60 kgではない」ことを意味しています．つまり目標というものは「今は，そうでない」ことを意味しています．言いかえれば，今は課題があるということです．だからそこへ向かって，現状の課題を解決する！というものなのです．

　プロジェクト手法による目標管理も同様です．目標管理は「やって終える」"対処"ではなく"課題解決策を生み出す"というプロセスで目標達成するものなのです．

ポートフォリオで可視化

　課題解決には，現状分析することと，俯瞰する姿勢なしにはありえません．

　現状を分析するということは，「今はどうなのか？」という情報を手に入れる必要があります．それは1回だけの状況ではなく定点で観察して得られる情報です．その情報を保管し一元化するために，ポートフォリオが必要となるのです．

　また，俯瞰する対象はひとつの部分や一瞬の状況だけではなく，プロセス全体をはじめから終わりまで目で見る必要があります．ここにポートフォリオが不可欠なのです．ポートフォリオをパラパラとめくると，「時間」という流れの中で起きていることを可視化し，俯瞰することができるからです．

　課題解決の視点からみたプロジェクト手法の目標管理の流れを図にしたものが次ページです．

B. プロフェッショナルをめざして

【No. 111】

◆ プロジェクト手法の目標管理の流れ ◆

フェーズ	リーダーのすること	スタッフのすること
4月 準備	**全員へ「説明」する** 基本：プロジェクト手法の流れの説明 活動：ポートフォリオを始めよう 意義：個人の成長に役立つ	**① 課題発見** ビジョンを胸に職場や仕事を見て，気づいたことや発見した課題をポートフォリオへ入れる
5月 ビジョン・ゴール	**「初期面接」をする** スタッフの目標がそれでよいか確認する．必要ならば，焦点を絞るためのコーチングをする	**② 目標設定** 目標と目的をゴールシートに記入しポートフォリオの表紙に入れる
6月～ 計画 情報リサーチ	**「プロセス」を見る** 日常の声かけ，進捗状況などの把握，ポートフォリオを見る．適宜アドバイス	**③ 戦略/工程表** 目標達成の戦略を考え，工程表（目標管理シート）に書きポートフォリオへ入れる **④ 課題解決策** 課題解決するために情報獲得 ・「基本情報」：事例，基本知識 ・「現状分析」：固有の事象 原因究明（問題の絞り込み） ↓ 課題解決策を生み出す（可視化） ・ありったけの可能性を書き出す
12月～ 制作 プレゼン	**「中間面接」をする** 現時点でフィードバック スタッフが考えた課題解決策が本当に有効か，実行するために必要なことは何か，ともに考える	**⑤ 具体的に落とし込む** 現実の中でできる「全体構想」「設計」「実行手順」「ポイント」などを生み出す
2月 再構築 確認 成長	**全員で「知の共有」をする** **「最終面接」をする** **「成長確認」をする**	**⑥ 互いに学び合う** **⑦ 成果と成長を確認する** **⑧ 次年度へのビジョン**

III-11 スタッフが活き活き成長する「目標管理」

III 実践と応用

change 4…目標への「軌跡」をポートフォリオに入れる

　目標へ向かう途中，自分で考えたこと，調べたことなど，すべての活動をバラバラにしないでポートフォリオに入れます．自分のポートフォリオを見れば，目標へ向かうプロセスやその進捗状況も把握することができます．上司にとってみればスタッフに必要な支援を考えてあげることも，具体的で効果的なアドバイスをしてあげることも可能となります．

　課題を発見して，何とかしたいとビジョンを描き，それを具体的な目標（ゴール）に落とし込む．そしてその課題を解決するために，必要な情報を集めたり，知恵を出したりします．何とかしたいと思っているわけですから，アイデアも湧きます．手に入れた情報，インターネット，文献のコピー，考えたことのメモなどを1冊のファイルに一元化したものがポートフォリオです．

ポートフォリオの入れ方

　ポートフォリオの1ページ目（表紙）には「ゴールシート」を入れます．次に「目標管理シート（p.215）」．3ページ目以降は，目標に関係するさまざまなものをどんどん入れていきます．あまり固く考えないで，電車の領収書でもよいですし，この研修は少し違うかもしれないけど，という気軽な気持ちで入れていくのが鍵です．

◆ポートフォリオの作り方　【No. 112】

- ●入れる順番
    - ① ゴールシートを最初に入れる
    - ② 行動計画を次に入れる
    - ③ 資料・データ・写真・アイデア，メモなどをどんどん入れていく

- ●ルール
    - ＊入れるものには日付けを書く
    - ＊時系列で入れる

- ●入れるもの
    - ・ゴールシート
    - ・行動計画シート
    - ・アクションシート
    - ・プリントなど

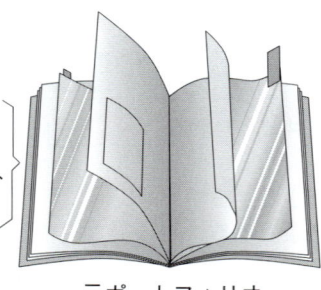

    - ・アイデア
    - ・自己評価
    - ・他者評価
    - ・各種データ，写真
    - ・考察メモ
    - ・関連する資料（新聞，ネット）

元ポートフォリオ

change 5…面接にポートフォリオを活かす

■ 目標面接にポートフォリオ

　目標に達成したか，その状況はどうか，何かしてあげられることはないか，師長がスタッフを面接します．それが目標面接です．そのとき「目標管理シート」だけでは目標へのプロセスや到達状況がわかりません．そこで面接では，目標管理シートとポートフォリオを合わせてテーブルに広げ話をすることを勧めます．面接のときでなくともふだんからポートフォリオを一緒に見る雰囲気をつくりましょう．

　その人のことを理解したい——そのとき，一番望ましいのは，その人のそばにいて，その仕事ぶりや言葉，所作，行動などをつかむことです．しかし現実はそうはいかない．ここにポートフォリオが効果を果たすのです．

　目標面接のとき，目標管理シートだけでなくポートフォリオがあれば目標面接がワクワクと楽しいものに変貌します．スタッフがポートフォリオを広げ，自分の生きた言葉で，なぜその目標にしたか，という動機や方策などを具体的に話してくれるので会話が弾みます．

　さらにスタッフによる「自己評価」に対しても，その根拠となるものがポートフォリオに入っているわけですから，よりフェアな情報として受け止めることができます．その人の才能や能力を引き出したり高めたりすることにも通じ，1人ひとりを活かした人事配置も叶います．

■ ポートフォリオを目標面接に活かすよさ

目標と評価と根拠があきらかになる

　ポートフォリオには，最初に目標が書かれたゴールシートと目標戦略シートに沿って進める時期や手法も入っているので，長期間にわたる目標管理もぶれずに進めることができます．その目標やプロセスと現状と照らし合わせて見ることができ，

◆ポートフォリオを面接に使う効果　　　　　　　　　　　　　【No.113】

- 目標面接が楽しく話が弾み笑顔になる
- スタッフがやる気になり組織に活気が出る
- 目標設定の背景や根拠が見える
- 目標の行動計画や方策が具体的に見える
- 目標へ向かうプロセスが見える
- 自己評価の根拠が見える
- ふだんのスタッフの仕事や価値観，成長が見える
- 目標管理が成果として次に活かせる

III 実践と応用

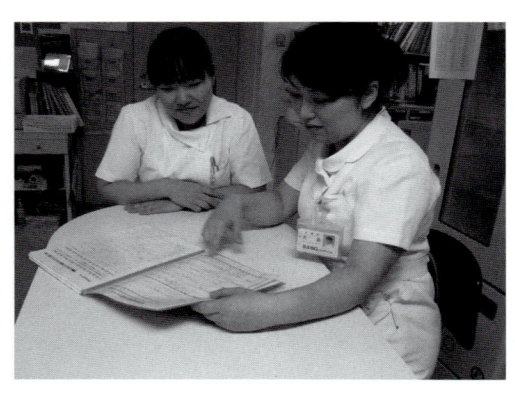

笹生病院におけるポートフォリオを用いた目標面接の様子

またポートフォリオにはさまざまな事実が日付けつきで入っているので，長期間にわたる目標管理も自己評価や面接時の評価も，根拠をもってできます．

フェアな評価を叶える

フェアとは誠実，公正ということです．1人ひとりのもっている資質やよさを見いだす，それを実現するのはまず相手のことをよく知っているということが必要です．学歴や1回の仕事の結果や一部分だけで判定し評価をするのでなく，その人の言動，成果，目標へ向かうプロセス全体の情報をできるだけ潤沢に得ることです．ここにポートフォリオが活きるのです．もちろんポートフォリオだけを見るのではなく，それを活かした「対話」にこそ価値があります．

目標管理を楽しいものにするポートフォリオ

リーダーたちの悩みは次のようなことです．「面接が困難に感じた．難しかった．どうしていいかわからなかった」「スタッフへ言うことが抽象的になってしまった」「どう具体的にアドバイスしていいかわからなかった」．しかしポートフォリオがあると，一緒にそれを見ることにより会話が豊かになり目標面接する管理者の気持ちも柔らかくなります．そのことでスタッフはうれしく感じるでしょうし，より成長することができます．

B. プロフェッショナルをめざして

> **Case 7　実践者の声：1人ひとりの心に届くフィードバック**

キャリアを蓄積していくことを大切に！
「集合研修」「目標管理の面接」「適材適所の人事」すべてにポートフォリオは活きる

　順天堂医院は，現在約1,000人の看護師がいます．差はありますが，ほぼ全員ポートフォリオを理解しています．2年前から新人オリエンテーション内容に目標管理とポートフォリオを加え，説明しているので，この2年間に入った新人たちはみな自分のポートフォリオを持っているといってよい状況です．働くことに目的を持ち，意図的なキャリアの蓄積を大事にしたいというねらいがあります．それは自分自身を向上させることに繋がりますし，上司のサポートを得やすくなるなど，他者との関係を作ることにも役立ちます．

　オリエンテーションで説明した後も，何かにつけポートフォリオを活かすことを工夫しています．例えば看護師には「集合研修」がたびたびあります．そのときは必ず自分のポートフォリオを持参してくるようにと伝えています．研修では，資料や教材を配布しますから，「そのとき・その場」でポートフォリオに入れることになります．また各自のポートフォリオが机の上に置いてあれば，講師がその人の学びや経験をオンタイムで知り，研修に役立てることもできます．

　ポートフォリオを必ず活かせるのが，「目標管理面接」のときです．ポートフォリオがあれば目標管理の用紙だけで行う面接に比べて，その人の全体が活き活き伝わってきます．その人の話すことにリアリティが伴います．またその人が感じたことや気持ちが伝わるものになります．「この人，こんなところに心をとどめたんだ！」と知ることができるので，その人の心に届くフィードバックが返せます．
　お互い，コミュニケーションに満足して面接を終了することが可能です．
　また具体的な取り組みや成果を一元化するポートフォリオは，その人を深く理解することの助けになり，例えば適材適所の人事配置などにも参考になります．

　昨年，病院機能評価を受講した際，当院で推進している生涯教育のツールとして，審査員にポートフォリオを提示しました．審査員の方も大変関心をもって見てくださり，「すばらしいですね．ぜひ続けてください．」とコメントをもらいました．私は教育担当として，ポートフォリオは成長を実感するために自分の歩みを可視化できる効果的な方法だと考えています．

順天堂大学医学部附属順天堂医院
看護教育課　岡田綾

*2010年3月現在　順天堂大学練馬病院　看護部長

Ⅲ-11　スタッフが活き活き成長する「目標管理」

III 実践と応用

◆ ポートフォリオ評価の観点 ◆

　プロジェクト学習におけるポートフォリオ評価の方法をお伝えします．
　ビジョンからゴールへ向かうその軌跡をポートフォリオにしていきます．それが元ポートフォリオです．それは点数評価や物差し的な評価をするものではなく，目標へ向かうプロセスでスタッフが成長するための評価であることを胸に刻みましょう．

評価のコツ

- ☐ 対話しながらポートフォリオを活かす
- ☐ まずビジョンとゴールを確認する
- ☐ 一部分でなく全体をパラパラと俯瞰する
- ☐ 物事の捉え方の変化や考えの深まりや変容などを捉えようとする
- ☐ なぜ入れたか，など，評価する側の洞察力が求められる
- ☐ 奥にある意識や価値観などを考えながら見る

ゴール　目標達成

［最終面接］
目標管理の「プロセス」「成果」を評価し価値化する．目標管理で「成長」したことを明確にする．次年度への発展，意欲向上に繋げる．

［中間面接］
目標への進捗状況を把握し，必要ならアドバイスや支援をする．
目標到達のクオリティが下がっていないかフィードバックする．
目標へ向かうプロセスでスタッフが成長しているか見守る．

［初期面接］
目的と目標をリーダとスタッフが話し合い確定する．
目標達成のための「計画」を立て，目標戦略シートの欄へ記入する．
対話を通じ，スタッフの目標達成へ必要な支援を考える．

ビジョン（願い）

ポートフォリオのみかた

ポートフォリオの中に1か所だけ，目立つこと（特筆すべき賞や偉業）が入っていてもそこに目を奪われないようにします．また，きれいな字や整理されているものがよいものでもありません．

ポートフォリオをはさみながら豊かな対話をしましょう．自分が体験したことや心にとどまっている場面の「エピソード」を話してもらうようにします．その中からその人がもっているよさや大切にしているものを見いだす評価をしましょう．

［最終面接］における評価の観点
- □ 目標への到達状況はどうか
- □ その到達はゴールからずれていないか
- □ 目標達成のために獲得したスキル，上達したスキルは何か
- □ 目標達成のために何を経験し，何を経験していないか
- □ 課題解決にエビデンスがあるか
- □ 目的をどうやって果たしたか，そこに他者の協力や存在はあるか，そこに感謝や報告をしているか
- □ 何を達成したか（他者のために何を残しているか）

［中間面接］における評価の観点
- □ 目的（何のため）を忘れずに進行しているか
- □ 目標達成に必要な情報を獲得しているか
- □ 目標達成のために何を経験し，何をやっていないか
- □ 解決するためにどんな行動，ふるまいをしているか
- □ その影響，反応を意識し改善，工夫したことはあるか
- □ その反応を推察する客観性を自らもっているか

［初期面接］における評価の観点
- □ ビジョンとゴールが明確なスタートとなっているか
- □ 目標管理シートの中身：進め方，段取りなどにもれはないか
- □ 使える時間を意識し現実可能な戦略を立てているか
- □ 目標達成のためのスキルを高めようとしているか
- □ 課題発見にエビデンスがあるか

III 実践と応用

◆ ポートフォリオからコンピテンシーを見いだす手法 ◆

ポートフォリオから思考，行動を見る

　ポートフォリオを見ると，その人の思考や行動，現在の状況……今どんな能力や手段をもっているかが見えます．それは単に能力が高い，低いということを指すのではなく，その人の行動がわかるものや考え方のメモ，自ら獲得したさまざまな情報や写真，記録などを，ページをめくりながら順に見ていくことで，行動，考えの手順，思考プロセスを追っていくことができ，そこから類推してその人全体が"見える"のです．

　また，今，どんな「知識」や「スキル」を獲得しているか，目指すもののためには何が足りないかなども見えるので，支援や具体的なアドバイスもしやすくなります．

ポートフォリオ評価─「再現性」

　元ポートフォリオの最初のページには，ゴール（到達目標）が入っていますから，本人はもちろん面接担当者も目標への到達状況がわかります．またプロセスを見ることで，考え方や進め方も見えます．そしてポートフォリオがあることでエピソードを語れます．エピソードを語れるということは，そこに「再現性」があるということ，つまり状況が変わっても，その人が同じ働きができる可能性を意味します．

「コンピテンシー」評価の方法

　コンピテンシーは行動化です．ですからコンピテンシーを評価するためには，知識量や取得資格をポートフォリオから見いだすのではなく，ポートフォリオを活かし，対話しながら，その人が自ら獲得した知識やスキルを活かし何をしたか＝「行動化」したこと，有効な働きかけを見極めます．このときに事前に用意しておいたコンピテンシーディクショナリー（p.193参照）と照らし合わせて行ってもよいでしょう．

ポートフォリオを活かすコンピテンシー評価

　コンピテンシーとは「自ら獲得した知識やスキルを現実に活かせる力や応用する力」です．ですから，その人のコンピテンシーを知りたいならば，ポートフォリオや対話のなかで，「これまでどんな経験をしてきたか」「そこでどんなことを得てきたか？」「何を学び取ったか」「それを現実にどのように活かしたか？」など，活用や応用したことへの観点をもちながら評価を進めます．評価とは査定でなく，価値を見いだすものだという覚悟を忘れずに丁寧に進めます．

> 手順

ポートフォリオからその人のコンピテンシーを発見することができます．
① ポートフォリオを開きつつ対話し，エピソードを語ってもらいます．
② 他者に働きかけた「状況や場面」を聞き取ります．
③ あるいは，効果的な改善やよい変化をもたらした計画，行動，ふるまい（の再現）を聞き取ります．
④ 「そのときの状況，場面」などを具体的にしていきます．
⑤ それは，1回だけの偶発的なものか，あるいは再現性，恒常性がある能力（コンピテンシー）か，をつかみます．

> 評価の観点

- ☐ 「そのときの状況，場面」のエピソードのなかに他者や対象を確認する
- ☐ 人に対する姿勢，ふるまい，働きかけを見いだす．それは再現できるものか
- ☐ 対象に対する行動，有効な所作を見いだす
- ☐ 「そのとき」の根底で何が起こっているのか，本人が洞察でき，語れるか
- ☐ 対話しながら，「そのときの状況や場面」を鮮明に語れるかを見る
- ☐ 語るときに，笑顔，誇り，自信，謙虚さ，希望などがあるかを見る

> コンピテンシーを見いだすコーチング例

面接担当者「このリスク研修は役に立った？」
スタッフ　「はい」
面接担当者「どこで役に立った？」
スタッフ　「いろいろです……」
面接担当者「例えば？」
スタッフ　「……（ここでポートフォリオを見て）先週似たような事故があったので，研修会で得た解決方法をウチ用にアレンジしてみんなに説明しました」
（5W1Hや起承転結などストーリーをつむぐように促してもよい）

Ⅲ 実践と応用

> ### change 6…プロジェクト型の目標管理シートに変える

■ 現状の問題点と新しい提案

多くの施設で使われている目標管理シートの問題点をひとことで言えば，義務的に枠の中を埋めるようなデザインにあるでしょう．また，目標を書くところがあっても，その目標をどう実行するかを表現するスペースがほとんどないことも課題です．

企業における営業成績や生産高といった数値達成目標ならば，結果である達成数値を記入することでよいのですが，医療や教育は本質的に数値化できるものばかりではありません．大切なのは，目標へどう向かうかの戦略や思考そのものでしょう．そのプロセスや課題解決策，具体的な行動が見え，さらにモチベーションをもち成長する仕組みが必要なのです．ここに応える新しい「プロジェクト型目標管理シート」を次に紹介します．

■ プロジェクト型「目標管理シート」のつくりと特徴

このシートの特徴はビジョン（目的：何のために）とゴール（目標：何をやり遂げたいのか）を書く箇所があること，つまりプロジェクト手法で進める目標管理にすることができることです．目的と目標が明確なので根源的なところを見失わずに進めることができます．また月単位の時間というステージの上に，自分のすべきことを落とし込みますので，自分がすべきことを迷いなく遂行することができます．また，どこまで進んだかも見えるので達成感を感じます．1つひとつ進捗していくことが楽しく，意欲が湧きます．

ポートフォリオのゴールシートの次にこのシートを入れるとよいでしょう．

B. プロフェッショナルをめざして

【No. 116】

◆ プロジェクト型「目標管理シート」 ◆

年度　　所属　　氏名

所属する組織の目標
1
2
3

◆ビジョン
褥瘡ケアを極める。

- 目的（ビジョン）を書く．何のためにするのか，目標にした願いは何かを書く

ゴール
褥瘡委員として院内の勉強会や委員会、外部研修等に積極的に参加し、知識と技術を修得し、院内の褥瘡ゼロを目標に働きかけていく。

知の成果物
褥瘡○○
教育プログラム

- 目標を書く．何をやり遂げたいのかを書く
- 最終的にどのような知的産物を生み出すのかを書く

活動計画

	実行すること	自己評価と目標達成度	アドバイス
4月	褥瘡委員会の参加、褥瘡保持者の把握	目標設定シート提出済 9/1 勉強	とっても多い
5月	→新人教育：スタッフ、褥瘡ケアについて講義 研修参加：新しい情報を得る	→7/26 7/27,28 施設研修	
6月	患者さんに実際のケアができるか、又、できない指導把握する（1,2年目Ns対象）	9/1 足村、山形 香月看護師よりコメント 100	
7月	デブ回診、他病棟の状況を知る	9/22,27 勉強 9/25 資料作り	
8月	→外部研修等への参加	9/10,12 2回講義 8人と3人	順調に実行できているようです
9月	体圧測定を用いて、除圧の方法を明確にする	9/4 勉強 9/28 体圧測定 100	
10月	NSTについて知識を深める 資料集め、整理	10/1「NSTの現状と課題」	評価者が適切な助言や気づき、アドバイスを記入する
11月	経管栄養について看護師さんの指導を得る	9/19 17:30 7Fで発表聞講師 高柳さんより講義をして頂く	
12月	→勉強会の開催	12/2 実地 100	ポートフォリオという活用を取り入れ、ストレスに
1月	褥瘡と栄養についてまとめる	1/11 アンケート作成 →対応するナースのための生理負担になったのではないでしょうか	
2月	デブ回診、他病棟の状況を知る	2/10～2/10 アンケート依頼 2/20 勉強会 資料そろえる	で自分の活動の足跡がこれで明確に見えたと思いませんか。
3月	→まとめ マニュアルの改定 見直	3/29,3/2 資料作り 3/4 発表 100	

- 目標を達成するために，何をどういつ行うのか記入する．期間は3か月単位で区切ってある

【成長確認】この1年で身についたこと
計画たてて実行すること
資料作り →指導することのむずかしさ

【自己確認】今後の予定
褥瘡の治療、経過 努力の結果がわかるものを残す
デザイン評価 年間成績の推移

- この経験で獲得したものは何かを書く
- これから獲得したいことを書く

これまでのシートは評価者のためのつくりであったのに対し，この目標戦略シートは，スタッフの意欲が湧く，確実に戦略的に目標へ向かえるデザインになっています．

III 11　スタッフが活き活き成長する「目標管理」

change 7…「目標」「プロセス」「成果」を共有する

　成長するためには「知の共有」のシーンをもつことが大事です．目標管理はしばしばスタッフと上司の1対1で進行するという印象がありますが，目標管理のねらいを「スタッフと組織の成長」とするなら，発想はまったく変わります．成長するためには，他者のあらゆることから学び，自らの成果やそこへ至るプロセスも他者へ伝えること，つまり惜しみない知の共有が不可欠です．

■「目標」を共有する

　1人ひとりの目標が決まったら，その目標を部署でポスター大のサイズの紙に，一覧できるよう書き，みんなで共有し合うことが大変効果的です．1人ひとりの成長と組織全体がよりよく成長することが目的ですから，互いに目標を知っていることで，関心をもったり協力し合ったりできますし，また，期待が満ちたよい雰囲気となります．さらに部署を超え看護部全体で自分の部署の目標を掲示して共有することもたいへん効果的です．

■「プロセス」を共有する

　ポートフォリオをナースステーションや職員の部屋などに並べておいて，互いに参考にし合っても有効です．そのとき，特別なデザインの付箋「ココみて付箋」を貼って，みんなに見てもらってもよいでしょう．
　その際，背表紙にテーマと氏名を見えるようにしておきます．
　またポートフォリオをそのまま紙芝居のような雰囲気で，めくりながらプレゼンテーションすることも大変効果的です．
　ポートフォリオには多くの情報や意味のある写真やメモなど，現実の中で生まれたものが入っていますから「どうやって進めているのか」，その方法，やり方，段取りなども学び合い，みんなで成長していくことができます．

■「成果」を共有する

　図書室にポートフォリオコーナーを作ります．目標管理の最後に，元ポートフォリオを再構築することで生まれた「凝縮ポートフォリオ」を並べます．つくりはアナログの紙媒体ですが，タイトルやサマリーはデジタルで一元化しておけば検索が可能なデーターベースになり，知の共有が叶い，さらに発展的な価値を発揮します．

B. プロフェッショナルをめざして

Case 8　実践者の声：目標も成果も共有しよう

病院全体のコミュニケーションが活き活きと

1人ひとりのよさが見え，フェアな評価

　数年前から，プロジェクト手法を取り入れて目標管理をしています．はじめは，職員全体へ鈴木先生からポートフォリオとプロジェクト学習について講義をしてもらい，続けて管理職がプロジェクト手法のワークショップを終日かけて経験しました．今は多くのセクションでポートフォリオを活かし，1人ひとりの成長やよさがよく見えることを師長たちは実感しています．師長会議のときには，人事配置や師長への昇進にこのポートフォリオが活きますね，との声があがりました．オープンでフェアな評価にも繋がると感じています．何よりよいのは，年度末に看護部全体の目標を壁全体に貼り，職員全体で目に見える形で共有し，何人かのスタッフにプレゼンテーションをしてもらう場面です．講堂の壁一面に各スタッフが手書きしたみんなの目標が見えることで，各セクションの目標管理を全員でフィードバックし，目標管理のプロセスと価値を共有し，次年度の目標管理に活かしていくことができるばかりでなく，互いに病院全体の方向性，目指していることを共有することができてとてもよいと思います．

中堅看護師の価値ある臨床知が伝承される

　そのとき自分の目標管理の成果をプレゼンテーションすることが，本人にとってとても大きな自信に繋がっています．またそれを聞いた他のセクションの人が後日電話をして，発表した凝縮ポートフォリオをください，といった部署を超えた横の繋がりもできています．中堅ナースがもっている経験知や臨床知が若い人たちへ楽しく伝わる場面にもなっているようで，とてもうれしいです．みんなから感謝，尊敬され，中堅看護師の存在は病院の宝ものと実感します．

部門を超えて互いに理解し合う効果

　セクションだけでなく，部門を超えてこんなふうにみんなでやっていることを知る，例えば外来と病棟がお互いに目標や成果を見たり，その模造紙の前で立ち話し的に交流することで，「こういうふうに外来では業務の改善をしているんだ」と病棟でも詳しく知ることができます．今は，患者さんの在入院日数が短いですから退院するときに（退院後は外来に来ることになりますから）外来でこんなことやってますよ，と患者さんへ教えてあげることにも繋がります．
　大きな病院にありがちなセクショナリズムやギスギス感が，このようにみんなで成果を共有することで解消され，理解し合えることを実感しています．

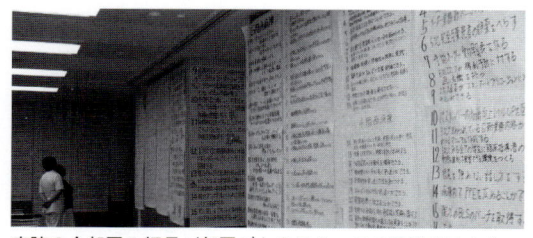

病院の全部署の師長が部署ごとのスタッフの目標リストを互いに見ている様子

市立函館病院　看護局長
阿保春美

III 実践と応用

【No. 117】

◆ 目標管理のQ＆A ◆

Q 「目標面接を終えた後，どう進んでいるのかプロセスが見えません」（管理職）
A 「ポートフォリオがあれば，目標達成のためにどんなことをしているのか，これまでのプロセスが見えます」

ポートフォリオの中身
エビデンス（資料・メモ）
エピソード（手紙・写真）
雑誌切り抜き・プリントなど

ポートフォリオで目標に向かうプロセスが見えるわね！

Q 「目標管理に対しスタッフには"やらされ感"があるようです」（管理職）
A 「その人の目標が，その人のものになっていないのでしょう．目標の前に目的や願いを訊ねてみましょう．目標がその人のうれしいことや関心に結びつけば，やる気になります」

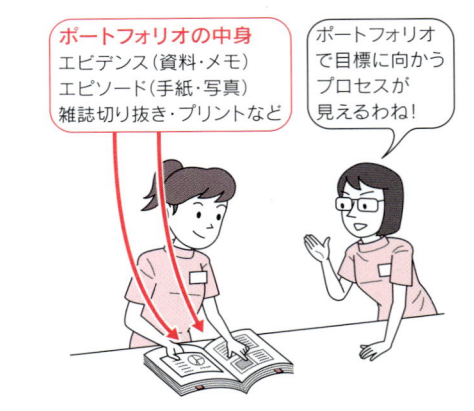

Q 「看護部目標と個人目標を関連づけるのが難しいとスタッフが言います」（管理職）
A 「どうしてこの看護目標にしたのか，リーダーはその事情を丁寧に説明するとよいでしょう．また現場のスタッフたちの意見で部署や組織の目標が生まれる仕組みを作ることが理想的ですね」

Q 「自分が目標としてあげたものに対して，証明書などがあるわけではないのに，どうして評価することができるのでしょう？」（スタッフ）
A 「人は何かを成そうというとき，必ず情報を集めたり，構想メモを作ります．ポートフォリオには現実にその資料が入っているので根拠ある評価を叶えます」

Q 「評価者に理解されぬまま評価されることへの不安があります」（スタッフ）
A 「普段からポートフォリオを積極的にスタッフ同士や部署内で見せ合うとよいでしょう．ナースステーションに置き，見て欲しい箇所に付箋をつけておいてもよいでしょう」

◆プロジェクト手法の目標管理で離職が減る

【No. 118】

「こんな人」は離職しない！
- ☐ 意志ある目標をもっている人
- ☐ 人を喜ばせている人
- ☐ そこで新しい発見をしている人
- ☐ 成長している自分が見える人
- ☐ そこで「手ごたえ」を感じている人
- ☐ 創造的な仕事をしている人
- ☐ 目標へ着々と近づいている実感がある人

← やりがい

プロジェクト手法の特徴
- ☐ 意志ある目標に向かう
- ☐ 他者に役立つ成果を生む
- ☐ 新しい経験を積む
- ☐ ポートフォリオで成長が見える
- ☐ 課題解決するので手ごたえがある
- ☐ 知の再構築は創造的な作業である
- ☐ ポートフォリオで成長と成果がみえる

12 B. プロフェッショナルをめざして
気づく力の
リスクマネージメント教育

リスクマネージメントに有効なポートフォリオ

　医療事故・過誤はゼロにすることはできません．しかしできる限りゼロに近づけたい，そして万が一起きてしまったときにはその影響を最小限にし，同じミスを決して繰り返さない─すべての医療従事者の切実な願いです．そのためにリスクマネージャーの育成やスタッフたちがより伸びる教育プログラムや体制が必要となります．効果的な教育や研修を仕組むためにも，まずは現状のリスクの発生の状況や課題を追求してみましょう．

■ どうしたら医療事故・過誤は防げるか

　さまざまなリスクマネージメントの書籍や雑誌，ネットなどでも文献があふれています．病院でも独自の教育やマニュアルが存在します．その多くは，これまでの医療事故・過誤がなぜ起きたのかの分析の方法や，起きてしまった後に必要な対応策などが記されています．

　突き詰めればそれらのすべてに共通して，その「知識」や「仕組み」の有効性は，現実の1人ひとりの人間の行動や意識へ働きかけ"現実のなかで実行されるか"にかかっています．そして何よりどうしたら未然に防げるのかが一番の課題です．

■ 意識や行動に働きかけるポートフォリオ

　多くの現場のリスクマネージャーたちは，医療事故・過誤の発生に繋がることを未然に防ぐ知識や方法，対策をスタッフたちへどう伝えるか，彼らのリスクマネージメント意識や行動を向上することの困難さを感じているのではないでしょうか．

　あふれる仕事や情報のなか，目の前の業務に追われがちなひとりの人間に有効に働きかけ，その行動や言動，所作を変化・変容することの困難さ，またわかっていても実現できない忙しさや業務の複雑さなどが背景にあります．

　どんなよいリスクマネージメントの本やマニュアルや危険予知訓練（KYT）があっても，それらがひとりの人間の行動の変化・変容に繋がらない限り，いくら予算や教育時間を使っても活きないということです．

　では，1人ひとりの人間に有効に働きかけ，リスクへの行動や言動，所作を変化・

III 実践と応用

変容するためにはどうしたらよいのでしょうか．ここにプロジェクト手法やメタ認知的な捉え方を叶えるポートフォリオが活きるのです．

■ リスクの要因はプロセスにある

事故は，「静止状態」でなく一連の「動き」の中で起きます．どんな事態や出来事も複雑な連鎖の中で起きています．事故を防ぐためには，そのプロセスを丁寧に見る視点が必要なのです．俯瞰し客観的に見ることがなければ，その要因を見いだすこともできませんし改善することもできません．ポートフォリオを活用することによって，リスクマネージメントの効果を高めることができます．それはポートフォリオが次の機能をもつからです．

◆ポートフォリオのもたらす効果 【No. 119】

・情報が時系的に一元化されている
・俯瞰：客観的に事態を見ることできる
・思考や行動のプロセスを追える
・原因究明，課題発見，課題解決の一連の展開が見える
・知の顕在化＝知の共有

■ ポートフォリオ効果＝顕在化，可視化

個人の能力向上や成長抜きにリスクを減らすことができません．ポートフォリオは成長に不可欠な俯瞰する姿勢，自己評価力，メタ認知を養います．俯瞰は変化・変容の可視化を叶えます．それはより高次の仕事や成果，成長を叶えます．

また「知の顕在化」，ここにポートフォリオが活きるのです．正確な状況や様子，根拠ある情報などの1つひとつが目で見え，顕在化すること抜きに，リスクの要因を見いだすこともミスを防ぐための課題発見もその解決も叶いません．

> **俯瞰する姿勢**
> ポートフォリオを活かすことが大事なのではなく，ポートフォリオがあることで物事や事態を「俯瞰する姿勢」が身に宿ることが真の目的なのです．

■ 事故を未然に防ぐ能力

リスクはゼロにはできません．しかし，リスクを減らすことはできます．そのためにヒヤリ，ハットする感覚，つまり「気づく力」を高めることです．同時に「先

が読める力」，起こりうることがイメージできる想像力も必要です．プロジェクト学習の手法は，人間のイメージする力や気づく力を育成することができます．それは最も効果的な気づく力，感知力を養います．また，気づいたことや効果的な対策が「（実行に繋がるよう）効果的に実行できる力」も獲得できます．

リスクマネージメントの現状と課題

現状の施策

リスクマネージメントの基本は「安全な医療を提供する」ことです．

このために，各病院ではリスクマネージャーを中心にさまざまな取り組みや教育や研修などが行われています．

ここからは，現場のリスクマネージャーの関心のある，以下の7つの視点ごとに，現状の課題と，ポートフォリオやプロジェクト手法なども活かしたその解決策をお伝えします．

【No. 120】

◆ リスクマネージメント7つの視点と創造 ◆

1. 「インシデント報告書」の課題と解決
2. 再発を防ぐための現場からの情報収集─「現状分析シート」
3. 有効な「情報共有」を実現する
4. 医療事故・過誤が起きたときの「分析手法」
5. 医療事故・過誤が予見される「場所」や「状況」
6. 「リスクに気づく力」へのコーチング手法
7. KYシート（危険告知）に終えない教育と研修
8. 「リスク用インパクトシートD」の提案と活用剤

III 実践と応用

1 「インシデント報告書」の課題と解決

ほとんどの施設ではインシデント報告書を備えています．日常のなかにある事故に繋がる可能性やインシデントを減らすため，報告書で情報を共有し，対策を考えるのが有効と考えられているからです．しかし現場には「報告書」があまり書かれない，効果に繋がりにくいという課題があるようです．

[課題] 報告書があまり書かれない

どんなに大きな事故でもその種は日常の小さな状況にあります．日常の身近なリスクを顕在化するためにも，小さなリスクに繋がるどんなささやかなこともどんどん書いてもらってこそ報告書は活きるのです．しかしなかなか報告書は書かれません．それは，忙しい，時間がない，という理由ばかりでなく，報告書を書いてしまうと「責任追及」になってしまうような気がして書くのにためらいがある，また，どこまで報告したらいいのかわからないという背景があるのではないでしょうか．

⬇

[解決] ためらいなく書ける工夫をする

・「インシデント報告書」という名称をやわらかいものに変える．
・用紙のデザインを変え，置き場所も身近な所に変える．
・いつでもすぐに書けるよう「リスク用インパクトシートD」を活用する (p.245 参照)．

[課題] リスクの要因が発見しにくい

多くの「インシデント報告書」は定型的でチェックリスト的な作りになっています．それはワンパターンな表現の記入になりがちで，発生したリスクの真の要因を見えにくくさせます．

⬇

[解決] わかりやすい記入を叶える

・自由に記入できるような余白の多いシンプルなデザインにする．
・どうして起きたのか，その追求ができるつくりにする（どんどん書けるよう工夫する，直感的な表現やイラストや図などが自由に描けるデザインにする，自由記述欄を設ける，要因が見える写真なども貼れるようにするなど）．
・ポケットに常に入れておけるカードタイプやサイズの工夫
・インシデントのレベルにより書式のサイズやデザインを変える．
➡ ヒヤリ・ハットは，とにかく日常的にどんどん書けるものにする．ここに「リスク用インパクトシートD」が有効に機能します．

B. プロフェッショナルをめざして

【No. 121】

◆ 日常の安全を実現する「リスクの種」への気づき ◆

「インシデント報告書」では，日常リスクは発見できない

　ごくふつうの"日常のなか"からリスクに繋がる可能性にあるものを発見しそれを共有できることはとても大事である．しかしインシデント報告書のようなきっちりフォーマットになっているものでは発見しても書くという気持ちになりにくい．心理的なハードルが高い．

リスクは日常の中にある

　「なぜ事故が起きるのか」だけでなく，発想を変え「なぜ事故が起きないのか」という視点で考えてみよう．リスクの種はどこにでも潜んでいる．しかしそれをインシデントやアクシデントに至る前に未然に防いでいるのが，プロフェッショナルとして，日々看護師が何気なく行っているリスクの種を発見する気づきと即時の対処である．実はリスクマネージメントで力を注ぐべきなのはBではなくAなのである（下図参照）．

未然に防いでいるゆえ，気づかない

　看護師が（その時点では）一見リスクになりうるとも思えないことに気を配り，立ちまわっているからこそ，今日も「リスクゼロ」を実現できている．優秀な看護師は，気づく力（リスクコンピテンシー）が高く，無意識にかつさりげなく，自然に片付けたり，手を貸したりしながらインシデント，アクシデントを防いでいる（下図A）．

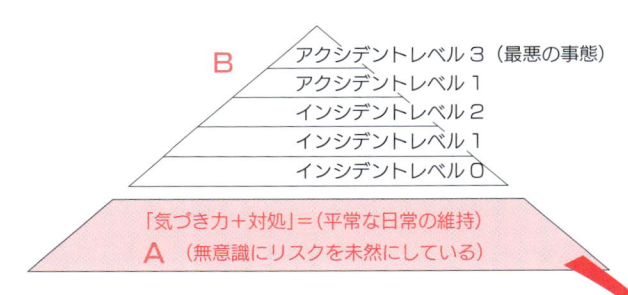

```
      B  アクシデントレベル3（最悪の事態）
         アクシデントレベル1
         インシデントレベル2
         インシデントレベル1
         インシデントレベル0
      ┌─────────────────────────────┐
      │「気づき力＋対処」＝（平常な日常の維持）│
      │ A  （無意識にリスクを未然にしている）  │
      └─────────────────────────────┘
```

Aが増えればBは減る！
ゆえにAに力を注ぐべきである．
その有効なツールが
『インパクトシートD』

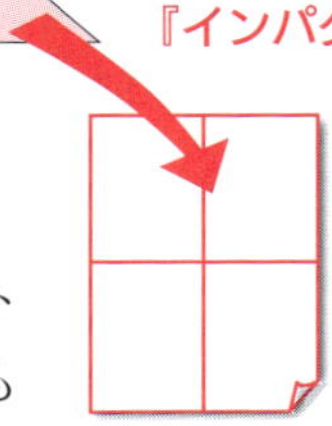

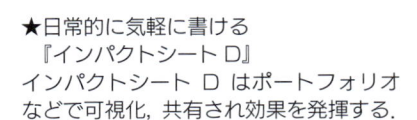

日常リスクは，『インパクトシートD』で

　Aからインシデント0～1程度までは，「インシデント報告書」ではなく『インパクトシートD』を活用してもよい．ポケットサイズで気軽に書けるので日常のリスクを顕在化できる．

★日常的に気軽に書ける
　『インパクトシートD』
インパクトシートDはポートフォリオなどで可視化，共有され効果を発揮する．

Ⅲ-12　気づく力のリスクマネージメント教育

III 実践と応用

2　再発を防ぐための現場からの情報収集―「現状分析シート」

　インシデントやアクシデントが起こった際には，再び同じ事故が発生しないようできる限り情報を集めて分析します．ここでいう情報収集とは医療安全に対する情報をインターネットや文献などから集めることではなく，その現状からの事故情報の収集を指します．再発防止の事故分析のためには不可欠で重要な作業です．

要因の一連の流れを見る

　川上を見ることも大事です．事故の"その瞬間"ばかりでなくその瞬間に至る「手前の時間」をさかのぼって，関わった人間，交差した動線（人や物の移動する経路），事態，状況，その変化・変容などの情報をできる限り多く手に入れることです．もちろん最も重要かつ必須なのは川下です．つまりあらゆる要因が行き着いたその場，「その現場のその瞬間になるべく近い現状」の情報であることに間違いありません．

「報告書」では真実はあらわしきれない

　それらの情報はどう獲得したらよいのでしょうか．事故などが発生したときに書く「インシデント報告書」も活きますが，それだけでは不十分です．なぜなら多くのインシデント報告書など公的文書的なイメージのものは枠の中に記入する形式で，書くときも決まりきった定型的な表現になりがちなので，「要因」が見えにくくなっているからです．ではどうしたらいいか……一切の手を加えていない事実だけが可視化できるもの，つまり写真が不可欠です．それはなるべく発生から時を置かずに，事故発生時の現状が新鮮に伝わるものがよいのです．

すべての記録は不完全である

　再び事故が起きないように記録をとります．しかし人間は事実のすべてを記録することはできません．だから写真を撮ります．それはたった1枚でも厳然たる手を加えない事実の一部ですから．写真があれば，その時点で見つけることができない要因が後から見いだされることもあるでしょう．

「情報獲得」とは

　真に求める情報は，手に入れるために，戦略的工夫や努力をして初めて得ることができる．インタビューなども同様（狩人が狩りに行き，狙っていた猪をとらえて自分の家へ持ち帰るイメージ）．

【No. 122】

◆ 事実を可視化する「現状分析シート」 ◆

それは机上でなく現場で起きているから

多くの場合，まず本人へのインタビューが行われます．しかしどんなインシデントやアクシデントであれ，必要なのは，まず「現場の様子」です．「ありのままの事実」は力をもちます．だから写真を撮る．近くで1枚，遠くから1枚．転落したベッドサイド，廊下，床頭台と，点滴，トイレ便器前の濡れた床，あっても摑まらなかった手すりなど．

真実を「写真と図面」に納めよう！

「現場の様子」を知るために写真とともに図面を入手することを提案します．図面には正確な「数字」「距離」「動線」を入れることが可能だからです．当事者の話を聞く時も人やものの「動線」を可視化するときも，そこに一切を書き込みながら行うとよいでしょう．

「現状分析シート」の構成例（下図参照）

Point：ビジュアルに訴えるデザイン
当事者や関係者へインタビューしながら状況や動線を記入する．その分析をする時も「インパクトシートD」を互いに見て行うとよい．詳しくはp.239.

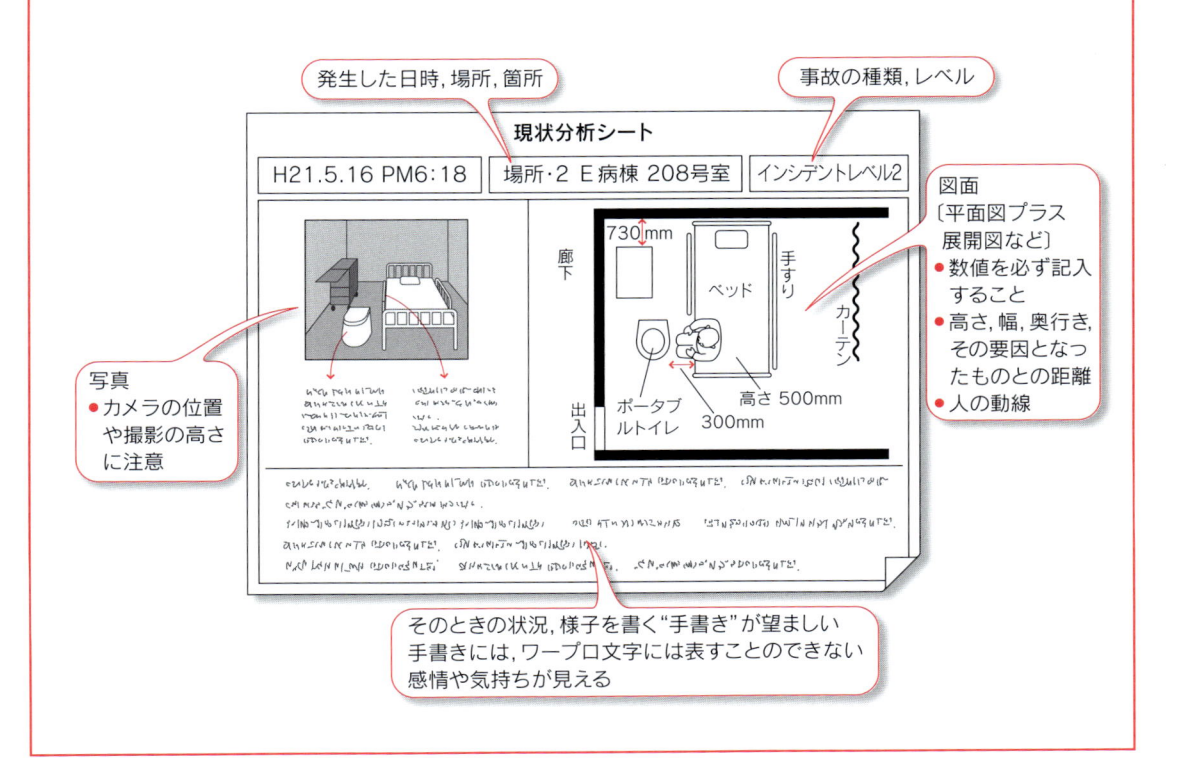

発生した日時, 場所, 箇所　　事故の種類, レベル

現状分析シート
H21.5.16 PM6:18　場所・2 E病棟 208号室　インシデントレベル2

図面
〔平面図プラス展開図など〕
● 数値を必ず記入すること
● 高さ, 幅, 奥行き, その要因となったものとの距離
● 人の動線

写真
● カメラの位置や撮影の高さに注意

730mm
高さ 500mm
300mm
廊下
ベッド
手すり
カーテン
ポータブルトイレ
出入口

そのときの状況, 様子を書く"手書き"が望ましい
手書きには, ワープロ文字には表すことのできない感情や気持ちが見える

3 有効な「情報共有」を実現する

■「情報共有」の問題点

　いくら優れたインシデントシートによる報告や有効な対策，PDCAの各段階の状況であろうと，一部の人だけが知っているというのでは価値をもちません．

　リスクに関係する情報は全員で共有されていなければなりません．しかし現実には，忙しい，すれ違い，他の情報が多過ぎるなどの理由で，情報共有には課題があります．また，正規の看護師，看護助手，パート看護師，医師，理学療法士間，事務局，場合によってはボランティアたちなどで必要な情報が共有しにくいということはないでしょうか？

　リスクに関する情報を共有するためにはどんな作戦がありえるでしょうか．次にすぐにでもできる方法を提案します．

解決策①「情報到達確認シート」を活用する

　まず現在どこまで情報が行き渡っているか，どこで途切れているのか把握する必要があるでしょう．そのため以下のような「情報到達確認シート」を活用してはどうでしょうか．

◆情報到達確認シート　　　　　　　　　　　　　　　　　　　　　　　【No. 123】

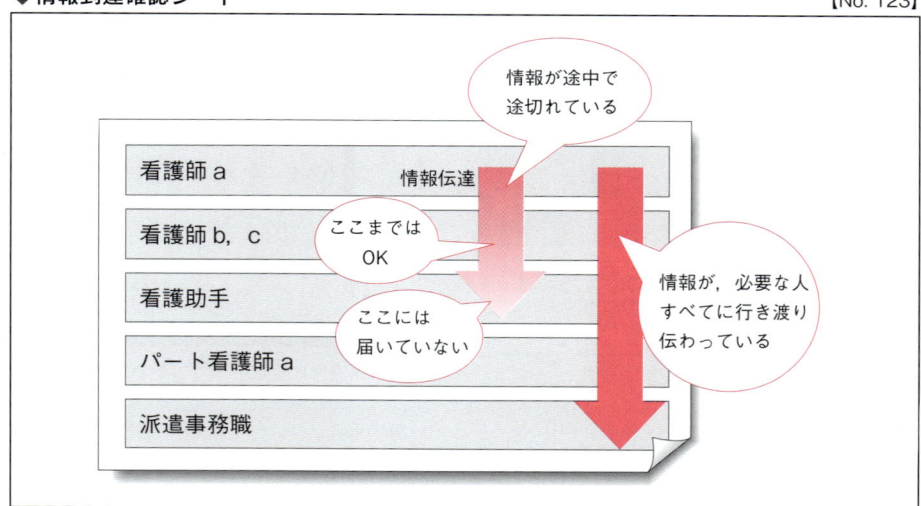

- 看護師a　　　　　　　情報伝達
- 看護師b, c　　（ここまではOK）
- 看護助手
- パート看護師a　（ここには届いていない）
- 派遣事務職

（情報が途中で途切れている／情報が，必要な人すべてに行き渡り伝わっている）

解決策②「リスク共有ボード」作戦！……伝えるためには「可視化」する

　「リスク共有ボード」とは，発生したリスクの情報を部署の全員で共有するために壁面に設けた「掲示ボード」です．「リスク発見シート」はポートフォリオに綴

じておくだけではリスクを減らす対策になりません．「これは！」というものはコピーをとるなどして，部署スタッフのみんなで共有できるように，この共有ボードに貼るとよいでしょう（インシデント報告書のファイルをみんなが見えるところに置いているところもあるかと思いますが，忙しい職場ではファイルをめくる余裕もないものです）．

ポイント1……リターンをつける

　気をつけなければいけないのは，掲示するという行為が「責めるようなムード」にならないこと．インシデントの報告や発見したリスクを掲示ボードに貼った人の心理を考えた掲示ボードのデザインの工夫が大切です．ボードに貼られた「リスク発見シート」に"good！""気づいてくれてありがとう！"などと，コメントをつけると大変よいでしょう．リスクを発見した人はうれしい気持ちになります，うれしい気持ちは何より効果的に働きます．

ポイント2……"強調"の使い方

　大事なものには「赤シール」を貼るなど，リスクを防ぐために重要な掲示物には，必ずしっかりと全員が認識するように緊急マークや重要マークをつけるとよいでしょう．

　リスクの種類に分けて見やすいようにして貼るとなお効果的．

　例えば「転倒・転落よりチューブ関係が多いわ！」と気づく．その時に，貼られていない箇所にも注目しましょう．例えば「接遇」の箇所に何もないのは，患者さんからクレームがあるまで，気づいていないだけなのかもしれない，と推測することにも繋がります．

ポイント3……鮮度ある掲示物であるように

　掲示するものは，貼りっ放しにせず，月替わりで貼り替えること．

　掲示物は見慣れてしまうと，存在しないも同然になりますので工夫が必要です．

ポイント4……デザインや位置を工夫する

　活かすポイントとしては，色とデザインを工夫することです．場所はナースステーションなど，みんなの目にする所にすること．目に入りやすい目の高さであることです．確かに伝わっているかどうかも，その付近の人の目線を追ったり，口頭で確認する必要があるでしょう．

ポイント5……ポートフォリオへ

　その後どうなったのか，対策を取った結果，そのプロセスも自分のポートフォリ

オに入れていきます．アイデアを実行に移すときも，ポートフォリオへ入れていきます．

ポイント6……感謝と評価

報告者には「報告書を出してくれてありがとう，共有できればリスクが減るね」と口に出して評価する．ポイント1のリターンシートは「感謝シート」と呼ぶとよい．

解決策③「カンファレンスで情報共有」作戦！

朝のカンファレンスなどでは，伝達事項があまりにありすぎるので，リスクに関する情報がそのなかに埋もれてしまわないようにする必要があります．その場にいない人や他の部署の人に必要な情報が隅々まで伝わっているか，その現状をまず把握すべきでしょう．その場にいる人に，その場で確かに伝わっているかどうかも確認する必要があるでしょう．

ポイント1……フリップボード作戦——話すより「見せる」

メッセージを伝えるためには話すより，「見せる」が有効です．本当に伝えたいならば，フリップボードのような役割をする，つまりビジュアルに訴えかけるようなボード（「リスクボード」と呼ぶ）を手にもってもいいかもしれません．これをもったらリスクのことなんだな，とインパクトがあります．「車椅子転倒，午前1件発生！」などと伝え，聞こえたら，「聞こえました」という合図をしてもらう．

パネルをもちそれをめくるなどの工夫が有効．スタッフは，自分が書いたもの（インパクトシート）が現れるかもしれないと思うとよけいに注目して見ます．

ポイント2……ポートフォリオをそのまま活かす

ポートフォリオのままめくりながら提示してもよいでしょう．そのためにも写真やリスク用インパクトシートなどをどんどんポートフォリオに入れておきましょう．そうすれば，具体的な提示ができます．写真や平面図やメモなどリアリティのあるものがあれば，非常に現実的に考えや気づきを伝達できます．

ポイント3……立ったまま，ミーティング

立っている方がその時の状況を身振りや動きで，（無意識のうちにも）再現しやすいのです．座ってやると，落ち着いてしまい"行動化"しにくいものです．

■ 情報共有は，コミュニケーション

情報共有とは，思いや考え，気づきなどをコミュニケーションすることです．

B. プロフェッショナルをめざして

ITを駆使して実現するものでも,「さあこれから情報共有するぞ!」と言ってからするものでもありません.ちょっとした言葉の交わし合いであったりで,まなざしを注ぐことであったり,肩をポンとたたくようなことだったり,簡潔な手書きメモを机上に置いておくことであったりというような日常的なものです.医療事故やミスを減らすには,ふだんからの豊かなふれあいや一言かけ合うような雰囲気こそが大事でしょう.

III 実践と応用

4 医療事故・過誤が起きたときの「分析手法」

事故が起きたときに,「対処」はするけれど「分析」をしていない,ということがしばしばあります.その事故はなぜ起こったのか,どういう流れの中で起こったのか,どうすれば防げたのかなど,分析をしないと再び起こる可能性があります.なのに,なぜ「分析」ができないのでしょうか.忙しくて時間がない.当事者を責めるようになるのがいやだからという理由などが考えられます.ここからはその1つひとつについてどうしたらよいかをお伝えしていきます.

■「分析」とは

事故が起きると必ず事故の分析にかかります.その担当となるのがリスクマネージャー(RM)や師長です.私は,これまでたくさんのRMや師長に会いその悩みや課題を聞く機会を得てきました.その中でしばしば聞くのが「この分析の方法でいいのか」「分析したものが活きない気がする」という声です.

当然ですが,分析する人は,「分析」とは何か,その目的や意味を理解していることが大事です.また分析の視点や方法などもつかんでいる必要もあります.そこで以下に私が提案する「分析」の捉え方を以下にあげます.

◆「分析」の捉え方　　　　　　　　　　　　　　　　　　　　　　　　　【No. 124】

「分析」の目的	リスクを減らすため,再び事故を起こさないようにするため
「分析」の意味	要素に分けて,その意味や性質をはっきりさせること
「分析」の視点	人,時間,場所,状態,部位,理由などに分けて考える
「分析」の方法	近くから見て細かく分ける,遠くから俯瞰する
「分析」の神髄	静止でなく動体視力で「時間」と「場所」上にストーリーを再現
「分析」の手法	ビジョンとゴールを明確にしてプロジェクト手法で進める
「分析」の評価	情報を一元化し俯瞰して,そのもたらした価値を見いだす
「分析」のコツ	人間の無意識をふまえつつ,その行動,視界などを追う

■ 分析①……ねらいは「課題解決」

事故が起きたとき,「課題」を明らかにし,その「課題」を解決することでもう二度と同じことが起きないようにする.そのためにあるのが分析です.「課題」を解決するために行う,これはプロジェクト手法そのものです.

ということは,当然,何のために(目的),何をやり遂げたいのか(目標)を明確にしてからスタートする必要があります.もちろんポートフォリオを使います.

ゴールシートを書き,それをファイルの冒頭に入れ,ポートフォリオを作成しな

がら進めます．そのことでリスク分析のプロセスを可視化して追うことができます．

■ 分析②……まず「事実」を再現する情報を獲得する

　分析の目的は事故の再発防止です．そのためには何より優先して，できうる限り「事故の事実」を明らかにします．頭のなかで，「そのとき」が"動く"映像として（ときに音声も）克明に描けるまで情報を得る努力をします．"動く"というのは，事故は静止画として起きているわけではなく，必ずある動きの中で発生しているからです．

　頭の中で事故を再現し見ることができるようにします．はっきりした映像として再現するには，その登場人物（同士）の一連の動き，所作，言葉，機器やベッドなどの位置，風の強さなどあらゆる状況が明らかでなくてはなりません．そこで初めて頭の中に鮮明に浮かび上がります．決定的な瞬間が再現されるわけです．そのためにその時の登場人物や立ち位置，コマ送りの状況に関する情報をできうる限り手に入れる必要があるのです．

■ 分析③……再現に必要な主要なパーツ

　分析する前に，分析できるだけの"もとの状況の再現"が必要なのです．

　そのために，できるだけ情報を手に入れなければいけません．再現に必要な主要なパーツがあれば，全体の様子をイメージすることができます．そこから「ほかにはどんな情報を獲得する必要があるのか」というイメージができます．これはとても大事なことです．そうでないと一番大事なものがもれてしまいます．

> **鍵は灯下にはないのに**
>
> 　事故の瞬間の現場を鮮明にしようとせずに分析したり，情報を集めたりするのは，まるで鍵を落としたのは明らかに側溝の中なのに，そこを探すのは面倒だから，街灯の下の歩道を探している愚か者に似ています．いくら探してもそこから真実は出てきません．
>
> 　賢人はつらくとも側溝の蓋を持ち上げ丁寧にそこを探します．そして鍵を発見します．真実はあるべきところにしかありません．それ以外の分析は時間の無駄です．

■ 分析④……コマ送りで事態を逆算する

　ほとんどの事故は起こるべくして起きているとも言えます．事故が起きる緒要素

III 実践と応用

が複雑に積み重なりある種の臨界点に達したときにそれは起こるからです．ということは，発生した事故を分析するためには，スローモーションのように時の流れを逆算して，1枚1枚映画のフィルムのように再現しその情報を得てポートフォリオに入れます．映画のフィルムのように1コマ1コマが可視化できることで要因が見えてきます．そうすれば「このコマの，ここで，こうすれば防げた」という瞬間も見えてきます．そのためにも，そこに何が置かれていて，すれ違う人は，どこをどう動いて通り過ぎたのか，そのシーンをまず明確にする必要があるのです．

■ 分析⑤……なぜ，それは起きたか

すべてのことは「時間」と「場所」というステージで起きています．そこで登場人物たちがどう動いたのか，動かなかったのか，ここを追えばいいのです．

時間のステージの上に，大道具と役者を並べましょう．

機器や環境を構成する「大道具」，「風，音，温度，冷たい（からつかまらなかった）手すり，まぶしい光……」なども不可欠な要素です．これらはどうだったのか，情報を手に入れる必要があるのです．

これらの情報は，あるものはデータであったり，何らかの数値で記録が残っているものであったりするかも知れません．しかし多くは，「聞き取り（インタビュー）」という作業を必要とするはずです．

> なぜ，それは起きたか
> ↓
> どんな情報を手に入れる必要があるのか

■ 分析⑥……当事者を大切にすることから

誰がその事故を引き起こしたのか，ここを避けるわけにいきません．それはその人の責任追及をするためではありません．その人が一番事実を知っているからです．事実が一番大事です．もちろん「報告書」はあるでしょう，しかし「報告書」には，なぜ起こったのか，どういう流れの中で起こったのかという，ことの全体が大きく見えることは不足しています．どんなに尽くしてもそこまで書けないのです．

当事者に確認する必要があります．なぜ起こったのか，どういう経過で起こったのかを洗い出していくことが必要です．しかし，その人が悪いとかその人に原因があるという見方にフォーカスすべきではありません．相手が責められているような気がしてしまうのではないかと懸念し，分析するところまでいけなかったり，責任追及となることを恐れ，その"人"にフォーカスすることをためらう心理もあります．しかし，おそれず真実を求める必要があるのです．人間は完ぺきな存在ではありません．間違えるものです．だからその人を責めるのではなくその背景を分析することが必要です．それは具体的にどうしたらいいか，「ミスを繰り返す人へのイ

ンタビューの仕方」については p.240 に書きました．

■ 分析⑦……俯瞰

　分析は複雑な事柄を 1 つひとつの要素や成分に分けることです．分けるとその 1 つひとつは細かくなります．ディテールは大事ですが，ディテールだけを見ては全体が見えなくなります．大きく全体を遠くから離れて見る「俯瞰」を忘れてはいけません．俯瞰することで，リスクが発生しそうなケースや場所が「予測」できます．

5　医療事故・過誤が予見される「場所」や「状況」

　日常の中から，「リスクの種」を見つける力をもつ，これは何より有効で必要なリスクマネージメントでしょう．それはいわゆる「ヒヤリ・ハット」とも違います．ヒヤリもハットもせず，ごく普通の日常の仕事，営みのなかで自然に何気なく，（エラーも不具合もない現状ではあるが）このまま放置したら，事故に通じてしまう（＝リスクの種）と気づき，その場で解決している人がいるからこそ，リスクに満ちた医療現場がそれなりに平穏に過ぎていると言えるのではないでしょうか．

■「気づく」とはどういうことか

　何より大切にすべきなのは「気づく力」，その育成です．
　ところで「気づく」とは一体どんなことなのでしょう．それは単に注意深いのとも違います．それは異変を察知することだけではありません．例えば，その人の心が今不安を感じているとわかることも「気づく」のうちですし，こうすればああなるだろうと予測がつくことも「気づく」の範疇です．

■「気づく」は未来がステージ

　「気づく」ためには，異変と対極にある"本来あるべき状態"が見えて（わかって）いる必要があります．また，察知するともいうべき高度な感性も当然「気づく」の意味しているところです．さらに「気づく」ということは，過去をふり返る行為ではなく，現在，そして少し先の未来をステージにしているものですから，予知，予見にも似た一種の洞察力や直感と言ってもいいかも知れません．

> **鍵は，愛と使命感**
> 　「気づく」は身体から，平穏を壊す要因を発見するセンサーを放射状に，サーチライトのように放っている感じに似ています．放つためにはエネルギーが必要です，それはミッションや責任感であり，愛情やその人を思う気持ちでもあります．「気づく」ことは看護師の本能とも言える愛と使命感に直結する力なのです．

■気づく力，課題発見力……育成への視点

　「気づく力」は本来コマンド（命令）やティーチング（教える）によって身につくものではありません．しかし，うまくコーチング（促す問いかけ）することで，伸ばすことはできます．それも「何でもいいから発見してごらん」というより，例

えば「ベッドサイドはどう？」と問うことで，「ベッドサイドは，ケーブルや管がとても多く，また患者さんの動きも多いところなので危ないです」と気づいて答えることができます．

> **「対処」ではなく「課題解決」を！**
>
> 「対処」の効力はその場，その瞬間，あるいは個人にとどまるが，「課題解決」した成果としての対応は，恒久性，普遍性をもちます．
> 例えば廊下に車椅子があるとき，それを通行する人の邪魔でないところに「どかしておく」．これは「対処」です．一方，「どうしてここに車椅子が置かれて（放置されて）いるのか？」と課題を感じ，そうならないように考え，リスクをはらんだ場所に車椅子が置かれない状態を実現する．これが「課題解決」です．

■ リスクを予見する視点の持ち方……「場所」「状況」「要素」

さて，リスクが発生する可能性がある場所や状況などをシートにしてお伝えしましょう．実際の「リスク予測チェックリスト」としても使えますし，コーチング手法で活かすことで気づく力の育成にも使えます．

III 実践と応用

【No. 125】

◆ リスクチェックリスト ◆

■ 院内状況
- ☐ ベッドサイド
- ☐ チューブ，ケーブル，機器スイッチ
- ☐ 患者さん自身の動作とその空間の状況
- ☐ ベッドからの患者さんの転落
- ☐ ベッドからの車いすへの移動の際の転倒（介添え者／介護者，家族）
- ☐ 認知症患者の行動（徘徊：病院の建物外へ）
- ☐ 外来の患者さんや付き添いする人の転倒
- ☐ 病院内の移動時のスムーズさの欠如
- ☐ 与薬ミス（とり間違え，勘違い渡し）
- ☐ 患者さん自身の薬の飲み間違え
- ☐ コメディカル連絡コミュニケーション（事務，病院内売店の店員，出入り業者等含む）
- ☐ 看護師がピッチに出"ながら"の動作や指示出し

■ 特殊性のある患者さん
- ☐ 食物アレルギーなどの「自己申告できなそうな事柄」
- ☐ 固有の服装，髪型，履物

■ 在宅看護において
- ☐ 基本的に在宅は環境が個別である（みな違う）
- ☐ 連絡コミュニケーション
- ☐ 看護師と患者さんの情報伝達不足
- ☐ 患者さんの薬の飲み方
- ☐ 家族指導（機器関係：基本的には入院時と同様の視点）
- ☐ （看護師による）患者さんの個人情報もれ
- ☐ 接遇（患者，電話対応，家族への説明）

■ 場所，部位別において
- ☐ 病院建物内：ベッド周り
- ☐ 病院建物内：トイレ，（入り口，手洗い，ブース内）
- ☐ 病院建物内：玄関
- ☐ 病院建物内：廊下，外の渡り廊下
- ☐ 病院建物内：ロビー
- ☐ 病院建物内：受付（初診受付，再診受付，検査室受付，狭い窓）
- ☐ 病院建物外：アプローチ（駐車場，車寄せ）
- ☐ 病院建物外：駐車場からの手すりやブザー，ガードマンの有無
- ☐ 病院建物外：休日の入り口
- ☐ 病院建物内：ストレッチャー，ワゴン（キャスター）よりかかり
- ☐ 病院建物内：診察室（患者さん用のいす）
- ☐ 病院建物内：検査室
- ☐ 病院建物内：病室
- ☐ 病院建物内：ナースステーションまわり
- ☐ 病院建物内：ラウンジ（入院病棟／家族）
- ☐ 病院建物内：エレベーター
- ☐ 病院建物内外：中庭，ベランダ，屋上
- ☐ 病院建物内：食堂
- ☐ 置いてある車いすなど不安定な置物

■ ユニバーサル対応において
- ☐ 高齢，機能障害，疾病，外国人で言葉が通じない
- ☐ 高齢，疾病，外国人で日本語（掲示物）が読み取れない，見えない
- ☐ 宗教上の行動（祈りの儀式）
- ☐ 宗教上の特殊性（豚肉はダメ，輸血拒否など）

■ 情報関係：患者，家族，看護師，職員，出入り業者ほか
- ☐ 患者情報のもれ（USBメモリーなど）
- ☐ 看護師によるツイッターやブログによる情報もれ
- ☐ 病院のホームページ

■ 天候・気候状況「○○の状況では，どういうリスクが生じるか？」
- ☐ 結露（窓際の床，壁）
- ☐ 雨（床や手すりなどが濡れる）
- ☐ 大雨（音が聞こえない）
- ☐ 強風（玄関先でよろけるほどの強い風）
- ☐ 猛暑（病院施設内外の温度差が大きい）
- ☐ 積雪（玄関がすべる，よろける）

■ 災害・地震「もし今，地震が起きたらどういうリスクが生じるか」
- ☐ 家具，備品
- ☐ ガラスもの
- ☐ 机，テーブルの有無
- ☐ 高い所の物品
- ☐ スタッフ同士において
- ☐ 上司からの指示において

6　リスクに「気づく力」へのコーチング手法

どんな場所や状況もリスクに関して「完ぺき」であることはありません．気づくことや課題を見いだすコーチングがそこに有効に機能します．

誰がコーチングするのか

教師，上司，チームメンバー，同僚などがコーチングすることが考えられます．しかしもっとも効果的で価値をもつのは，本人が自らに行うセルフコーチングです．自分の動き，所作，行動，自らの視線，感覚，その変化などを客観視し，コーチングできるようにすることこそ最も有効です．

有効なセルフコーチング

なぜなら，上司も教師も常にそばにいることはありえません．何より"行動化"されていない，"表層"にあらわれていないものは他者にはわかりません．しかしメタ認知できることが叶えば，内的なものも見据えてセルフコーチングすることができます．これは高い効果をもってリスクを減少させることに繋がるでしょう．

コーチング成果はポートフォリオへ

コーチングはそのほとんどが「問うこと」です．AがBに問いかければ，Bは何らかのアウトカムをします．それは「言葉」や「行動」です．つぶやきやひとりごとのようなものかも知れません．またコーチの言葉で気づいたことを「メモ」をとる，また場合によってはリスクに繋がりそうな箇所の「写真」を撮ることもあるでしょう．それらのすべてをポートフォリオへ入れます．

ポートフォリオを俯瞰

メモ，写真，ひらめき，すべてが時系列で入ったポートフォリオで俯瞰します．そうすることで，メモしたり写真を撮ったその時点では気がつかなかったことに気づくことができます．

III 実践と応用

【No. 126】

◆ ポートフォリオを活かす気づきと俯瞰のコーチングの例 ◆

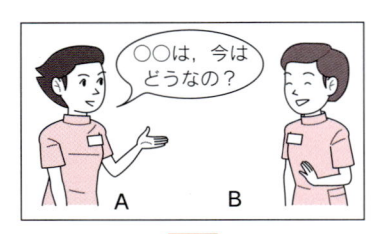

① AがBにコーチングすることにより

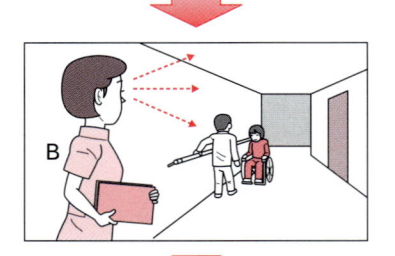

② Bはリスクに繋がりそうないろいろなことに気づきます

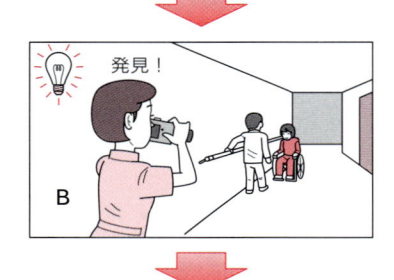

③ Bはポートフォリオにメモや写真などを，日付け・時間・場所などと自分の気づきやアイデアを添えて時系列に入れます

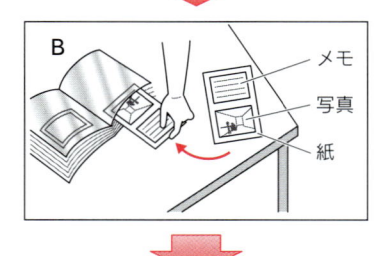

④ Bはポートフォリオを俯瞰します。そうするとあらためていろいろ気づくことがあります。事象を時の流れで見るとリスクの要因，起因，結果が見えてきます。だから改善に繋がります。
AもそれをBと大きく見て，Bの気づきを認めたり，ほめたりしつつ成長を応援します。

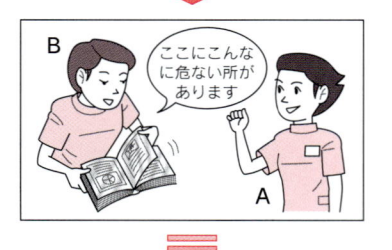

「インパクトシートD（p.246, 284）」や「リスク発生箇所記入図（p.247）」を活用し発展させる

■ 原因を見つけるために必要なコーチングをする

あいまいで雑駁な質問では真実は浮かび上がりません．複雑に絡み合った糸を解きほぐすように，1本1本糸を抜き出し事柄を細かく要素や成分に分ける緻密な作業が必要です．しかし，細かく具体的であるがゆえに，刑事の尋問みたいにならないように気をつけましょう．また，それは必ず実在の空間で起きているのだから「写真」と「平面図」を用意します．そして時を逆算しながら再現していきます．時間をさかのぼって聞いていきます．

◆「原因究明」のコーチング（Cはコーチ＝リスクマネージャー，Sはスタッフ）【No. 127】

> ① C「あなたのいたところは？」
>   「しるしをつけてくれる？」……と平面図を広げて言う
> ↓
> ② S「……」
>   当事者が混乱していて答えられないときは
> ↓
> ③ C「私が描いてみようか？」
>   その人の立っていた位置を確認する
> ↓
> ④ C「どっち向いていた？」
>   身体の向きや視界を確認する（何が見えていたか）
> ↓
> ⑤ C「立ってみようか？」と動作の再現を促す
>   具体的に立ち位置を確認する
> ↓
> ⑥ S「こうやっていました」と身体で示す
>   動作で再現してみる
> ↓
> ⑦ C「じゃあ，こっち側は？」
>   その人が見えていたものを確認する
> ↓
> ⑧ S「ここまでは，見えていました」と図面に描く
>   その時の記憶が蘇る
>
> というように，少しずつそのときの様子が「平面図」の上に明らかになっていきます．

【ポイント】
　俯瞰，平面図への記入，空間の可視化，立ち位置の可視化，動きの再現，視野角度の確認

III 実践と応用

■ 当事者（ミスを繰り返す人）へのインタビュー

同じ人が同じようなインシデントを繰り返すときには，次のようなコーチングでフィードバックをします．一番大事なことは，その人を責めたりいたずらに反省を強要するのではなく"繰り返さないため"にあるということを，インタビューする側もされる当事者も深く理解することでしょう．

◆当事者へのインタビュー例 【No. 128】

① C「その時の状況を書いてみてください．絵でもいいよ．図でもいいよ」
　　糾弾する雰囲気にならないように注意して，くつろぐイメージで
　↓
② 本人が，「こうで，こうで……」と書いてくれたら
　↓
③ C「これは他の人にも役に立つよね．ありがとう」と伝える．
　　ありがとうと言われて心がほっとする．ここからインタビューをはじめる
　↓
④ C「いいね，こうして描くとはっきりするね」
　　叱るのではなくて，価値を伝える
　↓
⑤ S「はい」：少し緊張が解けて余裕がでる
　↓
⑥ C「もういちど，このときになったらあなたはどうしますか？」
　　メタ認知を誘う
　↓
⑦ 本人が自分の描いたものを見ながら……
　↓
⑧ S「私はここに立っていたから，患者さんの足もとが見えなかったんだわ．ここに立っていれば下の方も見えるから……．だから次からはこの場所で○○します！」
　　自らを積極的に顧みて改善点も自ら言う
　↓
⑨ C「とってもいいね！　それ書いておきましょう」
　　ポートフォリオへ入れておくことを伝える
　↓
⑩ 共有のために，後日，自分で自分の行動マニュアルを作るようにと伝える．
　　C「他の人にも使えますね．よろしく！ありがとう」

【ポイント】

メタ認知，自尊心，無意識を意識化，俯瞰，感謝の表明

◆ 「気づく力」や「課題発見力」を促すコーチング
　　……日常の中から「リスクの種」に気づくためのコーチング　　　　　　【No. 129】

- [ ] 今はどうなの？
- [ ] もっとよくできると思うところは？
- [ ] もっとこうだったらと思うものは何？
- [ ] 一番，急ぐ必要があるのは何？
- [ ] 気になることは？
- [ ] どうしてああしているんだろう？
- [ ] 問題は何だと思う？
- [ ] なぜここで問題が起きないのだろう？

◆ 「原因究明」するためのコーチング
　　……原因を究明するためには，正確で具体的な情報が求められます　　【No. 130】

- [ ] 何が原因だと思う？
- [ ] なぜそれは起きたと思う？
- [ ] その情報はどうしたら手に入るの？
- [ ] あなたが使える手段は何？
- [ ] その前にしておくことは？
- [ ] あなたの考えと異なる情報を探そう
- [ ] ほかの場所にいる人とも考えを交わし合おう
- [ ] 問題は何だろう
- [ ] 根拠はある？
- [ ] ほかには
- [ ] 具体的には？

◆ 「課題の解決」を促すコーチング　　　　　　　　　　　　　　　　　【No. 131】

もちろんその場で課題解決はできません．ですからむしろ課題を解決するために今，そしてこれからすべきことを促します．

- [ ] じゃあ，どうしたらいいと思う？
- [ ] 何が有効だろう？
- [ ] どうすればこの状況をよくできるかな？
- [ ] どうしてそうなったんだろう
- [ ] 得られる方法は？
- [ ] それをしたら何が変わる？
- [ ] 今どんな全体をイメージしている？
- [ ] そのために何が必要ですか？
- [ ] 考えられる方法は？
- [ ] ほかには？
- [ ] 一番有効そうなのは？
- [ ] それをして起こりうるよくない状態は？

III 実践と応用

> **用語の定義**
>
> 　リスクに関する提案や研修をお伝えする際には，リスクをどう捉えるか，とくにインシデント（出来事，事件）やアクシデント（事故）に対する前提として共通の理解をもつ必要があります．その区分や表現はいろいろですが，この本では以下のような区分としていきます．
>
> 　　インシデント 0 ＝事故に至る前に気づいた（ヒヤリ・ハット）
> 　　　　　　　　 1 ＝間違えた状態にしてしまったが患者さんには実施されなかった
> 　　　　　　　　 2 ＝間違えたことを実施したが，患者さんに変化なく，治療の必要はなかった
> 　　アクシデント 1 ＝事故により治療，措置が必要になった
> 　　　　　　　　 2 ＝事故により障害が残った
> 　　　　　　　　 3 ＝事故が死因に繋がった

◆ プロジェクト手法でPDCAを！ ◆

　リスクマネージメントにPDCAサイクルを導入するところもあります．
　PDCAとは，計画（plan）をたて，実行（do）して，評価（check）をし，改善（action）へと繋げ，そして次回のplanに結び付けるマネジメントサイクルのひとつです．事故や過誤があった際に，計画をたて，実行して，評価をし，改善へと繋がるというわけです．

プランが業務改善に繋がっていない

　この作業はリスクマネージャーが主となって行うことが多いのですが，そこには次のような悩みが聞かれます．本来PDCAのさいごまで部署の全員でかかわり成果をあげるべきなのですが，その計画の評価（check），改善（action）のときになると，計画（plan）のときからかなり時間が経っているので，結局リスクマネージャーひとりの孤独な作業になってしまう．その結果，評価が活きない．これでよかったのか不安，ただplanどおりにやってみただけで業務改善に繋がっていないという悩みがあります．また，計画したことで安心してしまう面もあるでしょう．

PDCAのビジョンとゴールは？

　モチベーションをもち，本質的なよい成果をあげるためには，PDCAのサイクルで行うだけでは肝心なことが足りないと思います．それは，「ビジョンとゴール」の存在です．ビジョンとゴールが明確であって，はじめてプランがあるはず．そもそも何のビジョンがあって立てたプランなのか〔要因となったもの（リスク）を明記しておくことが有効です〕．それはどう実行（do）するのか，となり，はじめてPDCAのサイクルが継続して働くのです．PDCAもプロジェクト手法で行うとよいのです．

◆「原因究明」するためのコーチング

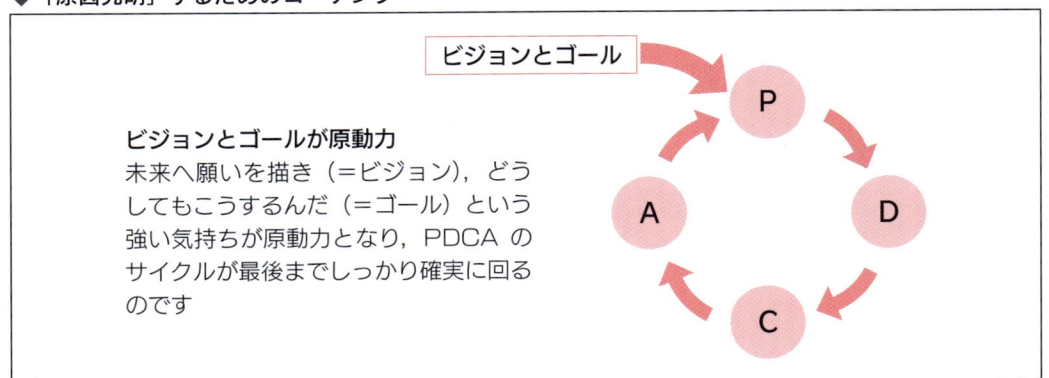

ビジョンとゴールが原動力
未来へ願いを描き（＝ビジョン），どうしてもこうするんだ（＝ゴール）という強い気持ちが原動力となり，PDCAのサイクルが最後までしっかり確実に回るのです

〔ポイント〕
PDCAのプロセスと成果が見えるようにポートフォリオに入れておく．
このPDCAのビフォー，アフターがわかるように工夫（記録のフォーマット化など）しつつ進める．ポートフォリオに入れておく．

7　KY（危険告知）シートに終えない教育と研修

　もっとも有効なのは，事故を未然に防ぐ，あるいは事故が起きたときに最小限の影響で食い止めることができるようにスタッフを教育することです．「気づく力」「イメージする力」などを看護師やコメディカル，また患者さん自身が高める機会や教育や研修が必要です．

対応	事故が起きたときに対処する
予防	事故が起きないようにする
教育	「気づく力，イメージ力，即行動できる力」が高まるコーチング（p.237）を活かした研修をする
環境	「リスク減に有効な環境への改善・解決策」への提案ができるプロジェクト手法の研修をする（p.73）
知	「リスク減に有効な情報共有（個人知から組織知）仕組みづくり」への提案ができるための研修をする

【研修アイデア1】優れた他者から学ぶ：他者の気づく力を観察することで，自らの気づく力との違いに気づく．参考：コンピテンシーディクショナリー（p.193）

【研修アイデア2】すでにその空間にある「リスク防止に繋がるモノ，コト」を3つ発見する．参考：コーチング（p.239）

【研修アイデア3】病院それぞれのオリジナルの写真でKYシートをつくる．在宅のKYシートなどを患者や家族たちで作成してもらうのも効果的．ライフポートフォリオと合わせるとさらに効果的（p.256）．

8　リスク用「インパクトシートD」の提案と活用例

■「インパクトシートD」で気づく力アップ

　1人ひとりがリスクに繋がる可能性を発見できる「気づく力」を身につけること，その場で対処できる行動力を発揮すること，そして「日常リスク」を顕在化し共有することができるもの，それが「インパクトシートD」です．それはリスク減少ツールとして役立ち，発展性をもちます．

　特に新人や特別に安全意識を高めたいときにも，この「インパクトシートD」の活用が有効です．

■「インパクトシートD」とは

　「インパクトシートD」とは，日常のなかにある「リスクの種（そのままにしたらリスクに繋がりそうなこと）」に気づいたらさっと気軽に書ける紙のことです．広げれば，A4サイズになりポートフォリオにそのまま入るようになっています〔目的に合わせていろいろな種類があるインパクトシートのうちのひとつです（p.284参照）〕．

◆インパクトシートDのメリット　　　　　　　　　　　　　　　　　　【No. 133】

- 同一の規格（サイズ）であるためにコンテンツが意味を持ちやすい
- ポケットから気軽に取り出せる
- 日常的にハッとしたとき書く気になる
- 広げれば，A4サイズでポートフォリオに入る
- ポートフォリオへ入れることでデータ化される
- ポートフォリオへ入れることで変化も見える
- 俯瞰しやすく，共有しやすい

　リスクマネージメントばかりでなく，研修や実習などさまざまな活用ができます．日常のなかにあるリスクの種を発見すること，それ以上に1人ひとりの「気づく力」を高めることがその目的です．とにかく抵抗なく書きやすいデザインの工夫が特徴です．日中はポケットに，業務後は広げて（A4サイズ），ポートフォリオに入れます．

III 実践と応用

活用①：研修【1週間リスク発見プロジェクト】

【身につく力】「気づく力/課題発見力」：

【概要】「インパクトシートD」を用いて，施設の「リスクの種」を発見する研修です．研修で発見された「成果」である「リスク」は，研修だけで終えてしまうのでなく現実のリスクマネージメントに活かします（コーチング手法はp.241参照）．

【手順】① ポートフォリオファイルとともにインパクトシートDを必要枚数手渡す

⬇

② 各自インパクトシートDに気づいたことなどをメモし，ポートフォリオへ入れる

⬇

③ 1週間後，全員からカードのコピーを集めリスク分類表を作成する（下の表）

⬇

④ リスクごとの対策を考え，実施する

【条件】① 期間は最短でも1週間（曜日や天候により発生リスクが異なるため）．

◆リスク対応策シート 【No. 134】

		おや？　ひやっ！としたこと	だからこうした
外来	施設・設備に係る	・玄関に正面に車イスが放置され，患者の往来に支障がある ・滅菌物と非滅菌物が同一の棚に保管されており間違える危険 ・ベッドサイドのパネル版の角が危ない（頭をぶつけそう） ・高齢者の濡れた浴室の歩行は，転倒の危険がある	・患者を探し，説明後移動をお願いした ・整理し，大々的な大掃除をすることになった ・すぐ対処できないことなので，患者さんの注意を喚起した ・介助して浴室を出た
	環境	・内視鏡処置具を再度使用していたが，感染のこともあり確認した ・輸液の入っているケースの引き出しが開いたままでつまずきそうになった ・採血用のワゴンにストッパーがないため危ない ・検査のための椅子が不安定で適切な検査ができないかもしれない ・点滴をする際のトレイの中に必要な物品が揃っていないため困った ・点滴・注射液が床に置いてある	・ディスポ使用できることを確認 ・1つひとつの作業を丁寧にするよう注意した ・足で固定しながら作業した ・椅子を固定した ・必要なものがすべて入るように工夫した ・整理するよう提案した

② 1日1枚以上書き込み，各自ポートフォリオへ入れます．
③ 目撃したものや状況推測できるものであること．
＊リスクマネージャーは集めたリスク発見カードをリスクのカテゴリーごとに分類します．表は，リスクカードに記載されたリスクの種類を分類したものです．「転倒，衝突」「転落」「薬物処理」「患者確認」「清掃」「紛失」などに分類することで，ここの対応や潜む課題が見えてきます．
＊「転倒，転落」とひとくくりに表現します．しかし外来フロアでは不特定多数の動きがあったり，その建築的特徴があったりします．つまり実は「転倒と衝突」が近い現象として起きていることが判明します．

【概要】リスクマネージャーは集めたリスク発見カードを集計します．似た課題であっても，そこへの対処，対応はひとつではありません．これらを集計したものをもとにワークショップを行い，最も効果的なものは何か，それを実行するためにはどんな課題があるか．そのためにすべきことは何かを考え（知の共有，創出），実行へ活かします．

活用②：研修【リスク改善プロジェクト】

【身につく力】「観察力」「分析力」「課題解決力」

【概要】リスクマネージャーは集めたリスク発見カードをもとに，以下のように平面図にリスクポイントを落とし込みます，それが「○○病棟/リスクマップ」です．必要枚数コピーし，スタッフたちへ配布します．スタッフは各自それをポートフォリオへ入れ，実際の現場と照らし合わせ，「どうしたらこのリスクが回避あるいは削減できるか」考え出します．これは現場の改善にももちろん役立ちます（コーチング手法は p.241 参照）．

◆リスク発生箇所記入例　　　　　　　　　　　　　　　　　　　　【No. 135】

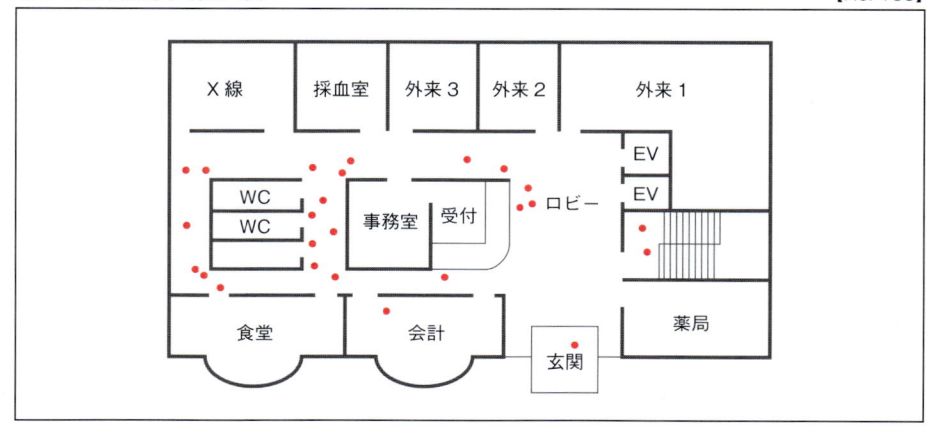

III 実践と応用

【手順】①各自が取り組む「リスク発生」箇所を決める

⬇

②なぜそこでリスクが発生するのか？原因を究明する活動を行う

　例：平面図を俯瞰しつつ，現場の患者さんの動線や視線に注目．p.239参照．

⬇

③根拠ある情報をもとに，今できるリスク減のアイデアを生み出す

【成果】施設の危険箇所がつかめ，改善案がでる．

13 C. スペシャリストをめざして
認定看護

「認定看護の教育研修」の状況と課題

　　認定看護の教育は，1年間を通して講義や演習，また施設における実習などからなるカリキュラムを通し，専門領域を深く身につけることが叶うものです．

　　そこで学ぶ看護師は一通りの仕事のキャリアを経て関心のある専門知識と技術をさらに身につけ，それを応用できる総合的なヘルスケアを実践できる力をこの期間に得ます．

認定看護研修の特徴

　　認定看護の教育研修の期間は，成長する場としてはかなりユニークで高度なチャンスと言えるでしょう．それは専門分野の獲得と同時に，多くの場合，地元を離れ"ひとり留学"的な要素をもつこともあって「自己の確立」を実現するチャンスともなりえます．職場では経験豊かなリーダー的な職責であっても，この期間は「ひとりの学び手」となる．その心理的ギャップは決して小さくなく，学習へのモチベーションは自尊心とも深く関係してきます．以下が認定看護研修の特徴です．
　① 自主的な学習，自己管理を求められる
　② 他病院からの参加者との人間的交流，情報交流を深めることができる
　③ 講義，演習，実習など複合的なカリキュラムからなる
　④ （多くの場合）参加者は長期間にわたって自分の地元を離れ生活する

認定看護師に必要な能力

　　認定看護師は，専門領域の卓越した知識や技術の獲得はもちろん，いずれ自らの組織をよりよく変化させる推進力ともなる存在です．そのためには以下のような能力を身につける必要があります．
　① 専門職としての全体アセスメント能力，ケア開発能力，倫理性向上能力
　② 自分で自分を成長させる能力，自己理解，研鑽力
　③ プレゼンテーション能力，コンサルテーション能力

　　認定看護師を目指すものは　自らモチベーションをもちつづけ，自ら獲得すべき目標へ向かい続ける意欲が求められます．

III 実践と応用

認定看護研修にポートフォリオ，プロジェクト手法を活かす効果

認定看護の期間や状況にポートフォリオを活かすプロジェクト学習は極めて有効に機能します．

■「専門領域を体系化」できる

認定看護師の研修終了後，自分の病院へ戻り，獲得した知識や技術，最新手法などを伝えたり自分の病院にあったものとして組み替えたりする必要があります．そのためには，部分的な知識でなく，全体を体系化して自らつかんでいる必要があります．ポートフォリオを俯瞰することで得た知識を体系化，系統化することができます．

■「自己肯定感」「自尊感情」

職場ではリーダーであったにも関わらず，この期間は「一学生」にすぎないと感じる，ストレスのある状況です．「自己肯定感」「自尊感情」を失うこともあります．ここにポートフォリオが役立ちます．ポートフォリオを使うと自己肯定感が高まり，生きるエネルギーが湧いてきます．

> **自信がよみがえる**
> 半年の研修期間がすぎ職場に戻ってポートフォリオを見る．今も大変だが，研修当初のときは比較にならないくらいもっと大変だった．ポートフォリオを見てふりかえると，そのときの感情に戻れる．それはただ感傷にふけるのとは違う，認定看護の研修でみっちり学んできたんだという自信が湧き上がり，前向きな気持ちがよみがえる．

■ 成長確認

研修の最後の時点では自己評価を行い，成長を自分自身で明らかにして職場へ帰ります．仲間からも自分の成長を書いてもらうとよいですね．研修の最中よりも，職場に帰ってからのほうがより自分の成長が明らかになることも多いはず．それも追加，継続して書き出しておきましょう．

C. スペシャリストをめざして

「認定看護」にポートフォリオを活かす手順とポイント

1 ＜パーソナルポートフォリオ＞で互いに認め合う

研修スタートまでにパーソナルポートフォリオを準備してきてもらいます．オリエンテーションとほぼ同時に，極力早い時期にパーソナルポートフォリオを活かし自己紹介し合います．教員が先に行うことが有効です．

目的①……自己を知る

認定看護の研修へ出向く前に自分のパーソナルポートフォリオを改めて作ることで自己を知り，これからの研修への決意にも似た意欲が湧き上がります．

目的②……お互いを知る：尊敬，個性，得意分野

専門性を身につけるために全国から集まった研修生がパーソナルポートフォリオで自分の得意分野，強み，個性を相互に伝え合うことで尊敬し合ういい雰囲気となります．自尊感情に有効です．

2 ＜認定看護師ポートフォリオ＞スタート日とする

6か月後の自分あるいは，認定看護師になってからの自分などのビジョンを描き，「ゴールシート」を記入しポートフォリオをスタートします．

ポイント：知の共有シーンを設ける

ポートフォリオは自己研鑽や自己評価に活かすばかりではなく，受講生同士が，毎月1回など定期的に互いのポートフォリオを披露し合い，学習の進捗プロセスや獲得した情報などを共有する．これは非常に有効であるので必ず行います．

3 ＜テーマポートフォリオ＞で自らの領域を極める

たとえば「共通専門科目」「専門基礎科目」「専門科目」の中からひとつ選択し，自分のテーマを決め，自らプロジェクト学習の基本フェーズで進め「元ポートフォリオ」を作り始めます．領域ごとの進捗についても仲間同士で相互評価しながら進めます．

ポイント：「ビフォーシート」記入

その科目を習得する前に，ビフォーシート（そのテーマに対し，自分が今の時点で，どのような意識や知識をもっているかを自己記入しておく用紙）に記入しポー

III 実践と応用

トフォリオへ入れておきます．そのことで学習後の変化・変容を明らかにすることができます．

■ ＜実習ポートフォリオ＞を活用する

「認定看護」研修期間における実習の時もポートフォリオを活用します．

実習を通して専門知識を体系化し，コンピテンシーを拡大する．ポートフォリオを活かすことで本人はもちろん，指導者や施設の担当者などが多面的な視点でアセスメントし，人間の全体像を捉え，自己の看護観を深めることができます．

◆実習ポートフォリオの手順　　　　　　　　　　　　　　　　　　　【No. 136】

① 自分の目標（ゴール）と目的（ビジョン）を描き，「ゴールシート」を記入しポートフォリオをスタートする．
　↓
② 自分が主体的に実習するためのプログラムも作成し，ポートフォリオへ入れる．
　↓
③ 所属機関の医師，チーム医療に関わる人からの評価，相互評価を活かしつつ達成目標へ向かう．
　↓
④ 全員の研修生が各自の実習先で何をどのように学んだか，ケースレポートのプレゼンテーションにもポートフォリオを活かす．
　↓
⑤ 最後に再構築し凝縮ポートフォリオを作成．地域に帰った後，価値ある知の成果として活かす．
　↓
⑥ 地域へ帰ってからもポートフォリオへさらに実践レポートを入れ，自分の専門性を継続して磨いていく．

看護教育の実習ポートフォリオ（p.122），また臨床研修のポートフォリオ活用（p.171）も参照．

4　終了前に「再構築」する

元ポートフォリオから凝縮ポートフォリオとしてまとめます．地域に戻ったときにそれを「知的な成果物」として持ち帰るようにします．また，研修施設の図書のポートフォリオコーナーにポートフォリオを寄贈します．

14 効果的な「患者指導」

C. スペシャリストをめざして

■ 意志ある患者さんへ

　看護師は，患者さんが意志をもって欲しいと願っています．患者さん自身が意志をもつためには，看護師が「ああしなさい，こうしたらいいですよ」と，すべき行動を指示せずに，まずは本人の頭で考えたり判断したりすることを大切にする必要があるのですが，実際にはなかなか難しいものがあります．

　看護師は注意すべきことや改善したほうがよいことを患者さんへ話します．「食事に気をつけ，特に油物は控えましょう」といった具合に．患者さんは，素直に「はい，わかりました」と言いますね．しかし，なかなか実際の行動化に繋がらないのが現状です．

■ 患者さんの行動が変わるコーチング

　看護師は，知識を伝えるだけでなく，「こうしましょう」という具体的な方法を伝えることが多いものです．それはつまり患者さんの心や意識を動かすことです．それがなければ，「行動化」に繋がりません．そのためにはどうしたらいいか，考えてみましょう．以下に4つの表現をあげコーチングがいかに有効か説明します．

◆相手の「意識や行動」を変える4つの表現　　　　　　　　　　　【No. 137】

> ① 命令（指導）する（例「揚げ物の食事は，摂ってはいけません」）→継続的効果×
> ② 教える（例「揚げ物の食事は，摂らないといいですよ」）　　　　→継続的効果△
> ③ 懇願する（例「お願いだから，揚げ物の食事は摂らないで」）　　→継続的効果×
> ④ コーチング（例「食事の工夫，どうしたらいいと思いますか？」）→継続的効果◎

　① 命令（指導）する，② すべきことを教える，あるいは，③ お願いだからと懇願するなどは，いずれも根本的な効果をあげることはできません．ではどうしたらよいでしょうか．④ コーチングで，その人の中から考えを聞き出すとよいのです．「血糖値を上げないためには，食事はどうしたらといい思いますか？」と尋ねるのです．すると本人の口から，「えーと，そうですね，油の多い食事を控えるとか」「それはとても有効ですね」「いいですね．じゃあ具体的にはどうしたらいいかしら？」「えーと，（と考えながら）毎朝，目玉焼きとベーコンを食べているのをゆで

卵にするとか？」「うん，いいですね，他には何かある？」

「そうですね，昼食に好きなフライ定食を食べる回数を減らすとか」「いいですよね！どれくらい減らせそう？」「週2〜3回くらいなら満足できるかも」「なるほど！それはいい考えですね」といった具合にコーチングすることで，本人の口から自分がするべき具体的な行動を話してくれます．

■ 可視化するから効果あり！

　患者さんが，自分の改善できそうな食事や生活の工夫を言ってくれたら，看護師は紙にマジックなどでどんどん箇条書きしてあげるとよいでしょう．一生懸命，自分の言うことを書いてくれている姿をみれば誰しもうれしいものです．さらによいアイデアやできそうなことを話してくれるでしょう．患者さんにはその紙を渡し，いつも見てもらうようにします．看護師から言われたことではなく自分で言ったことなので，改善しようという気持ちになります．自分の行動を想定して書いた紙（＝アクションシート）は，コピーを3枚とり，1枚はポートフォリオに，1枚はポケットやバッグに入れ持ち歩き，もう1枚は自宅の冷蔵庫の扉などに貼っておけば効果的です．ポイントはいつもどこでも見えるようにしておくということです．そして，その行動ができたら，自分で花丸をつけてもいいでしょう．看護師や家族ではなく，自分でつけるほうがよいでしょう．他者の評価や承認は有効ですが，依存や他者評価のために行動することになりがちです．自分で自分を評価し，前向きな方向へ行けることが大事です．

■ 自分を知る，自分を見る

　大切なのは，患者さん自身が自分の行動や生活を俯瞰して見ることです．

　コーチングはその術のひとつに過ぎません．コツは，本人が自分の生活や食事を客観視するようにすることです．つまりメタ認知を誘うのです．看護師は，患者さんが自分の健康に関心をもって生きる賢い患者さんになって欲しいと願っています．賢い患者さんになってもらうためには，看護師側にも工夫がいるのです．

　指導や教えるとき，概ね相手は，頭を使っていません．相手の言うことを神妙に，あるいは従順に聞いていても，それは本人が考えたり判断したり，実際に行動することにはならないのです．しかしコーチングされると自分の考えを言わないと始まらないので，いやがおうにも，自分の頭で考えるようになります．

　このときに「"健康な生活"のためには，どうしたらいいと思う？」という質問でもいいでしょう．患者さんが何も応えることができなかったら，「今はどうなの？」と尋ねてもよいでしょう．さらに24時間の円グラフ記入用紙を渡して，「1日の食事や行動を朝から書き込んでみたら？」と伝えてもよいかも知れません．

　「生活シート」「身体シート」に書き込みます．p.107〔Case4〕参照．

■ 患者さん自身が「現状分析」する

　ここで大事なのは，改善策を出すことではなく，徹底的に現状を洗い出すことです．

　今は携帯のカメラもありますから，写真も撮りやすいので，食事の前に撮っておき，週末にまとめてプリントアウトしてもよいでしょう．このポートフォリオがあれば，看護師は具体的な助言ができ，大変助かります．現実に即したアドバイスは，本人の行動を確実に変えることに繋がります．

◆患者さんの課題発見から目標達成までの手順　　　　　　　　　　　　　　【No. 138】

① メタボリック症候群のAさんへ「今のあなたの健康と食事，また関係する生活に関係するものを，ポートフォリオへどんどん入れてみましょう」と伝えます．「身体シート」と「生活シート」を渡して活用してもらいましょう．
↓
② 2週間ほど続けます．2週間後，Aさんは自分のポートフォリオを俯瞰します．
↓
③ まず自分で課題を発見します．
↓
④ 看護師や医師，栄養士などとともにAさんは自分の課題を絞ります．
↓
⑤ ここから先は課題発見，原因究明，情報リサーチ……とp.44の展開と同様です．
↓
⑥ 課題を解決し目標達成し，生活改善を実行します．

15 C. スペシャリストをめざして
訪問看護に役立つライフポートフォリオ

　訪問看護師は病院における看護とは異なり，患者さんと毎日接することはありません．また多くの場合，ひとりで在宅する患者さんの元を訪れ，看護や健康維持，生活支援，介護する家族へのアドバイスなどを行います．それは，家族，看護師，医師，ケアマネージャーや地域の福祉関係者などと一緒に叶えていくものです．

▌訪問看護の課題

　訪問看護師の心にあるのは，患者さんに関する問題を解決したいということ，あるいは希望になるべく応えたい，という思いです．そのためには，3つの課題があります．1つは，QOLの向上を目指すためにも普段のその患者さんの日常の様子が知りたいということです．訪問看護師が利用者宅にいられる時間はそう長くありません．ですから日常の些事を知るまでにいたらないのです．2つめは，「看護計画」や「看護の目標」を看護師だけで決めてしまうのではなく，思考力がある患者さんであるならば本人の考えや決定をなるべく大事にしたいということです．そのためには，患者さんに考えたり判断したりする力が必要です．3つめは，患者さんが看護師に依存するのではなく，できる限り自己管理をして欲しいということです．これら訪

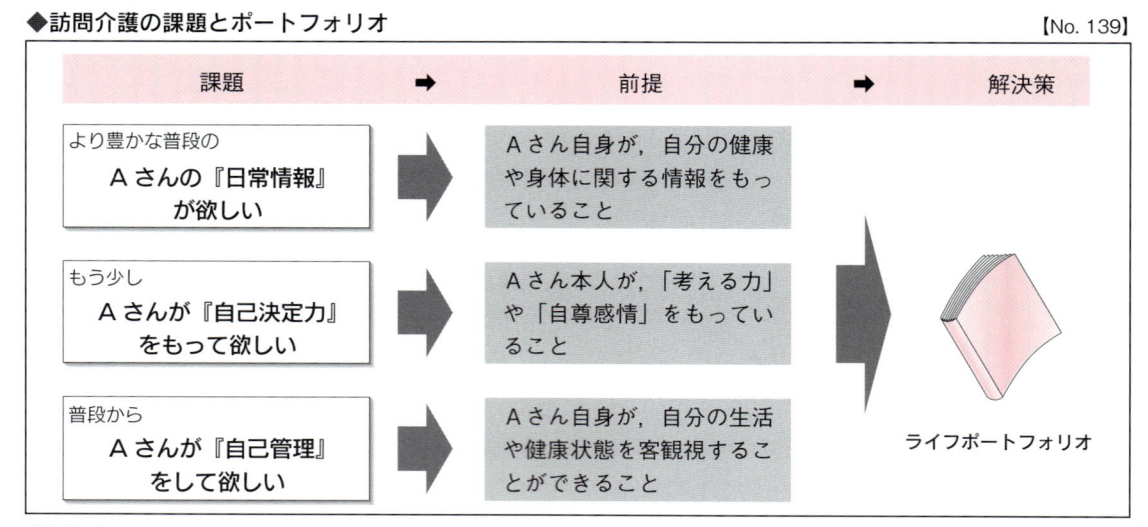

◆訪問介護の課題とポートフォリオ　　　　　　　　　　　　　　　　　　　【No. 139】

課題	→	前提	→	解決策
より豊かな普段の Aさんの『日常情報』が欲しい	→	Aさん自身が，自分の健康や身体に関する情報をもっていること	→	ライフポートフォリオ
もう少し Aさんが『自己決定力』をもって欲しい	→	Aさん本人が，「考える力」や「自尊感情」をもっていること	→	
普段から Aさんが『自己管理』をして欲しい	→	Aさん自身が，自分の生活や健康状態を客観視することができること	→	

〔鈴木敏恵：ライフポートフォリオで「意志ある患者」実現．JIN vol. 16：988，図1，2006〕

問看護師ならではの課題を解決するツールとして，ポートフォリオはとても有効です．ライフポートフォリオは連携医療のよき実現にも役立つ情報共有のツールとなります．ライフポートフォリオの作り方や効果，事例はp.264からをみてください．

意志を支える「目標」の存在

　モチベーションをもって自宅で過ごして欲しい，そう願うなら患者さんに目標をもってもらうことです．ポートフォリオを作るばかりでなく，患者さんの気持ちが前向きになるためにも，プロジェクト手法で「目標」をもって前向きな気持ちで向かうことが効果的なのです．

■ 患者さんに「目標」を

　在宅の患者さんにはいろいろな方がいます．自分で考えることができる，意志をもてる，気持ちを口頭やメモで表明できる，という患者さんであれば目標を一緒に立てることができるでしょう．また，たとえ認知症の患者さんでも判断力や理解力が比較的よく保たれている方であれば可能かもしれません（p.260参照）．

■ 目標を貼っておく

　目標が決まり，そのための具体的な行動計画書が書けたら，ポートフォリオへ入れるだけでなく，コピーを壁に貼ります．患者さんや家族の目指すゴールとなり日々の励みになります．そのためにも形式的なおざなりのものでは意味がありません．「意志ある目標」であることが何より大事です．もちろん看護師が訪問したらそれが目に入るので，そこから話をしたり具体的に対応したりしやすいわけです．

■ 看護目標から「本人の目標」へ

　例えば，患者さん自身のリラックス加減の違いもあるでしょうし，看護師の指示をきちんと守ってくれなくなるなど，入院中と在宅看護の違いはたくさんあります．ここで使う言葉について考えてみましょう．しばしば訪問看護師は「看護目標」という表現を使います．

　入院中のように，検査や治療など医療行為を受けているときであれば，「看護目標」という表現でよいかもしれませんが，在宅になったら患者さん自身が主体です．そのとき「看護目標」という表現で，患者さんは自分の目標と感じるでしょうか．看護する側の目標というニュアンスを感じるのではないでしょうか．患者さんの状態にもよりますが，判断力のある患者さんであれば，看護師や家族とともに一緒に目標を作ることがベストです．そのとき初めて，患者さんがモチベーションをもって向かう目標になると言えるでしょう．

III　実践と応用

■ 意欲が高まる「目標の表現」

目標の表現は否定的であったり，長すぎてはいけません．なぜなら「〜してはいけない」という表現に対しては意欲が湧きませんし，また長過ぎる表現はピンと直感的につかめないからです．「肉は食べない！」というような表現より，「野菜を優先的に食べる！」という表現のほうが気持ちが前向きになり，よい成果やプロセスとなります．

◆「目標」を決めるときのコツ　　　　　　　　　　　　　　　　　　　【No. 140】

- 短くわかりやすい表現
- 自分の問題であること
- 曖昧でなく広域でない焦点を絞ること
- 読んだときに前向きな気持ちになる表現にすること
  *常に新鮮であるように．そのためにはあまり長期的なものより，先が見える程度の短期的なものにするほうが効果的．
- 行動を伴う具体的な表現にすること

■ 目標の例

患者さんと家族の願いを活かし，話し合いながら目標設定します．目標が決まったらゴールシートに書き，ベッドの側に目に入るように貼ります．例えばリハビリならば理学療法士はその目標を患者さんとともにイメージしながら，プログラムに反映させるでしょう．ねがいが里山の散歩であれば，その美しい写真を壁に貼り，見ながらリハビリしてもいいでしょう．また坂道を歩くことを意識したメニューにすることが可能であれば，それもありうるでしょう．無味乾燥な訓練に，患者さんの夢（ビジョン）に繋がるゴールを掲げることで張りのあるリハビリが叶えることがねらいです．もちろん，実生活や社会復帰に繋がる効果ともなります．

◆訪問看護の課題とポートフォリオ　　　　　　　　　　　　　　　　【No. 141】

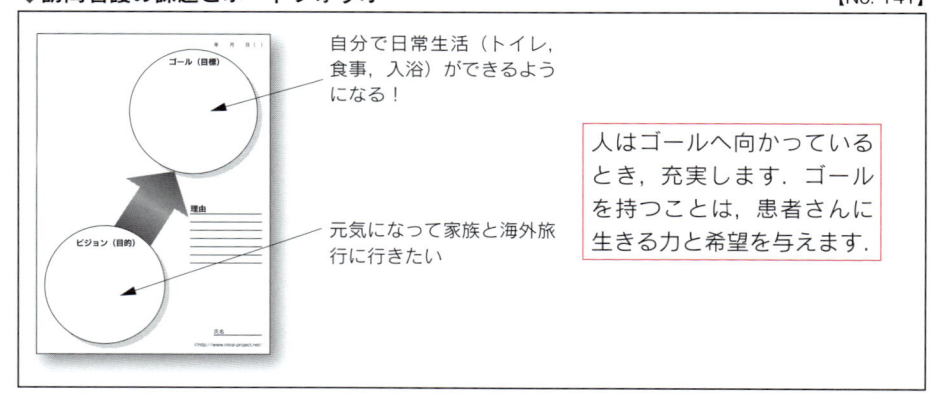

自分で日常生活（トイレ，食事，入浴）ができるようになる！

元気になって家族と海外旅行に行きたい

人はゴールへ向かっているとき，充実します．ゴールを持つことは，患者さんに生きる力と希望を与えます．

患者さんが「健康目標」を作る手順

目標は残存機能の継持や健康増進の効果をもつものであり「看護目標」に添うものです．しかし，患者さんに「では，目標を決めてください」と言っても，そう簡単に目標は湧き上がるものではありません．そこで次の手順を紹介します．

1 まずパーソナルポートフォリオを作ります

患者さんに，まずは1週間，好きなことをポートフォリオに入れておいて，と言います．テレビ番組に印をつけて入れることもあるでしょう．好きなスターの写真などでもよいでしょう．買い物したもののリストもよいですね．

2 ポートフォリオを見ます

ポートフォリオを見ます．すると，例えば料理番組が好きということがわかった．そこで料理をしてもらいます．料理は手先も使いますし，時間も計りますし，機能回復にはよいかもしれません．それもただ料理をするというのではなく，自分の家庭の味を娘に引き継ぐために，「レシピ」を作るという目標をもつ，などもありうるでしょう．

3 「願い」を実現する「目標」を決めます

料理であれば，その人の残存機能が問題になります．足が悪くとも，料理であればできます．編み物，釣りの道具の手入れ，野菜作りなど，何でもよいでしょう．年配の方も自分のもっている知恵や経験を残すことでモチベーションが上がります．もちろん残存機能を活かすことにもなります．何より目標ができるとやる気になります．やる気が出れば自分の健康の管理へも前向きになります．

■「目標」をどう立てるか？

患者の意志や思いを尊重しながら一緒に考えましょう．在宅看護は治療が主体ではなく，QOLを考えることが欠かせません．まず，その生活は今どうなのか，を知ることが大切です（QOLに関してはp.264参照）．

■ 目標達成の期間の決め方

目標達成までの期間とめどについて考えてみましょう．

例えば元気な人の目標であれば，1年後あるいは3年後というような長い期間を想定することができます．しかし在宅の患者さんは，その身体的状況や疾患や症状により大きく異なりますので無理なく柔軟に考えましょう．

III 実践と応用

ケース1―患者さんAの状態と目標達成の期間

Aさんは要支援2ですが,働いています.通院しているけれど状態は軽く,安定している.このような方であれば,3か月後など,見通しがつく程度の長目のゴール設定でよいでしょう.ゴールへの工程表も作ります.工程表があれば,看護師がいないときも自分がすべきことがわかります.ゴール達成のプロセスで,病院へ行ったり,理学療法を行ったり,会社へ自分で行けるようになります.

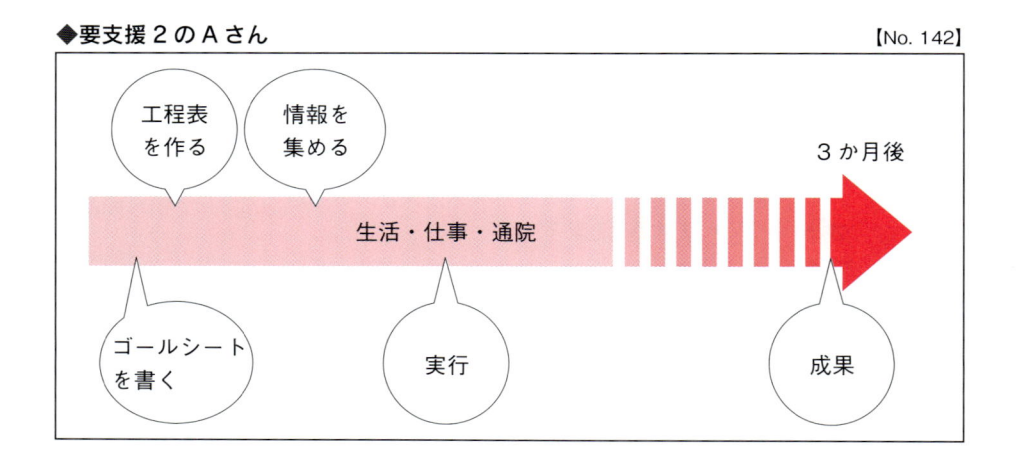

◆要支援2のAさん 【No. 142】

（工程表を作る／情報を集める／ゴールシートを書く／生活・仕事・通院／実行／3か月後／成果）

ケース2―患者さんBの状態と目標達成の期間

Bさんは,要介護4の方です.介護レベルの高い人の目標は,状態が変わりやすいのでショートスパンで想定した方がいいでしょう.まわりの助けをかりながら無理のない具体的な目標にすることで達成しやすくなります.小さな目標でも,達成するとおもしろく感じ,また意欲的になります.

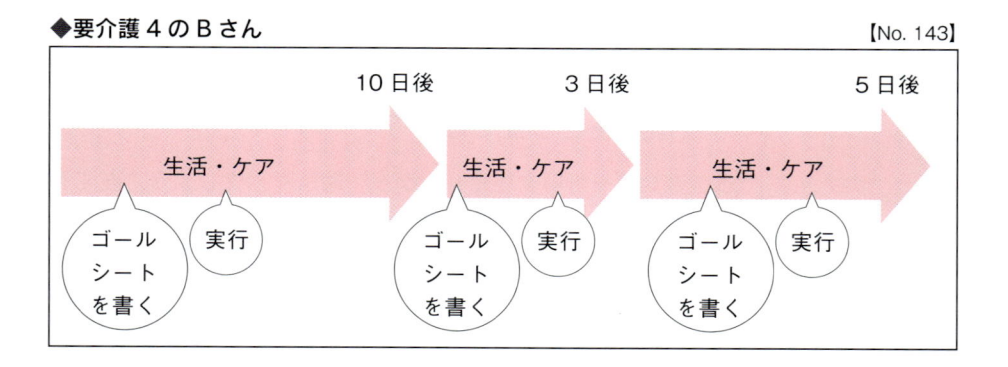

◆要介護4のBさん 【No. 143】

（ゴールシートを書く／実行／生活・ケア／10日後／ゴールシートを書く／実行／生活・ケア／3日後／ゴールシートを書く／実行／生活・ケア／5日後）

がんの緩和ケアなどであれば,ゴール期間は短くなります.この場合「悪化させない」という表現は適切な表現ではありません.例えば「この数値がこの範囲であること」などが目標の表現となります.「1日1回は窓の外を見て,季節を味わう!」というような目標でもよいでしょう.

また，患者さん本人に十分なポートフォリオを作る力がないときは，家族やコメディカル，地域の方，隣人など多様な方がポートフォリオを作り，互いに情報提供と情報共有するとよいでしょう．

現状の「生活と健康」を可視化する

■「メタ認知」へのコーチング

患者さんが自分で自分の生活がわからなければ，目標は立てられません．しかし普段の暮らしは意外に自分では見えないものです．普段の生活を知るために，生活がなんとなく見えてくるようなものを2週間ほどポートフォリオへ入れましょう．それを（x）とします．

これまでの生活を知ると同時に，自分の身体の現状や可能性（y）を知ることが必要です．

ポートフォリオに（x）と（y）の両方を入れます．そして客観視した上で初めて有効な「目標」を決めることができます．つまり目標をすぐに決める前に，すべきことがあるということです．

「身体シート」や「生活シート」を活かしポートフォリオに入れ，客観視しましょう．p.107〔Case4〕参照．

◆自分の可能性を客観的に見るコーチング 【No. 144】
- □ 今はどうなの？（例：歩行の状況）
- □ 今，自分でできることは何？
- □ 今，自分でできないことは何？
- □ 訓練や工夫すればできることは何？
- □ 環境を工夫すればできるようになることは何？

■ 現実にもとづく「目標設定」へのコーチング

ポイントはやはり，患者さんにどんなことが好きなのか訊ねることです．残存機能を活かし，さらに伸ばすためにも，「患者さんの好きなこと，関心のあること」「自宅で，日常的に続けられること」が大切です．例えば糖尿病であれば，それを悪化させないために効果的な運動は何かを，患者さん本人や家族が考え出します．例えばお風呂でできる運動を考えたいならば，まずはお風呂と自分の現状を洗い出す必要があります．

III 実践と応用

◆目標設定へのコーチング　　　　　　　　　　　　　　　　　　　【No. 145】
- ☐ お風呂の広さはどうなのか？
- ☐ 現在，お風呂にどのくらいの時間，入っているのか？
- ☐ 血圧の心配はないのか？
- ☐ 何時ごろお風呂に入るのか？
- ☐ お風呂に入る時サポートできる人はいる？

　その人の生活が現在どうなのかを知るために，24時間の円グラフが書かれた「生活シート」に書き込みます（p.286）．

例：「血糖値が上がらない食事の摂り方を身につける」

　このような目標であれば，今どんな食事をどんな時間にどんな順番で食べているのか，まずここを明らかにします．携帯カメラで1週間の食事を写真に撮り，ポートフォリオへ入れて，看護師と栄養士に見てもらいます．もちろんその前に自分で見て気づいたことをメモし，そのメモも添えてあるポートフォリオであることが大事です．

　カロリーや栄養分析を添えた「モデル弁当」を並べ，患者会で研究し合ってもよいでしょう．

　「活動にフィットする低カロリーの弁当の選択ができるようになる」というテーマであればそれをゴールシートに書きます．何のために，という目的も添えます．

　「元気にひとりで旅行をするために」が目的で，「低カロリーでビタミンの多い昼食を選択できるようになる」がゴールです．

　「こうやって昼食を選ぶといい」というポイント集を作ることもよいでしょう．

◆患者さんへのコーチングとポイント　　　　　　　　　　　　　【No. 146】
看護師「昼食は，今はどんなものを食べていますか？」
患者さん「昨日はフライでした．おとといはえーっと…忘れました．」
看護師「じゃあ，1週間，ポートフォリオへ入れておきましょうね！」
「来週の水曜日に見せて下さいね！」と，しっかり言うのがポイントです．

家族もチームという考え方

チームとは同じ「願い」をもった集まり

　しばしば医師や看護師は，「患者さんも家族もチームです」という発言をします．しかし，看護師が患者さんや家族へ「私たちはチームです」と宣言しても，果たし

て患者さん自身やその家族はそう認識しているでしょうか？　同じチームのメンバーではなく，1週間に1回来るだけの訪問看護師と思われていないでしょうか．

　チームとは何でしょうか？　ここを話し合い，確認し合うことも必要でしょう．

　チームとはただの友達関係ではありません．グループとも違います．チームとは同じ「願い」をもった集まりのことです．つまり，ビジョンを達成するため，同じゴールを目指す者同士をチームメンバーというのです．1人ひとりのすべきことや役割はいろいろですが，チームメンバーの目指す方向は同じなのです．

■ よいチームになるために

　患者さんの健康を維持し，よりよい方向をともに目指すチームとなるために大事なことは，みなが納得する明確な「目標」をもつことです．またそこへのプロセスも共有します．

　患者さんや家族とも話し合い，よいチームになるためのアイデアやルールをつくるとよいでしょう．それも，きちんと紙に書き壁に貼ったりポートフォリオへも入れます．

　その決め方も規則や窮屈な決まり感のある表現にならないように，「○○べからず」にならないようにしましょう．例えば，「○○してはならない」でなく「○○しましょう」というように肯定的な表現にします．チームですから互いに協力し合う「対等な関係」です．

16 C. スペシャリストをめざして
ライフポートフォリオと QOL

QOL はみな違う

　健康であることはもちろん望ましいのですが，完ぺきな健康ということもあり得ませんし，"これがよい生活"という正解もありません．ですから健康な生活のあり方や在宅看護のビジョンを描くとき，「健康を目指す」という表現ではなく，「1人ひとりの QOL がよりよいものであるように」という言い方がされます．では，どんなふうによりよい QOL を求めたらよいのでしょうか．それを知りたいと思っても QOL は勉強したりインターネットを調べたりしてわかるようなものではありません．なぜなら 100 人いれば 100 通りの QOL，つまりそこには各々異なる Life（生活や暮らし，人生）があるからです．

世界にひとつのライフを得るために

　あなた自身の望む QOL は？と訊ねられたらあなたは何と答えるでしょうか．また，入院患者さんのリハビリ計画や在宅看護目標を考えるときに必要な，その人の QOL はどう把握したらいいのでしょうか．

　QOL（quality of life）は直訳すれば「生活の質」です．よりよい QOL について，一概に言うことはできないでしょう．ライフは人生，生き方などの意味ももちますので，QOL を捉えるときには，充実感や満足感が大切になります．それは生きている時の流れのなかにあります．

ポートフォリオを活かし QOL を知る

　例えば，A さんの考える QOL を知りたいときはどうしたらよいでしょうか．インタビューする，その生活を分析したデータを手に入れる，その人のふるまいがわかるビデオや写真を撮る．みな有効ですが十分ではありません．ここにライフポートフォリオがとても役立ちます．ポートフォリオからは，日々の食事，活動，関心のあることや感じたことなどを時系列で見ることができます．対話しながらポートフォリオを見せてもらえば，その人だけの活き活きとした QOL のイメージをともに描くことができるでしょう．

■「その人」の今の状態をあきらかにする

　退院後の生活をプランニングするときにも，その人のもっているライフポートフォリオが活きます．

　生活環境などと合わせて，「その人」が今どんな状態なのか，どんなことを好み，どんなふうに食事や睡眠を重ねているのかなど，平素の生活を知ることなくしては，よきQOLを描けません．また，ライフポートフォリオにはその人自身の身体の状態や残存機能，いま何ができて，何ができないのか，これらをできる限り入れることも大切です．チェックリストなどではなく，大きな紙を広げ，患者さんや家族と話し合いながら，どんどん書き出していくほうが，伸びやかかつリアルに，その人の望むQOLが浮かび上がります．何しろそれは世界にひとつしかないのですから，チェックリストだけでくくることはできないのです．

◆その人の今の状況をつかむコーチング　　　　　　　　　　　　　　【No. 147】

　□　これまでしてきて，これからも続けたいことは？
　□　今できることは何？
　□　できないことは何？
　□　薬を飲めばできることは何？
　□　朝はだめでも，夕方にはできることは何？

■生活は時間をかけてみる

　暮らしや生活のことはいっぺんに全部を書き出すことはできません．もし即座にできたとしたらそれは事実ではなく，適当なものになってしまっています．日常の行為や状況の1つひとつ根拠ある事実をポートフォリオへ入れることが大事です．2週間以上かけて，ゆっくり気づいたことをどんどん書き出し，入れます．ポートフォリオにたくさんたまります．看護師が家族や本人と確認しながら，また観察や一方的な質問だけでなく，話し合いながら行っても有意義でしょう．

■その人の日常や健康が見える

　例えば，ライフポートフォリオの中には，食物の好き嫌い，アレルギーについても入っています．生活習慣も見えてきます．これらの情報は老人ホームなどでも活きます．食生活を自分で維持できない人には一層有効と言えます．普段どんな健康食品を摂っているか，毎日飲んでいる薬・サプリメントから，普段の食事，さらには自分の周期的なバイオリズムや，風邪のパターン，平均体温も伝わります．つまり，健康な人が，万一急な事故でなどで意思疎通ができなくなったとしても，そこ

III 実践と応用

からわかることが数多くあります．自分の身体情報を一元化したライフポートフォリオを備えることは，よりよい QOL を描くためにもとても有効と言えるでしょう．

ライフポートフォリオで自己管理と情報共有

ライフポートフォリオとは

在宅医療の時代に不可欠なツールといえます．そのもたらす効果は大きく，生活習慣病の改善や医療関係者との情報共有の手段となります．

ライフポートフォリオの中には自分の体重や血圧の変化，いつも飲んでいるサプリメント，食事や運動の記録，関心がある健康記事の切り抜き，保険証，既往歴などを入れていきます．

健康をセルフマネジメント

病院へ行く時にライフポートフォリオを持っていけば，自分のより正確な情報を医師に伝えることができます．何より自分で身体や健康の情報を客観的に俯瞰することで，課題発見や必要な栄養や運動を工夫するなど，自分をマネジメントすることができます．自分の状況や健康管理をしっかりできることは，「メタ認知」ができる人ということです．それは人間としての精神の自立をもたらします．医師任せをやめ，生活習慣病，在宅療養などに対して自ら取り組む姿勢にも繋がります．

地域医療の連携

医師にとっても患者のライフサポートフォリオは，カルテとは違った視点で患者の豊かな情報が得られ有効です．それは患者を囲むコメディカル1人ひとりにとっても，また病院を超えた連携医療の良き実現にも役立つ情報共有のツールとなります．

さらに，例えばライフポートフォリオに普段飲んでいる薬名や他の病院で行った検査記録などが入っていれば，二重の検査やダブル投薬などのリスク回避にもなります．また，患者の普段の生活が見えることで入退院や治療プランを立てやすいなど，いろいろな面で医療サイドにとっても，患者サイドにとっても役立ちます．

ライフポートフォリオを見ると自分を愛おしく感じ，大事にしようという気持ち（自尊感情）が湧いてきます．高次の自分を持つ＝「メタ認知」の作用が働くのです．この前向きな心は，よりよく生きようとする「意志」に通じます．

ポートフォリオは，1人ひとりの患者に健康管理に関心を持たせ，冷静に立ち向かう意識を持たせます．それはまた有効な医療費の使い途や医療の質を高めることにも通じるはずです．

つまりよき未来のためには，医療を受ける私たち1人ひとりが，意志を持って自らの人生を自ら実現すること──つまり「意志ある患者」になることこそ大切なのです．そして，ここにポートフォリオやプロジェクトの手法が有効と確信します．

◆ライフポートフォリオの作成ポイント　　　　　　　　　　　　　　　　【No. 148】

> 作り方はとても簡単です．ファイルに「健康や身体」や「生活習慣」の情報を入れていくだけです．それは「作って完成させるもの」ではなく「継続していくことを前提」とします．

III 実践と応用

【No. 149】

◆ ライフポートフォリオの作り方・活かし方 ◆

◆ライフポートフォリオの中身例

● 内情報
- ☐ 血液型・身長・体重・体脂肪
- ☐ 排便
- ☐ 睡眠
- ☐ 視力
- ☐ 生理周期・身体の変化
- ☐ 血圧
- ☐ 体温
- ☐ 既往歴
- ☐ アレルギーの有無,症状
- ☐ 症状(発疹,吐き気,めまいなど)
- ☐ 食事
- ☐ 運動
- ☐ 服薬(サプリメントを含む)
- ☐ これまでの入院や手術の記録
- ☐ 入院や手術の経験からの気づきメモ
- ☐ 健康診断などの結果・データ
- ☐ 健康目標を書いたゴールシート
- ☐ ライフイベント・出来事メモ
- ☐ 日々の些事・覚え書きなど

● 外情報
- ☐ 健康資料(診療所などにあるもの)
- ☐ 新聞の切り抜き(「喫煙の害」など)
- ☐ 食事の目安表(栄養士から)
- ☐ ホームドクター・薬局の連絡表
- ☐ モデル生活習慣など
- ☐ 診察券・健康保険被保険者証
- ☐ 医療関係領収書

● その他
- ☐ 氏名・所属
- ☐ ドナーカード
- ☐ 延命措置への意志など

(このコピーをライフポートフォリオの前の方に入れておきましょう)

大事なのは「エビデンス」

大事なことは,いざという時や方針を考える際のエビデンスとなるものが,ライフポートフォリオに入っていることです.検査結果やデータ,飲んでいる薬,本人しか把握できない自分の健康情報,日付けをメモした薬のパッケージ,病院でもらったプリント類など,何でも入れておくことを習慣としたいところです.

「内情報」と「外情報」を入れる

内情報と外情報に分け,一覧にしました.内情報は自分(の内)から出た情報―例えば病院でもらった検査結果,自分の身体の変化,自分の意志で行っている運動や食事の内容などのことです.外情報は,外(社会)から手に入れた情報―健康に関する知識や学習したこと,社会で医療を受けるために必要な健康保険証などです.

俯瞰―プロセスをみる

ライフポートフォリオからは,変化・変容が見えます.健康な日頃から自分自身で1か月,半年,1年間というスパンで健康や生活を俯瞰する時を持つことも大事なのではないでしょうか.また,病気は「その瞬間」だけでなく「その前や後」を知らないと原因も究明できませんし,対応も難しいのではないでしょうか.カルテだけでなく日々の些事も含め,その人の状況や感じ方など,すべてのプロセスを俯瞰できるライフサポートフォリオが活きます.

> 注:メタ(meta)認知
> メタとは,「高次」や「超」の意味.自分のしていることをもうひとりの高い位置にいる自分が客観的に見ること.メタ認知は,訓練により身に付けることができる.

〔鈴木敏恵:ライフポートフォリオで「意志ある患者」実現.JIM vol. 16:988〕

17 C. スペシャリストをめざして
キャリアポートフォリオ

　パーソナルポートフォリオは「その人がやってきたこと，関心のあるもの，それを見れば，その人自身が伝わるもの」を一元化したものですが，なかでも自ら獲得した知識やスキルを現実に活かしたコンピテンシーやキャリア（経験，仕事）に特化したポートフォリオが「キャリアポートフォリオ」です．

■ キャリアポートフォリオの必要性

　看護師は，ひとつの病院のなかでもさまざまな部署，職場を経験します．新しい経験をすれば，確実に新しい知識や独特のスキルを身につけているはずです．しかし多くの人はそれを意識せず，また「目に見える形」で残していることもありません．また，積極的に研修に参加し，新しい知識やスキルを身につけているにも関わらず，それを示すものをもちません．何十年も同じ施設に勤務していると向上心やチャレンジ精神が失われがちになります．生きがいのあるこれからの人生のためにも身につけた能力やスキルがわかるもの，またモチベーションを自らかき立てるような何かが必要です．ここにキャリアポートフォリオが有効なのです．

◆キャリアポートフォリオの有効性　　　　　　　　　　　　　　　　　　　　【No. 150】
① 能力やスキルを証明できる
② 自分のキャリアを具体的に伝えられる
③ ライフステージの変化に応える
④ さらなるキャリアアップの意欲が湧き，構想しやすくなる
⑤ 個を活かしたよい組織が実現する

■ ライフステージ変化（離職・復職など）への対応

　看護師はひとりの人間として，就職，異動，離職，復職などのライフステージの変化があることがめずらしくありません．社会状況の変化から，これからもっと看護師が躍動的に動く時代になるでしょう．「せっかく看護師になったのだから辞めないで欲しい」，これは師長や医療関係者ばかりでなく，社会の願いです．1回辞めても再び現場に戻れる仕組み作りが必要です．
　異動や転職のなかでスキルも能力も経験もどんどん積んでいるはずです．仕事や

III 実践と応用

研修ばかりでなく，子育てや親の世話などで休職しているときもスキルを超えた価値あることを身につけているでしょう．それらを一元化しキャリポートフォリオを作るとよいのです．

> **キャリアデザインというネックレス**
>
> 人は生涯，学び続け，成長しつづける存在です．これから始まる仕事もあらゆる経験も出来事もその人を成長させてくれる1粒1粒の真珠のようなシーンの連なりと考えることができます．その1つひとつを目で見ることができるのがパーソナルポートフォリオです．

■ 能力を見いだす「採用面接・人事配置」

採用面接や人事配置では，その人の実践能力を把握する必要があります．その際，どんな部署に何年いて，そこでどんな看護をしていたのか，プリセプター経験があるのか，あるいは委員会活動の責任者であったのか，などを知ることができれば，実践能力の把握に有効と言えますし，配属を決める際にも参考になります．新卒新人と既卒新採用者（他病院で経験がある看護師）の両方必要なのが最近の採用状況です．既卒新採用者にどの程度の実践能力があるかを知るツールとしても，ポートフォリオは効果的です．

◆人生のキャリアを紡ぐポートフォリオ　　【No. 151】

キャリアポートフォリオの有効性

個を活かす組織マネージメント

その人のキャリアやコンピテンシーがわかれば，人的資源の把握ができます．組織を活き活き元気にしたいと考えるなら，今いるスタッフ1人ひとりを活かすことです．そのためには能力やスキル，経験を知っておくことがとても有効です．紙1枚の履歴書だけでは決して伝わらない1人ひとりのビジョンや得意分野なども見えます．

トップマネージメントの人材情報

キャリアポートフォリオは，学会，認定看護，外部研修への派遣の際の検討データとなるばかりでなく，さまざまな活用ができます．スタッフのキャリアを一覧できるので院内の研修体制を適切で必要なものに絞ることができます．また人的資源の把握ができるので，適材適所の人事配置ができる．さらに院内の研修の講師として活躍してもらうなどにも役立ちます．

1人ひとりのことがよくわかるので「あなた，こういう能力持っているじゃない．もっとそれを発揮したらいいわ！」というように，個人の能力や状況にフォーカスできるから，1人ひとりへ声をかけたり，その人の個性を伸ばしたりすることができます．

意欲あるスタッフ

ポートフォリオがあることで，その人が克明に見え，1人ひとりの個人の資質や将来の希望を見いだすことができ，例えば，この研修に誰が行ってもらうかというときに，確信をもって，かつフェアに決めることができます．当然，本人のやりたいことができるからやる気になり，結果，成長することができます．「あなたは，これをここまでやっているから，この研修へ行ったら？」と言われたら，モチベーションを感じ，きっと価値あるものを獲得してくるでしょう．ポートフォリオは自分の目的に向かってやっていくものなので，つらいものではありません．義務感もありません．何を学び，何を獲得してきたかがポートフォリオにしっかり入れていれば，めくりながら他の人に見せることで簡単に「知の共有」もできます．それは「組織を高める」ことに繋がります．

組織が元気になる活用法

1年に1回キャリアポートフォリオを互いに披露し合うときを設けるとよいで

しょう．目標面接のような堅いイメージではなく，「この1年やったことを共有しよう！」というような楽しい時間を設けることもよいでしょう．ポートフォリオを広げながら1人3分くらいでも十分です．スタッフが40人いれば40人，互いのやっていることや状況がわかることは，大きな励みや次へのモチベーションに繋がります．

キャリアポートフォリオが成功する秘訣

① 本人の意志尊重

強制するのではなく自主的に伸びやかに，自分自身で自分の実績歴，取得資格，研修歴などの積み重ねが見えるように一元化し，キャリアポートフォリオを作り始めることが一番望ましいスタートです．キャリアポートフォリオを作る目的として，病院にとってのメリットではなく，1人ひとりの看護の道を目指す人間として作ることの意義を説明するとよいでしょう．

② まずスタートする

なるべく早い時期が望ましいです．看護学校で学び始めたときからスタートすることが一番よいのです．また就任式，オリエンテーションなど本格的に働き始める前などでもよいでしょう．

③ いろいろ入っている実物を見せる

伝える人が，いろいろな中身が詰まっている実際のポートフォリオを見せながら説明するとよいでしょう．そのよさを実感していると有効です．研修歴一覧表だけではなく，いろいろなものが入っていることが大事です．さまざまなプリント類，手帳．関心のあるもの，やってきた研修，集めた専門分野の知識，成長した自己学習の資料や記録，仕事，印象深い看護師としてのシーンなどが入っています．

◆パーソナルポートフォリオの成功ワンポイント 【No. 152】

① ポートフォリオで自分を伝えるシーンを作る
②「それ，ポートフォリオへ入れておきましょう！」と日々伝える
③ 働いている様子や研修をしている写真を撮り，プレゼントする
④ 院内研修を受けたり，外部の講演会に参加したら「証明書」を発行する
⑤ 今年は何を身につけたか？　キャリアを1つひとつ確認する日を設ける
⑥ 1年に1回，今年のキャリア獲得を確認する

◆キャリアポートフォリオの中身例 【No. 153】

- ☐ 委員会，役割，係，プリセプター経験など，そこで身につけたこと
- ☐ 学会発表，専門誌掲載論文，雑誌などへ寄稿したコピー
- ☐ 仕事上の課題，疑問，日々の気づきメモ
- ☐ クリニカルラダーの進捗状況，研修会参加など自己研鑽歴
- ☐ 取得資格証書のコピー
- ☐ 施設視察などとそこで得たこと
- ☐ 国内外の視察・旅行で目にした病院や資料関係，専門関係のパンフレット
- ☐ 関心のある新聞，冊子の切り抜き
- ☐ ボランティア歴とそこで得たもの
- ☐ 目標管理の成果，看護研究，レポートの控え
- ☐ 院内外で講師をした経験
- ☐ 突発的対応（結核，食中毒，新型インフルエンザ）歴，災害対応

キャリアポートフォリオの「再構築」

他者に自分のキャリアを伝えるとき，採用面接などで活かす際には，分厚い元ポートフォリオのままでなく，以下を参考に再構築するとよいでしょう．

◆説得力のある「凝縮ポートフォリオ」づくりのコツ 【No. 154】

- ・自分のテーマやコンセプトを決めてから作成する
- ・表紙に「マイ年表」や「カンタン目次」などをつける
- ・見せる相手にとって一番，説得力がある有効な中身だけファイルする
- ・細かい文字は極力なくし，すっきりと見やすくする
- ・信頼性ある中身を入れる（いつ，どこで，目的などが明記されている）

◆「凝縮ポートフォリオ」のワンポイント 【No. 155】

- ・「否定形」で書かない
- ・見出しをページの最上につけ「1ページ単位」で作る

第Ⅳ章

活用シート集

学習や仕事にポートフォリオやプロジェクト学習を導入するときに活用できるシート類です．学生やスタッフがそのまま使うことができます．

- ゴールシート　276
- 目標達成シート　277
- 個人目標リスト　278
- アクションシート　279
- プロジェクトのフェーズ展開表【身につく力とコーチング例】　280
- インパクトシートA　【実習用】　281
- インパクトシートB　【新人用】　282
- インパクトシートC　【指導者/プリセプター用】　283
- インパクトシートD　【リスク用】　284
- 身体シート　285
- 生活シート　286
- 成長報告書 1/3　【価値ある成長と展望】　287
- 成長報告書 2/3　【成長エントリー】　288
- 成長報告書 3/3　【講義俯瞰】　289

IV 活用シート集

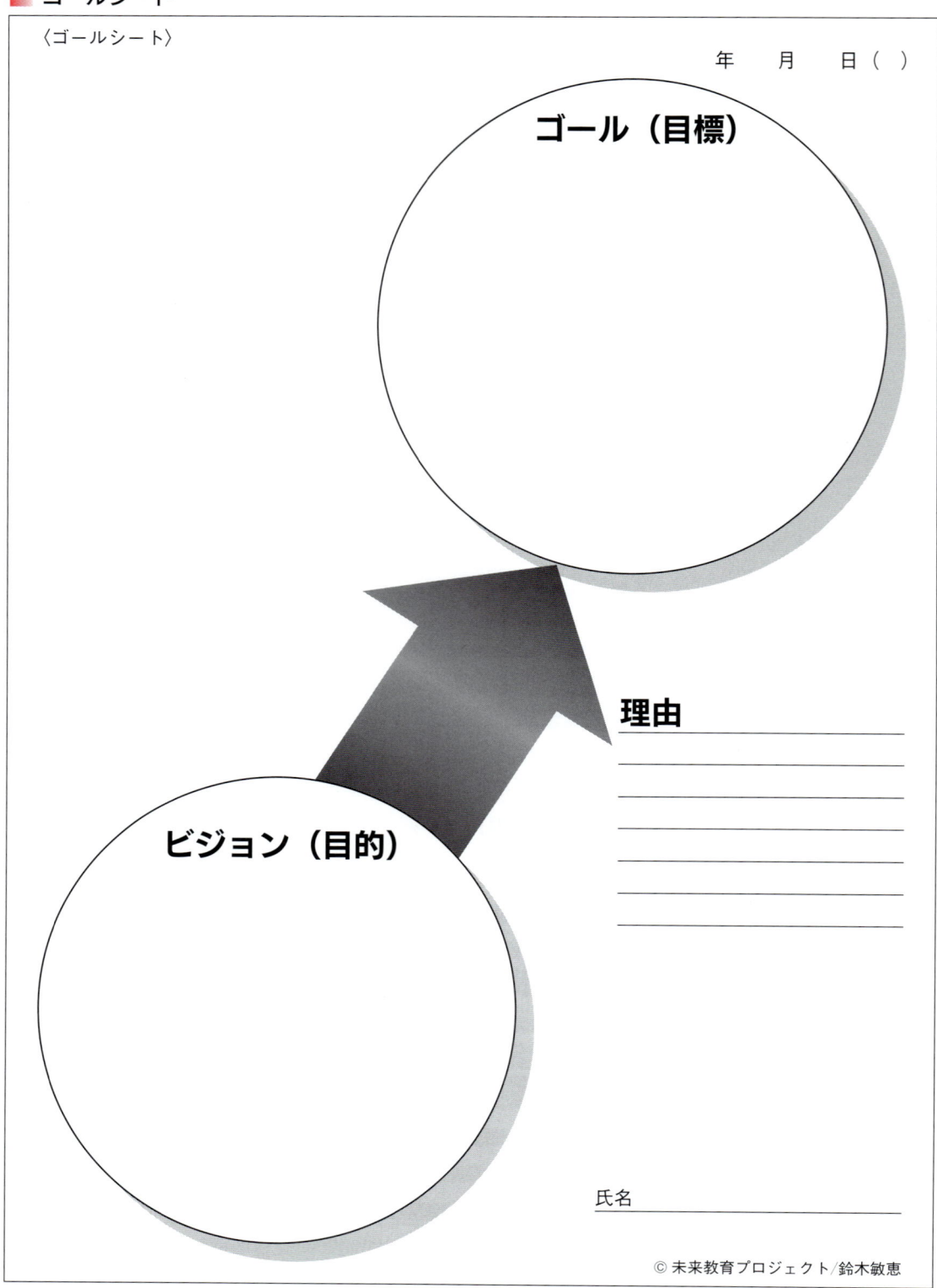

■ ゴールシート

〈ゴールシート〉

年　　月　　日（　）

ゴール（目標）

ビジョン（目的）

理由 _____
_____
_____
_____
_____
_____

氏名 _____

© 未来教育プロジェクト/鈴木敏恵

目標達成シート

〈目標達成シート〉　　　所属　　　　　氏名

A. 目的（ビジョン・願い）

B. 目標（ゴール）　　　　　　　　　　　知の成果物

C. 目標達成のための具体的な戦略

	実行すること	自己評価と目標達成	アドバイス
4月			
5月			
6月		0　100	
7月			
8月			
9月		0　100	
10月			
11月			
12月		0　100	
1月			
2月			
3月		0　100	

D. 【成長確認】価値ある成長

E. 【自己研鑽】今後の予定

© 未来教育プロジェクト/鈴木敏恵

個人目標リスト

〈個人目標リスト〉

プロジェクト全体のビジョンとゴール
　　ビジョン（目的）：
　　ゴール（目的）　：

氏名	所属	個人目標

© 未来教育プロジェクト/鈴木敏恵

■ アクションシート

〈アクションシート〉　　　　　　　　所属　　　氏名　　　月　　日

今日の目標

自己評価

© 未来教育プロジェクト/鈴木敏恵

IV 活用シート集

プロジェクトのフェーズ展開表【身につく力とコーチング例】

プロジェクトのフェーズ展開法

ビジョン：

ゴール：

年月日	時間数	フェーズ名	身につく力	活動（リスクを題材にした例）	コーチング	Point	備考
		準備	■気づく力 ■課題発見力 ■状況を把握する力	■題材（例：リスク）を意識化する あるべき理想的な状況とのギャップを手にする、違和感、問題点など ■題材（例：リスク）の情報を手にする 基本的な知識や一般的な状況情報、最新の事例や類似事例を調べる ■目の前の状況から、ヘ多面的な視点をもって見る	「今はどうなの？」 「どうだったらいいと思う？」 「問題は何だと思う？」		
		ビジョン・ゴール	■目標設定力 ■自分の考えを言える力	■ビジョンとゴールを決める 例：ビジョン「患者さんに安全で安心な病院を実現したい」 例：ゴール「病院内のリスクを減らすためアイデア集をつくる！」 1人ひとり自分の関心のあるテーマを決め中心に何をテーマを見つける ・チームメンバーで話し合いチームのゴールを決めます一夜間、高齢者の場合 例：「ベッドからの転落防止の方法を提案するコーチング」	「願いは何ですか？」 「どうなったらいいと思う？」 「そのために具体的に何を目標にしますか」		
		計画	■洞察力 ■プランニング力 ■時間把握力	■使える時間を把握する ゴール達成のための戦略を考え「計画表」をつくる ■企画書をつくる 根拠ある情報を手に入れる方法を検索、アンケート、インタビュースキル	「使える時間は全部で何時間あるの？」 「チームの目標は何？」 「そのためにすべきことは何だろう？」 「それはどうしたら効率的にできるの？」 「一番優先してやる必要があるのは？」		
		情報リサーチ	■根拠ある情報を獲得する力 ■情報の分析力 ■原因の究明力 ■課題解決力 ■礼儀、コミュニケーション力 ■洞察力	■情報や知識の獲得する、原因の明確化を図り、課題解決 基本情報：一般知識 「固有情報」を獲得する：なぜそうなっているのかを取材、インタビュー 「専門情報」現場や専門家など「人」へインタビュー 「反応情報」：実現して情報を獲得する：対応力	「根拠ある情報はどうしたら手に入るの？」 「あなたが使えるのは？」 「それが最新情報だとどうやって確認できるの？」 「他にはないかな？」 「あなたと違う考えを手に入れよう」		
		制作	■手にした情報の取捨選択力 ■ビジュアル表現力 ■知の創造力	■手にした情報全体を俯瞰する（獲得知を総合化）→解決策が見えてくる ■課題解決策：アイデアをすべて出し切る ■課題解決策：有効で具体性ある方法に絞り込む	「一番伝えたいことは何？」 「そのためにどんな工夫をしますか？」 「見た人は、最初にどこに目が行くだろう？」 「それを見て傷つく人はいませんか？」		
		プレゼンテーション	■プレゼンテーション力 ■状況判断力 ■説明力 ■表現力 ■相互評価力	■提案をプレゼンテーションする 互いのプレゼンテーションから学びがあろう＝知の共有 互いに評価し合い、更に内容を良くする	「何のためにプレゼンするの？」 「最も効果的に伝わる工夫を考えたら？」 「全体からみて一番大切なことは？」 「もう一度十分に。どこを変える？」		
		再構築	■ロジカルな思考力 ■簡潔な言葉による文章力 ■わかりやすい表現力 ■知の構築力	■プロジェクトの「成果物」としてを1人ひとり（個人）のアイデア集をつくる 「病院内のリスクを減らすためアイデア集」としての「凝縮ポートフォリオ」をつくる（凝縮ポートフォリオ）「凝縮ポートフォリオ」「ポートフォリオ」を入り込む ・現状と課題、解決策、具体的な提案を盛り込む ・プレゼンテーションのときに得た評価を活かす。	「読んだ人が実際にできるための手順でそのエ夫は？」 「具体的にどんな表現をする？」 「その後から読まれるが実行するときのポイントも添えよう」		
		成長確認	■自己表現力 ■目標達成による自信 ■学び続ける意欲	■互いの成長を伝え合う 獲得した「能力、考え方、スキル等」を書き出し自己確認する ・自分の変化、変容を自覚する	「成長って何だと思いますか？」 「あなたの中でこのプロジェクトを始める前と今の後どんな変化がありますか？」 「この経験から得たことは何ですか？」 「どんな人に感謝やお礼を伝えますか？」		

©未来教育プロジェクト／鈴木敏恵

■ インパクトシートA　実習用

　　　　　　　　　　　　　　　　　　　　　　　　　　年　月　日（　）〜　年　月　日（　）

| 「今日の目標」　　月　日（　）： | 「今日のインパクト」　　月　日（　）： |

自己評価

| 自由活用 | 「今日の学び」　　月　日（　）： |

〈インパクトシートA　実習用〉　　© 未来教育プロジェクト/鈴木敏恵

281

Ⅳ 活用シート集

■ インパクトシート B　新人用

年　月　日（　）〜　年　月　日（　）

「今日の目標」
月　日（　）：

自己評価

「今日のインパクト」
月　日（　）：

「今日の目標」
月　日（　）：

自己評価

「今日のインパクト」
月　日（　）：

〈インパクトシート B　新人用〉　　© 未来教育プロジェクト/鈴木敏恵

■ インパクトシートC　指導者/プリセプター用

年　月　日（　）～　　年　月　日（　）

「今日の目標」
月　日（　）：

自己評価

「今日のプチ成長発見」
月　日（　）：

自由活用

「メッセージカード」
月　日（　）：

〈インパクトシートC　指導者/プリセプター用〉 © 未来教育プロジェクト/鈴木敏恵

IV 活用シート集

■ インパクトシート D　リスク用

　　　　　　　　　　　　　　　　　　　　　年　月　日（　）～　年　月　日（　）

「今日のリスク発見」
月　日（　）：　　　場所

だからこうした

「今日のリスク発見」
月　日（　）：　　　場所

だからこうした

「今日のリスク発見」
月　日（　）：　　　場所

だからこうした

「今日のリスク発見」
月　日（　）：　　　場所

だからこうした

〈インパクトシート D　リスク用〉　　© 未来教育プロジェクト/鈴木敏恵

身体シート

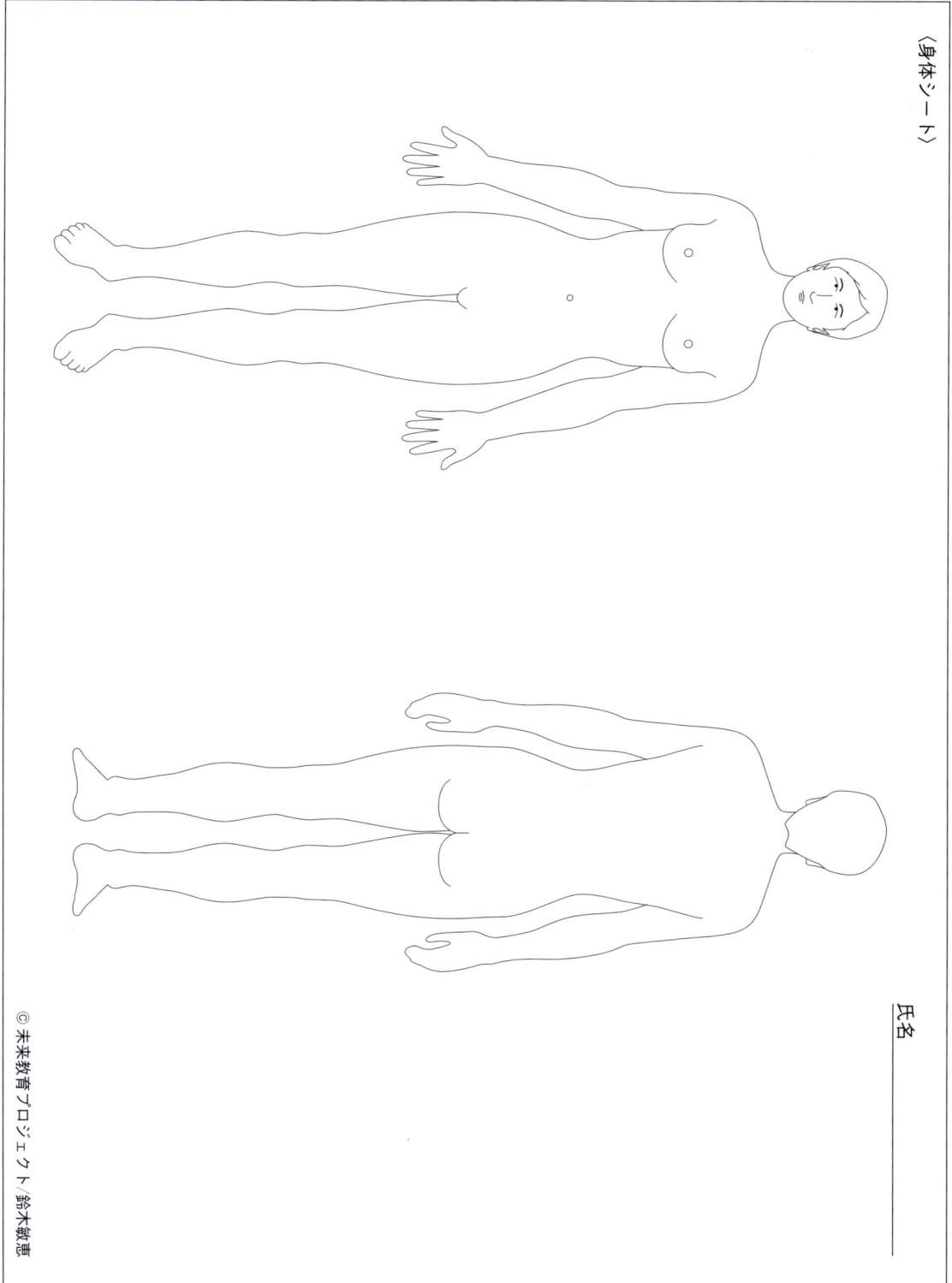

〈身体シート〉

氏名 _____

© 未来教育プロジェクト 鈴木敏恵

IV 活用シート集

■ **生活シート**

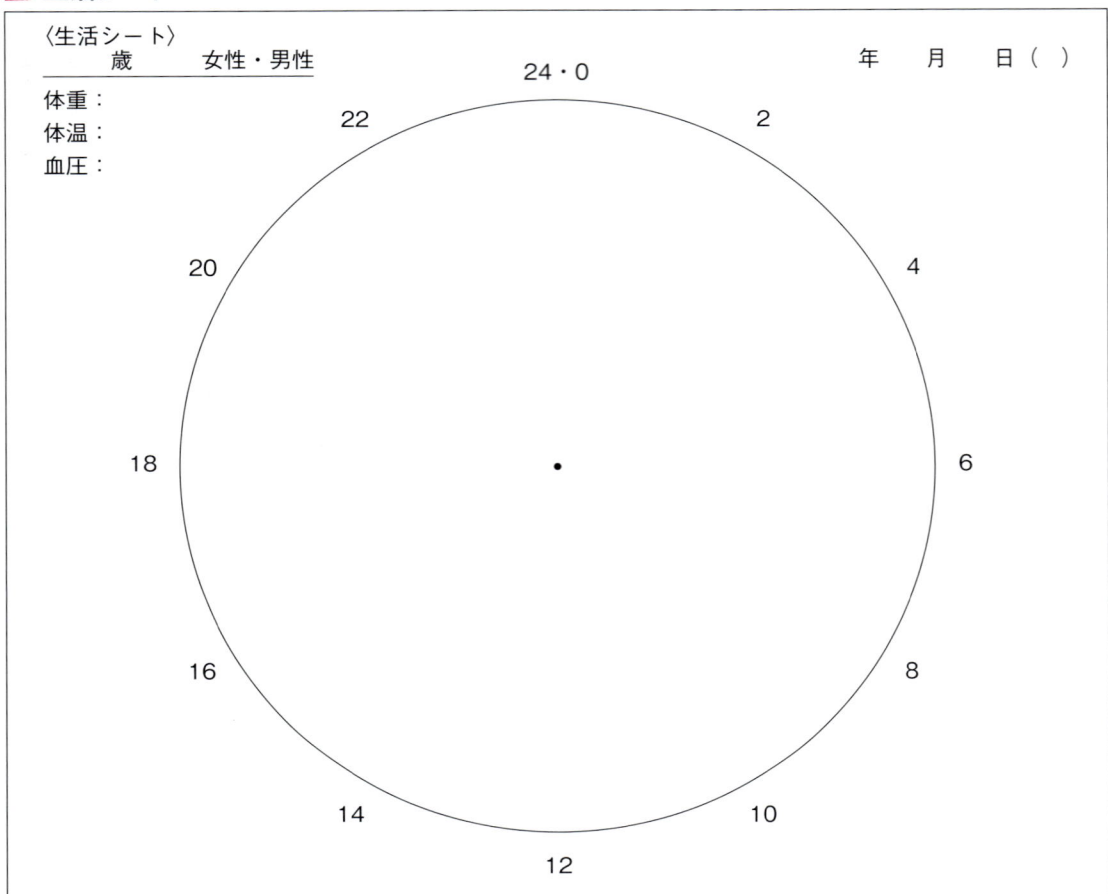

〈生活シート〉
_____歳　女性・男性　　　　　　　　　　　　　　　　年　月　日（　）
体重：
体温：
血圧：

（時計図：24・0、2、4、6、8、10、12、14、16、18、20、22）

	エネルギー　IN		エネルギー　OUT		備考
朝食		kcal		kcal	体調：
昼食		kcal		kcal	
間食		kcal		kcal	特記：
夕食		kcal		kcal	
飲みもの		kcal		kcal	

© 未来教育プロジェクト/鈴木敏恵

■ 成長報告書 1/3

成長報告書 1/3：価値ある成長と展望

　　　　　　　　　　　　　　　所属　　　　　名前

1. 価値ある成長（成長エントリーから３つ選択）

   1.
   2.
   3.

2. この講義・実習・研修で「　　　　　　　」に変化はありましたか？

   当初　月　日　├──────┤

   現在　月　日　├──────┤

3. 今後の展望
   この講義で何を習得しましたか？
   それは，あなたの今後のどんなシーンで，どう役立ちそうですか？

   -
   -
   -
   -
   -
   -

◆あなたの凝縮ポートフォリオのテーマを書いてください

© 未来教育プロジェクト/鈴木敏恵

成長報告書 2/3

成長報告書 2/3：成長エントリー

所属　　　　　名前

■自己評価

「元ポートフォリオ」と「凝縮ポートフォリオ」をみて成長したこと，考え方や視点の変化などを**箇条書き**しましょう．

・
・
・
・
・
・
・
・
・
・
・
・
・
・
・
・
・
・
・
・
・

© 未来教育プロジェクト/鈴木敏恵

成長報告書 3/3：講義俯瞰

所属　　　　　名前

元ポートフォリオを確認して以下を記入してください（欠席の際はその理由を添える）

	内容	出欠	アウトカム（成果・成長）
第01回 　月　日	◆ ◆		
第02回 　月　日	◆ ◆		
第03回 　月　日	◆ ◆		
第04回 　月　日	◆ ◆		
第05回 　月　日	◆ ◆		
第06回 　月　日	◆ ◆		
第07回 　月　日	◆ ◆		
第08回 　月　日	◆ ◆		
第09回 　月　日	◆ ◆		
第10回 　月　日	◆ ◆		
第11回 　月　日	◆ ◆		
第12回 　月　日	◆ ◆		
第13回 　月　日	◆ ◆		
第14回 　月　日	◆ ◆		
第15回 　月　日	◆ ◆		
計			

自由記述

© 未来教育プロジェクト/鈴木敏恵

索引

数字・欧文

7対1看護体制　2

Faculty Development　87
KY（危険告知）シート　244
PDCA サイクル　243
Problem Based Learning　89
QOL　264

あ

アウトカム　18
アクションシート　90
アンケートの与える影響　58

い

意志ある授業を実現する「アクションシート」　91
意志ある学び　3
　——，チェックポイント　91
意志ある目標　257
一般情報　188
イメージ力　46, 77
インシデント報告書　222
インパクトシート　180
インパクトシート A　137
インパクトシート B　181
　——の活かし方　184
インパクトシート C　181
　——の活かし方　185
インパクトシート D　245

え，お

エビデンス　268
　——の重要性　101

オリエンテーション　145, 157
　——の一般的な配付資料　146

か

各フェーズで身につく力　44

可視化　17
課題解決　204, 241
　——へのコーチング　189
課題解決プロジェクト　168
課題解決力　98, 188
課題発見（するための）コーチング　45, 99
課題発見プロジェクト　167
課題発見力　77, 98, 241
考える力　27
看護基礎教育　86
看護教育に求められる新しい6つの視点　86
看護師に求められる能力　76
看護目標　257
患者さんの行動が変わるコーチング　253
患者指導　77, 253
管理職研修　75

き

気づく力　46, 219, 241
基本フェーズ　10
キャリアデザイン　77
キャリアポートフォリオ　150, 159, 269
　——，スタート手順　159
　——の中身例　273
　——の有効性　269
教育担当　180
教育能力向上　87
教育力　77
凝縮ポートフォリオ　11
　——の評価の観点　116
　——の評価の手順　119

け

計画　10, 51
　——が万全かを自覚させるコーチング　52
計画力　77
原因究明　241
　——のコーチング例　239
現状分析シート　224

291

こ

コーチング　136, 241
コーチング手法，リスクに気づく力への　237
ゴール　4
ゴールシート　50, 125
国家試験　96
コミュニケーション　228
コミュニケーション力　3, 64, 83
固有情報　188
これまでの評価　32
こんな看護師になるぞ！プロジェクト　159
コンピテンシー　2, 69, 88, 188
　――の特徴　193
　――を見いだすコーチング　196
　――を見いだす面接　140
コンピテンシー研修　193
コンピテンシーディクショナリー　168, 193
　――，活用例　195
コンピテンシー評価　212

さ

再構築　10, 18, 26, 68
　――で身につく力　26
　――とエビデンス　101
　――の条件　114
　――の制作・意図・価値　111
　――のフェーズで獲得できる力　69
採用　140
採用面接　141

し

自己管理　77, 266
自己評価　6, 18, 28, 92, 135
　――を促すコーチング　70
自己評価ツール　124
自尊感情　84
実習記録　122
実習ポートフォリオ　122, 126, 252
　――の効果　127
実践能力　77
自分の可能性を客観的に見るコーチング　261
自分を伝えるツール　19
主体性　77
受動的研修　186
準備　10, 45, 46

情報獲得　224
情報共有　77, 226, 266
情報到達確認シート　226
情報の取捨選択力　69
情報リサーチ　10, 54
　――，対応力を引き出すコーチング　57
　――をスタートするときのコーチング　57
情報リテラシー　100, 188
情報リテラシー教育　154, 166
　――の獲得　192
情報を見極める力のコーチング　55
自立心　81
自立を実現する新人研修　153
新人研修　145
　――，自立を実現する　153
　――とポートフォリオ　153
　――の年間プログラム案　156
新人に伝えたい成長ワンポイント　170
人生のキャリアを紡ぐポートフォリオ　270
身体シート　105

す

推察力　77
ストレスコントロール力　77
すべきことをイメージさせるコーチング　52

せ，そ

成果　5
生活シート　105
制作　10, 59
　――のコーチング　60
成長　5
成長確認　10, 70
成長確認プロジェクト　168
成長するための評価　31
成長提案プロジェクト　160
成長報告書　70, 179
説明・助言力　77
セルフコーチング　237
セルフマネージメント　18, 158, 266
全体知　27, 64
全体のイメージ　5
全体を統合的に見る力　77

総合知　69
創造力　77

た

体験シート 177
大切な人の健康を守るプロジェクト 102
大切な人の健康を守るプロジェクト企画書 108
確かな情報を手に入れる3つの視点 55

ち，と

チーム 262
チームワーク 77
知識からコンピテンシーへ 87
知の共有 7, 132
知の再構築（凝縮ポートフォリオ）の手順 113
知の成果物 74

洞察力 77

な

ナイチンゲールプロジェクト 102, 107
　── の教育的効果 103

に，の

人間性 77
　── も高まる凝縮ポートフォリオの事例 134
認定看護 249
認定看護師に必要な能力 249

能動的研修 186

は

パーソナルポートフォリオ 24, 80, 82, 140
　── の中身例 83
パーソナルポートフォリオ導入の手順 82
配属希望 144
配布するプリント 110, 142
反応情報 188

ひ

ビジュアル表現力 69
ビジョン 4
　── の力 136
ビジョン・ゴール 10, 48, 243
必要な情報獲得の例 190
評価 16
評価力 64

ふ，へ

フェアな評価 208
フェーズシート 201
俯瞰 16, 69
部分知 69
ふりかえり 84, 124
ふりかえりシート 177
プリセプター 180
プレゼンテーション 10, 59, 63
　── と再構築 59
　── の効果 64
プレゼンテーション後のコーチング 66
プレゼンテーションスキル 64
プレゼンテーション前のコーチング 65
プロジェクト学習 3
　── とポートフォリオの関係 11
　── の成果 9
　── のビジョンとゴールの例 169
　── のフェーズ 44
プロジェクト型目標管理シート 215
プロジェクト手法 86
　── でPDCA 243
　── で目標管理をするよさ 199
　── による課題解決 190
　── による研修 73
　── の研修手順とポイント 187
　── の研修ポイント 186
　── の目標管理の流れ 205
プロジェクトの基本フェーズ 10
プロセス評価力 77
プロフェッショナル 70
分析 230
　── の捉え方 230
分析手法 230

ペーパーテスト 32
ベンチマークとなる「目標」 125

ほ

訪問看護 77, 256
　── の課題とポートフォリオ 256, 258
ポートフォリオ 5
　── からコンピテンシーを見いだす手法 212
　── に入れるもの 21
　── の価値 82

索引

ポートフォリオ
　──の機能と活用　25
　──の再構築　109
　──の作成　20
　──の種類と目的　23
　──の条件　143
　──の作り方　20, 206
　──の捉え方　29
　──のもたらす効果　15, 220
　──を活かすこれからの評価　33
　──を始める意義　81
ポートフォリオ評価　28, 143, 212
　──の観点　210
　──のよさ　13

ま，み

学び続ける心　77
学びの手法　93

ミスを繰り返す人　240
未来教育プロジェクト学習　3
未来教育─プロジェクト手法のイメージ　8
未来の自分への伝言　84

め，も

メタ認知　34, 77, 88, 93, 132, 268
「メディアの限界」を認識する　55

目的と目標を立てる力　77
目標　16
　──と評価　124
目標管理　198
　──, 7つの変化　200
　──のQ＆A　218
　──の問題点　199
目標管理シート　32
目標設定のコーチング　203, 261
目標面接　207

模造紙での表現の例　61
模造紙の機能と効果　60
モチベーションアップ　3, 64
モチベーションが湧く日　147
元ポートフォリオ　11
問題解決能力　95
問題基盤型学習　89
問題を「目標」にするコーチング　48

ら

ライフポートフォリオ　157, 256
　──とQOL　264
　──の作り方・活かし方　268

り

離職　218
リスク教育　155, 166
リスク共有ボード　226
リスクチェックリスト　235
リスクに「気づく力」へのコーチング手法　237
「リスクの種」への気づき　223
リスク発生箇所記入例　248
リスクマネジメント　77
　──, 7つの視点と創造　221
リスクマネジメント教育　219
リスクマネージャー　230, 246
リターンカード　66
履歴書　32
臨床研修　171
　──で成長する条件　174
臨床研修ポートフォリオの中身　176
臨地実習　122

ろ，わ

ローテーション　174
ロジカルな思考力　69

ワークショップ　73, 160